Salute e Natura

Si ringrazia la dottoressa Emanuela Busà per la sua disponibilità.

www.giunti.it

Titolo originale: *La santé par les fruits, les légumes et les céréales*,
Éditions Vigot, Paris, France
9a edizione
Via Bolognese, 165 – 50139 Firenze - Italia
Via Borgogna, 5 – 20122 Milano - Italia
Prima edizione: gennaio 2004

Ristampa	Anno
5 4 3 2 1 0	2019 2018 2017 2016 2015 2014

MISTO
Carta da fonti gestite in maniera responsabile
FSC® C023532

Stampato presso Giunti Industrie Grafiche S.p.A. - Stabilimento di Prato

Jean Valnet

CURA DELLE MALATTIE CON ORTAGGI, FRUTTA E CEREALI

traduzione
di Maria Grazia Da Mosto
revisione di Paola Manti e Costanza Salvadori

GIUNTI

Presentazione biografica

dall'edizione originale, realizzata prima della morte (avvenuta il 29 maggio 1995)

Originario della Franche-Comté, il dottor Jean Valnet è da tempo considerato uno dei più grandi specialisti della medicina fitoterapica e presentato nei più diversi ambienti, anche universitari, come colui che ha rilanciato in Francia la fitoterapia sia fra i medici che fra il grande pubblico. Le sue autorevoli opere sono diffuse in tutto il mondo. In Francia si trovano sia nelle facoltà universitarie, sia nelle biblioteche municipali, negli studi di professionisti e nelle case private. Le sue trasmissioni radiofoniche e televisive, in Francia e all'estero, nonché gli articoli che gli vengono dedicati da molti giornali e riviste mondiali hanno stimolato una straordinaria presa di coscienza, sul modello di quanto è avvenuto con Nader negli Stati Uniti.

Il dottor Valnet ha tenuto numerose conferenze per specialisti (in facoltà e ministeri della Sanità pubblica) e per il grande pubblico in Francia, Gran Bretagna, Belgio, Svizzera, Germania, Spagna, Italia, Iran, Africa, Stati Uniti, Canada e – dal 1960 – ha presieduto numerosi congressi sui trattamenti naturali descritti nei suoi libri.

Già medico e chirurgo dell'esercito, il dottor Valnet ha sempre curato usando le piante. In Indocina, chirurgo del pronto soccorso chirurgico n° 1 nel Tonchino (1950-1953), medicava i feriti con soluzioni aromatiche ottenendo risultati generalmente molto superiori alla media.

Nel 1959 ha lasciato l'esercito per stabilirsi a Parigi e proseguire le sue ricerche.

Insignito della medaglia di bronzo per i suoi lavori scientifici (1954), il dottor Valnet è ufficiale della Legion d'onore, commendatore delle *Palmes académiques*, insignito di numerose onorificenze civili e militari, membro di varie società scientifiche francesi e straniere. È presidente-fondatore di molte società di ricerca che hanno per obiettivo "ogni studio, ogni ricerca e ogni lavo-

ro riguardanti l'aromatoterapia, la fitoterapia, le terapeutiche biologiche, naturali e fisiche direttamente o indirettamente connesse, e la diffusione con tutti i mezzi di questi studi, di queste ricerche e di questi lavori".
Membro della *Société des Gens de Lettres de France*.

Importanti precisazioni

Come afferma Marcel Aymé, "il solo motivo per scrivere è dire qualcosa". E, da parte mia, è ciò che ho tentato di fare sin dalle mie prime pubblicazioni del 1948.
"Per dire qualcosa...". Scrivendo questa frase, l'autore di *Passe-muraille*, *La cavalla verde* e *La testa degli altri* pensava che fosse sconveniente dedicarsi allo psittacismo[1] per il semplice piacere di leggere il proprio nome sulla copertina di un qualsiasi stampato. È comunque un caso della sorte che io abbia interpretato il messaggio di questo mio connazionale che, seppur fantasioso, era nondimeno un pensatore profondo e triste. Lo stato di salute di Marcel Aymé è sempre stato sufficiente a spiegare la sua malinconia recidiva. Molto probabilmente la sua vita sarebbe stata migliore se avesse potuto farsi curare con medicine attive di estrazione naturale. In compenso, è possibile che non avremmo allora potuto beneficiare di qualche suo capolavoro: dal momento che l'uomo felice non ha storia, gli riesce molto difficile raccontarla. Per quanto mi riguarda, anche se non ho più storia di molti nostri connazionali, i miei malati si sono incaricati di raccontarmene parecchia.
Io, d'altra parte, li ho invitati a farlo, dedicando loro tutto il tempo necessario. Oltre alla lettura di autori antichi o attuali, che m'imponevo per un migliore esercizio della mia pratica, sono stati i miei pazienti a insegnarmi molte cose... insegnarmi o confermarmi. Infatti, a seguito dei miei viaggi oltremare, o più semplicemente nei nostri reparti, ho imparato presto che alcuni malati trattati inutilmente per molti mesi o anni da medici che si comportavano allo stesso tempo da pappagalli e da robot, erano guariti con cure molto semplici ricavate dalla natura, dispensate, a scelta, da medici di campagna molto saggi o da praticoni.

---

1. Lo psittacismo è un disturbo psichico che consiste nel ripetere meccanicamente parole, frasi o gesti senza comprenderne il significato (pappagallismo). [N.D.R]

Questa constatazione, soprattutto se ripetuta, invita a riflettere. Inoltre, la mia condizione di medico e chirurgo dell'esercito mi ha insegnato molto. A quel tempo, i miei maestri erano talvolta i marinai della marina mercantile, costretti a conoscere un minimo di nozioni rudimentali quando s'imbarcavano per mesi senza un esperto.

È così che, nel 1950, partendo per l'Indocina sul liberty *Gerardmer*, sono stato medico dei legionari e delle altre truppe in viaggio nonché dell'equipaggio sprovvisto di medico... perché, all'epoca, 80 membri di equipaggio non avevano diritto a un "dottore" privato fornito dalla Compagnia dei *Chargeurs Réunis*. E così i marinai e io abbiamo imparato molto gli uni dagli altri.

Ma altri maestri sono stati i sergenti, i sergenti maggiori, i sottotenenti o i tenenti colonnello di stanza in Cocincina o nel Tonchino. Anche se avevano servito per poco tempo nella savana dell'Africa del Nord o in Africa Nera, conoscevano un certo numero di "trucchi", gli stessi che vorrebbero sapere i nostri studenti in Medicina per curare meglio i loro ammalati.

Così, all'origine dei miei libri c'è quest'idea di rendere un grandissimo servizio alle persone isolate, sulle navi, nei fortini o in certe campagne lontane che, anche ai nostri giorni, possono essere tagliate fuori dal mondo per un periodo indefinito.

"Il giardino è un laboratorio", ha giustamente ricordato il prof. L. Binet, ex preside della facoltà di Medicina di Parigi. Sarebbe certo difficile trovare un giardino su una nave o in un fortino militare isolato, così come in una fattoria francese sepolta dalla neve. Ma, in ogni caso, i prodotti elementari del giardino si trovano **in cucina** e nelle sue dispense. Ci renderemo conto delle straordinarie possibilità offerte da ortaggi, frutta e cereali nei casi di infezioni, a volte anche molto gravi.

Prefazione alla 9ª edizione

Questo libro, scritto per essere utile, non dovrebbe in alcun caso sostituirsi al sapere del medico.
Il lettore dovrà sempre ricordare che un sintomo apparentemente benigno può essere, in realtà, riconducibile a una grave malattia.
Dovendo ogni atto terapeutico essere conseguenza di una diagnosi, la comparsa di una qualsiasi sindrome, anche senza importanza, dovrà obbligatoriamente comportare l'intervento dell'esperto.
Dopo la prima pubblicazione di questa opera, nel 1967, sembra che questi consigli siano stati ascoltati. Lo testimoniano le numerose lettere provenienti da ogni parte che m'informavano, tra l'altro, che certe ulcere dello stomaco curate invano per anni con metodi abituali, erano guarite dopo 3 settimane di assunzione di succo di cavolo o di patate crude, che certe vecchie coliti – che avevano gravato sia sul bilancio dell'Assistenza Sociale che su quello del malato, per non parlare dei disagi che accompagnano ogni malattia – erano state neutralizzate con un semplice succo di carota… e così via.
Ne sono particolarmente lieto. Ecco, senza dubbio, uno dei motivi della rinnovata attenzione per questo libro, scritto senz'altra pretesa.
La seconda ragione di questa successiva edizione si trova nell'eclettismo e nel coraggio di molti giornalisti (alcuni miei amici personali e altri che lo sono diventati rapidamente) che non temono di lottare contro tutte le forme di contaminazione, fra cui quelle alimentari e medicamentose. Pochi lettori certamente immaginano i rischi incontrati coscientemente da questi giornalisti, che un direttore, guidato a distanza da alcuni gruppi finanziari, può licenziare in ogni momento. Il male minore è che i loro articoli vengano rifiutati – gli esempi non mancano – sia dalla grande stampa che dai giornali specialistici, la cui sopravvivenza dipende soprattutto dal finanziamento da parte dei *trust* tramite una pubblicità martellante.

L'opinione pubblica, sempre più inquieta sui problemi della sanità, dovrebbe benedire ogni mattina l'esistenza di pubblicazioni indipendenti da ogni asservimento. Ed è grazie a tali pubblicazioni che essa conosce effettivamente i dati di questi problemi e l'infinita varietà delle possibili cure. Vi consiglio di sostenere il coraggio di queste *équipes*, abbonandovi in massa a queste riviste. Dovete loro molto e potete dar loro qualcosa, se non volete ingrossare irrimediabilmente le fila degli assistiti che, non intendendo fare il minimo sacrificio né prendere posizione, si sentono autorizzati all'unico diritto di inveire e di lamentarsi, a proposito e a sproposito.

Un numero sempre maggiore di medici si esprime su questi probelmi essenziali per la salute di ognuno e perciò di tutta la collettività. Certo, non si attirano l'indulgenza dei gruppi chimici, ma le numerose lettere di ringraziamento che ricevono li soddisfano ampiamente.

La terza ragione del successo di questo libro sta nelle premurose attenzioni dei signori Philippart, che presiedono ai destini delle edizioni Vigot-Maloine. A loro ogni ringraziamento.

Dr. J. Valnet

Capitolo I
PROLOGO

Credevamo di conoscere tutto, o "quasi tutto", sugli ortaggi e la frutta, i cereali e le alghe, le piante medicinali e i lieviti, sul regno vegetale nel suo insieme. Da tempo immemorabile, infatti, i ricercatori di tutto il mondo studiano, compiono esperimenti e pubblicano i risultati del loro lavoro!
Certo, se ne sapeva abbastanza per nutrirsi con efficacia e, in caso di malattia, per curarsi con discernimento. I vegetali, del resto, sono così numerosi e le loro proprietà talmente polivalenti che, in caso d'indisposizione, non c'era che l'imbarazzo della scelta.
Ma le novità continuano a moltiplicarsi e le precisazioni ad accumularsi. Si sono già scritti interi volumi sulla cipolla, anti-infettiva, stimolante generale, antidiabetica, potente diuretica, antisclerotica, vermifuga, antiscorbutica... Ora, basandosi sul fatto che in Francia si danno cipolle ai cavalli colpiti da trombosi agli arti inferiori, alcuni studiosi inglesi hanno dimostrato che la cipolla è indicata nella prevenzione e nella cura di alcune malattie cardio-vascolari, che provocano attualmente numerosi decessi.
Il tè è un eccitante, favorisce il lavoro intellettuale, è diuretico e facilita la digestione. Tutti lo sanno, o quasi. Ma ora gli si riconoscono anche proprietà anti-aterosclerotiche e il potere di dilatare i vasi – proprietà particolarmente interessanti allorché si tratta delle arterie coronarie che alimentano il cuore, quelle stesse il cui restringimento e la cui ostruzione a causa di un trombo può causare la morte istantanea. Inoltre G. Ohloff e i collaboratori della società svizzera Firmenich specializzata in profumi e aromi, hanno pubblicato, 6 o 7 anni fa i risultati dei loro studi sulla composizione chimica dell'aroma del tè. Ai componenti già identificati, ne hanno aggiunti 68 sconosciuti, cui se ne sono uniti altri 56 in seguito a studi americani.
Prima di venire a conoscenza di queste nozioni, ben faceva quindi chi mangiava cipolla o beveva tè.
A titolo d'informazione e curiosità, l'aroma del tè – i cui costi-

tuenti già noti lasciano stupefatti – è ben poca cosa di fronte a quello del caffè, di cui si conoscono già 608 composti chimici.
Costantemente, ortaggi, frutta e cereali sono oggetto di nuove scoperte: dopo la prima edizione di questo libro, nel 1967, si sono trovati nell'avocado diversi antibiotici ed è stato dimostrato che l'avena, utile sia agli uomini che ai cavalli, possedeva – per alcuni aspetti – un'ulteriore proprietà: quella d'impedire di fumare[1].
Molte altre scoperte ancora, frutto di pazienti studi, sono ricordate in questo volume. I risultati delle ricerche di tutti i laboratori delle facoltà di Farmacia del mondo, il cui compito è studiare i vegetali, sono tali che è impossibile per uno specialista tenersi sempre aggiornato, a costo di non avere più tempo per produrre. Per il professor R. Latarjet "ci si scontra con il dilemma: congresso o progresso".
Come le piante medicinali, la frutta e gli ortaggi nascondono ancora molti segreti. Sarebbe interessante, per esempio, sapere per quale ragione il succo del pompelmo si rivela per qualcuno un potente ipotensivo.
I vegetali, la cui presenza nell'arsenale terapeutico è sempre stata e resta considerevole, godono da qualche tempo di un nuovo periodo di splendore favoriti dall'attuale declino dell'era chimica.
Lo dobbiamo a tutti quei ricercatori, informatori medici o giornalisti che periodicamente trattano questi argomenti nelle loro opere, riviste scientifiche o sui giornali.
Lo dobbiamo anche ai numerosi piccoli laboratori che, superando ogni difficoltà, spesso ostacolati da aberranti disposizioni governative, fanno di tutto per continuare a produrre tutti, o gran parte, dei loro preparati. I malati e i medici possono esser loro grati anche se purtroppo si nota la drastica sparizione di alcuni importanti medicamenti vegetali.
Lo dobbiamo infine ad alcuni grandi laboratori – della categoria

1. Statiscamente impossibile da stabilire, come nel caso dell'agopuntura nel lobo dell'orecchio. Sembra che la volontà individuale sia il fenomeno fondamentale.

quotata in Borsa, per esempio – che i servizi di analisi di mercato hanno convinto della necessità di ritornare ai trattamenti naturali per garantire i guadagni futuri.
Gran parte di questi grandi laboratori riprendono allora nozioni vecchie di secoli essi mettono a produrre (dopo molti anni di ricerche, inspiegabilmente!) chi un ricostituente a base di prodotti marini, chi uno sciroppo contro la tosse a base di estratti di edera, chi un protettore vascolare composto di mirtillo, chi una cura epatica costituita di fumaria, chi pillole a base di peduncoli di ciliegie.
Certamente i prodotti di base che, commercialmente parlando, sono economici nella forma naturale, arrivano sul mercato a prezzi superiori. Va bene che tutti devono vivere, e la confezione è piacevole: è per questo che s'impacchettano le tagliatelle in carta colorata trasparente.
Il consumatore potrebbe ricordarsi qualche volta che spesso gli sarebbe possibile raccogliere personalmente la fumaria o i mirtilli (o le loro foglie), le foglie di ribes nero e baccelli di fagioli secchi... o procurarseli allo stato naturale.
I vegetali, infine, stanno acquistando un nuovo valore di fronte al problema della "fame nel mondo".
È noto che l'alimentazione umana richiede zuccheri, grassi e proteine (o protidi che, erroneamente, furono a lungo sinonimi di carne o pesce). Le varie vitamine e gli elementi catalitici indispensabili si trovano in un'alimentazione variata composta in gran parte da ortaggi, cereali e frutta.
Per ciò che riguarda le proteine, costituenti dei muscoli, le proteine animali sono drasticamente carenti in un certo numero di paesi. Così, come ho potuto vedere nell'Africa Nera, gli indigeni mangiano scimmie, serpenti, elefanti... a condizione di riuscire a catturarli. In Vietnam si allevano cani a pelo raso chiamati "cani maiali" per farne arrosti e minestre.
Come sottolinea il professor Jean Vigne in un articolo de "*L'Hôpital*" nel 1970, se per soddisfare il fabbisogno proteico di 250 milioni di persone occorrono 50-100 milioni di tonnellate di carne, di protidi sintetici sono sufficienti solo 6 milioni di tonnellate. Perché un manzo dia una cinquantina di kg di proteine occorro-

no 3 anni, mentre 100 kg di lievito secco ne forniscono altrettante impiegandoci 2-4 ore.
Si comprende immediatamente quindi l'interesse per queste operazioni[2].
Inoltre, la soia, il mais, i piselli, i ceci, i fagioli, i funghi... contengono una notevole quantità di proteine. Dopo molti esperimenti ci si è quindi resi conto che è possibile lottare contro la denutrizione dei paesi poveri di proteine animali con un'alimentazione a base di vegetali. Nell'America latina si mangia un miscuglio di farina di panello di cotone, di farina di mais e di sorgo, integrato con vitamina A e con lieviti per le loro vitamine B. Questo regime permette inoltre, con l'aggiunta di verdure e frutta, di sostituire il latte senza danno per la crescita dei bambini.
Anche le alghe, che saranno oggetto di studio in questo libro, sono anch'esse eccellenti fonti di protidi. Le alghe brune ne contengono il 13%, quelle rosse il 30% (la carne dal 15 al 20%).
In Francia si alimentano le vacche da latte, i maiali, le galline ovaiole con mangimi composti per il 5-10% da farine a base di alghe.
Nella loro razione alimentare quotidiana i Giapponesi consumano fino al 25% di alghe sotto forma di minestre, pane, pasta, gelati e pasticceria. Alcune popolazioni del Ciad e del Niger consumano da tempo un'alga blu preparata in forma di minestre e gallette.
Quest'alga contiene il 70% di protidi (6 volte più del frumento, 3 volte più della carne di manzo), viene coltivata in vasche d'acqua salata tiepida con una resa che può raggiungere le 45 tonnellate per ettaro (ossia 25 tonnellate di proteine per ettaro, mentre un manzo fornisce solo 30-40 kg di proteine per ettaro e per anno).
Durante la terribile occupazione della Francia da parte dei Tedeschi (1940-1944), i signori del momento – che avevano deciso

2. Dieci tonnellate di lievito secco, produzione quotidiana effettiva di un fermentatore, rappresentano l'equivalente proteico di 100 manzi. Così il costo di vendita delle proteine del lievito è, in media, 15 volte inferiore a quello delle proteine di manzo. In futuro le differenze di prezzo non potranno probabilmente che aumentare.

di affamare il nostro paese – stimolarono, certo involontariamente, studi di qualità. È così che il professor Léon Binet, preside della facoltà di Medicina di Parigi, riuscì a far realizzare una "farina verde" a partire da foglie di tiglio. Mescolata alla farina d'orzo o di grano saraceno, si rivelò molto utile per l'alimentazione, apportando circa il 28% di azoto (300 g di foglie secche fornivano 80-100 g di farina).
Per motivi diversi, la Francia – come molti altri paesi – si trova adesso in un deficit proteico che sarebbe opportuno limitare. Numerosi ricercatori si sono impegnati in questo compito.
Leggendo i quotidiani, i settimanali o i mensili d'ogni genere, francesi o esteri, ci si rende conto che la svolta è iniziata. L'opinione pubblica teme sempre più i trattamenti aggressivi, illusori, che eludono il problema, lo mimetizzano, lo complicano fino a che si arriva all'infermità. I medici ne sono sempre più coscienti, eccetto qualche fanatico e un certo numero di dottori troppo presi dalla loro medicina di serie per dedicare il tempo necessario al proprio aggiornamento.
Proporrei due esempi.
Le cistiti, innanzitutto. Sono sempre esistite, continuano a esistere e, secondo i periodi, a ondate particolari. Alcuni malati continuano a soffrire per molti anni.
Ci si domanda come mai non ci siano più suicidi dopo 5 anni, 8 anni e più di calvario. Questo problema di fondamentale importanza è stato oggetto di diversi studi. La sindrome della cistite viene curata generalmente con una valanga di antibiotici di sintesi, prescritti da soli per mesi o anni, o in associazioni fatalmente stravaganti.
Che lo si voglia o no, le cistiti sono talvolta guarite in 1 mese, 15 giorni o anche meno, definitivamente, nell'80-90% dei casi, da trattamenti comprendenti la tintura di mirtillo, le essenze aromatiche, alcuni vaccini per via orale di concezione ormai antica. È proprio cosi!
Il secondo esempio è relativo all'"influenza". O, meglio, per essere più precisi, a quelle sindromi ibride da raffreddamento che costano, ogni anno, milioni di giornate lavorative alla collettività e somme considerevoli all'Assistenza Sociale.

L'"influenza"? Salvo rari casi gravissimi, l'abbiamo sempre curata molto facilmente con un riposo di 2-3 giorni, una dieta idrica, magnesio, essenze aromatiche, grog a base di chiodi di garofano, cannella, succo di limone e miele, formula facile ed elegante, estremamente efficace.
Con una simile cura è garantita la guarigione rapida senza alcuna convalescenza. La crisi permette di rimettere il malato in piedi nel giro di qualche giorno. E spesso ne esce più forte di prima.
Un tale trattamento evidentemente non interessa tutti. Non interessa chi, privo di coscienza sociale, pensa che 8 giorni, 15 giorni o anche più, pagati senza far nulla, gli permetteranno di ridipingere la camera da letto.
Ma esistono numerose categorie di "lavoratori" – la denominazione non è riservata a una "classe" artificialmente catalogata – che, per pregiudizio, devono essere rimessi in forma al più presto. Si tratta di liberi professionisti, avvocati, medici, manager di piccole industrie, commercianti, rappresentanti, ma anche ragazzi delle scuole comunali, liceali e universitari.
Essi si ricorderanno di questa cura facile e generalmente efficace. Eviteranno delusioni e, poiché si parla all'infinito del deficit dell'Assistenza Sociale, acquisiranno la consapevolezza di non doverla aggravare ancor di più. Inoltre, da una decina d'anni, tutti i medici possono leggere che il trattamento dell'"influenza" non deve essere a base di antibiotici, totalmente inefficaci.
Gli articoli dedicati a questo argomento, apparsi su diverse riviste mediche, sono firmati da medici ospedalieri, persone serie, ma che hanno impiegato 10 o 20 anni di troppo prima di pronunciarsi.
Sembra che le nuove generazioni andranno ormai più veloci. Da diversi anni, ricevo sempre più spesso lettere di giovani medici e di studenti che hanno capito che si può curare senza l'aiuto della chimica di sintesi, salvo casi eccezionali beninteso, e mi chiedono consigli.
Mi scrivono anche alcuni informatori scientifici, manifestandomi la loro delusione di lavorare nell'ottica arida che viene loro imposta. Ogni volta che possono operare nell'ambito di laboratori farmaceutici che si fondano sulle medicine naturali, vi accorrono

entusiasti. È uno dei nuovi segni dei tempi, fra i più stimolanti.
Dopo le mie prime pubblicazioni, che risalgono al 1948, dopo la comparsa delle mie opere, ho ricevuto e continuo a ricevere numerose lettere di ringraziamento per i prodotti che elenco; le lettere provenivano e continuano a provenire da malati, ma anche da medici e paramedici.
Come ho già scritto diverse volte nei miei libri, questi riconoscimenti sono totalmente estranei a ogni pubblicità. Il mio scopo era, e resta, quello di rendermi utile ai medici come ai pazienti che non sempre sanno, oggi come ieri, che si possono trovare tutti i prodotti naturali necessari al mantenimento o al ristabilimento della salute sia in farmacia che in erboristeria o in particolari negozi specializzati.
Mi hanno anche spesso scritto che era difficile – in mancanza di un orto personale – procurarsi ortaggi e frutta sani, non contaminati, e olio buono e vini genuini.
È vero. Il lettore può allora rivolgersi a *Nature et Progrès*, Château de Chamarande, 91730 Chamarande, che ha pubblicato la *Guida dei produttori di agricoltura biologica*, e che effettua la vendita diretta ai consumatori[3].
Questa organizzazione seleziona i produttori interessati a coltivare solo alimenti sani. Da qualche anno, ce ne sono più di quanti si creda, grazie a Dio, ma bisogna conoscerli.
Così, il consumatore informato può avere sulla sua tavola i prodotti di qualità di cui si nutre il coltivatore stesso. Il particolare è importante e da sottolineare perché conosciamo agricoltori il cui orto personale è trattato in modo del tutto diverso da quello usato per le colture destinate alla vendita.
Conosciamo anche degli allevatori i cui polli sono separati in due settori: da una parte, quelli destinati alla loro tavola; dall'altra, il pollame da commercializzare. A proposito dei polli che hanno sia fatto scorrere tanto inchiostro sia gonfiato i seni di ragazzi e

---

3. Attualmente i prodotti da agricoltura biologica si trovano anche nella grande distribuzione: già in pochi anni le cose sono radicalmente cambiate nella sensibilità dell'opinione pubblica, rendendo molto più facile seguire le indicazioni del dott. Valnet. [N.D.R.]

uomini, che non avrebbero certo voluto essere emuli di Coccinelle, ho notato che *Le Courrier de la diététique*[4] del maggio-giugno 1975 riportava i seguenti avvertimenti significativi:

«*Attenzione ai cartellini che voi stessi compilate.*

Quando vendete un prodotto etichettato dal fabbricante stesso o quando sistemate sui vostri scaffali un cartello che lui vi ha mandato, quelle parole impegnano solo la sua responsabilità. Voi potrete essere chiamati in causa se quelle etichette o quei cartelli contengono accenni a proprietà curative o preventive di malattie umane o animali attribuite al prodotto esposto. In effetti, in quest'ultimo caso, sarete accusati del reato di esercizio farmaceutico illegale.

Se invece siete voi stessi a scrivere i cartellini o le etichette, la vostra responsabilità diventa totale, e vogliamo raccontare, a questo proposito, la spiacevole avventura capitata recentemente a una dettagliante di provincia.

Questa signora si riforniva da un grossista di polli che le aveva certificato (verbalmente) che i pennuti erano stati nutriti a grano. Ma questo particolare non risultava sulle fatture, né sulle etichette. La dettagliante ha scritto un cartello in cui pubblicizzava la vendita di "polli nutriti a grano". Gli Ispettori del Servizio per la repressione delle frodi sono passati di là e hanno constatato che le fatture non facevano riferimento alle caratteristiche pubblicizzate. Hanno continuato la loro indagine dall'allevatore dei polli che, a sua volta, ha dichiarato che il suo pollame non era mai stato allevato a grano e che non aveva mai affermato una cosa del genere quando lo aveva venduto al grossista. Ma quest'ultimo si era accontentato di garanzie verbali, che adesso il produttore negava di aver pronunciato. Tutta la responsabilità ricadeva dunque sulla dettagliante, sicuramente in buona fede, ma che aveva commesso un'imprudenza non avendo richiesto garanzie scritte.

Risultato: questa dettagliante è stata incolpata di "frode", punibile con una contravvenzione.

---

4. Organo ufficiale del sindacato nazionale dei dettaglianti specializzati in prodotti dietetici naturali, 163, rue Saint-Honoré, 75001, Parigi.

Quindi riflettete bene prima di scrivere un cartellino, che sia relativo a polli, a uova (di cui vi è stato sussurrato all'orecchio che provengono da galline nutrite a grano), a ortaggi o a frutta o a qualsiasi altro prodotto. Voi avete solo il diritto di ripetere quanto è scritto sulla fattura o sull'etichetta. Sta a voi pretendere dal vostro fornitore garanzie scritte, e segnalarci i problemi che potreste avere con loro.»

Ma ora torniamo all'argomento di questo lavoro, e preghiamo il Cielo che gli ortaggi, la frutta e i cereali che useremo siano esenti da pesticidi e da ogni altro tipo di veleni.

Capitolo II
Panorama

Nell'era dei sulfamidici, degli antibiotici, degli ormoni, dei cortisonici e di altri prodotti di sintesi dai nomi singolari, sempre più numerosi, può sembrare strano ad alcuni nostri compatrioti ritornare ancora una volta a terapie basate unicamente sull'uso delle piante, di alcuni frutti, verdure o cereali. «*La nostra mente* – scriveva Alexis Carrel – *ha una naturale tendenza a rifiutare ciò che non rientra nel quadro delle credenze scientifiche o filosofiche della nostra epoca. Dopo tutto, gli scienziati sono uomini; essi sono imbevuti dei pregiudizi del loro ambiente e del loro tempo. Credono volentieri che ciò che non si può spiegare con le teorie correnti non esiste.*»

Può sembrare strano... agli sprovveduti, poiché l'opinione pubblica e i medici tendono sempre più a ritornare verso quei metodi spesso incomparabili, che sono antichi quanto il mondo. Poco a poco risorgono dall'ombra quei medicamenti che furono a lungo relegati al rango di "rimedi da buona donna[1]". «*Molte cose che sono state dimenticate, risorgeranno*», diceva Orazio.

In una serie di pubblicazioni e di opere precedenti, ho ricordato qualcuno fra gli innumerevoli studi effettuati in questo campo da una moltitudine di autori – e non dei meno importanti – francesi o esteri.

Ho anche citato un articolo del prof. Léon Binet, allora decano della facoltà di Medicina di Parigi, che richiamava una volta ancora l'attenzione dei medici sulle "sostanze che guariscono" contenute nei fiori, nelle verdure e negli alberi.

In effetti, «*le piante medicinali hanno sempre avuto una notevole importanza nella terapeutica antica e, malgrado la scoperta dei prodotti di sintesi, gli estratti delle piante conservano ancora oggi*

1. O "comare" (in francese "bonne femme"): sgradevole deformazione di "bons fams", dal latino, che significava "di buona fama, nomea").

un valore terapeutico importante per la cura di alcune malattie»[2]. E che dire delle migliaia di ricerche e di scritti di tutte le università del mondo? La lista dei titoli supererebbe il numero di 100 opere di questo tipo. Solo per la Francia citiamo i dottori H. Leclerc, P. Fournier, F. Decaux, il professor René Paris, la signora L. Bézanger–Beauquesne, la sig.ra A.-M. Debelmas (DCD), il professor J. Jolivet, il professor J. Kerharo, il professor R. Moreau, presidente della Farmacopea europea, il farmacista generale J. Nauroy, il professor P. Duquenois, il professor J.-M. Pelt, i professori P. Delaveau, H. Pourrat, G. Privat, A. Puech, J. Pellequer, M. Jacob, M. Attisso (Montpellier). Ne ometto parecchi che ritroveremo nel corso di queste pagine o in altre mie opere.
Fatto notevole fra tutti e che deve farci riflettere, i numerosi lavori pubblicati sui vegetali: studi fitochimici, cromatografici, esami radiologici, elaborati diversi..., hanno confermato, per la maggior parte e ogni volta un po' di più, «*il buon fondamento delle nozioni tradizionali derivanti da un semplice empirismo*» (L. Binet). Si è sempre saputo che le foglie e le radici della cicoria selvatica sono indicate – oltre che per altre affezioni – nelle insufficienze epatiche e biliari in cui spesso fanno miracoli. Adesso E. Chabrol e collaboratori ci insegnano che il loro decotto, inoculato per via endovenosa, può raddoppiare o anche quadruplicare il volume della bile secreta in mezz'ora.
Gli antichi conoscevano perfettamente le virtù diuretiche e gli effetti depurativi della mela, di cui si servivano molto spesso. Ora, numerosi esperimenti hanno dimostrato che l'uso di questo frutto procura effettivamente un abbassamento dell'azoto residuo del siero e un aumento del potassio e della riserva alcalina. Oggi si sa che, grazie ai suoi sali di potassio e al suo tannino, la mela ostacola la formazione di acido urico ed è indicata per i gottosi e i litiasici urinari della varietà urica.
Certamente, «*il fatto di essere raro, di venire da un paese lontano, di portare un nome sconosciuto, bizzarro e di avere un valore venale sono tutti elementi che aumentano il prezzo*» e di cui la me-

2. *Presse médicale* del 5.11.1955.

la, occorre riconoscerlo, è del tutto sprovvista. Così, per essere loro utile malgrado tutto, Henri Leclerc consigliava di prescrivere agli snob dalle articolazioni irrigidite l'infuso di buccia di mele sotto il nome di infuso "di epicarpo" o "di apozema di *Malus communis*".

Il ravanello nero è apprezzato da secoli per le sue interessanti proprietà antiscorbutiche e anche per la sua notevole azione nelle insufficienze epatiche accompagnate o no da calcoli biliari. Pur non sapendone di più su questi aspetti, era usato *larga manu*. Evidentemente, a ragione, visto che gli esperimenti sotto schermo di A. Lemaire e J. Loeper hanno dimostrato che il *Raphanus niger* provoca lo svuotamento della cistifellea.

In verità, i vegetali sono sempre stati studiati e usati in tutte le epoche. Se da una cinquantina d'anni la loro stella è impallidita in modo più o meno marcato – soprattutto presso i medici, viene da dire – è perché si è creduto (come alcuni, sempre meno numerosi, continuano a credere) che con l'era chimica si fossero scoperte la panacee che guariscono rapidamente e a colpo sicuro, senza alcun inconveniente.

Come ogni nuovo evento rilevante, la fabbricazione di medicinali di sintesi sembrava offrire effettivamente speranze legittime, accaparrandosi l'interesse della gran maggioranza dei ricercatori e dei medici.

Con l'aiuto della "pubblicità", ciascuno volle produrre la sua piccola pubblicazione su questo o quel nuovo prodotto che spesso aveva sperimentato su 50, a volte 20, perfino, purtroppo! su 10 malati solamente. L'emulazione porta i suoi frutti. Non ci è voluto molto per far dimenticare a poco a poco, a vantaggio dell'illusorio e dell'incerto, ciò che i nostri predecessori ci avevano insegnato. Difficilmente si troverà nella Storia un miglior esempio di incoscienza e di vanità collettiva.

Così la moda terapeutica è cambiata bruscamente. Occorreva avere coraggio e carattere per osar pubblicare – come fece L. Binet – un saggio sulla modesta carota o sul volgare cavolo, per ritornare come fecero altri – nonostante i sottili sogghigni di alcuni colleghi – sulle virtù medicinali del carciofo, dell'asperella, del senecione, della piantaggine o della regina dei prati.

Tuttavia, già da qualche anno, i medici (malauguratamente ancora non tutti, anche fra i più noti) così come numerosi malati (le cui schiere, da qualche tempo, sembrano crescere in progressione geometrica) hanno imparato a diffidare di molti medicinali moderni aggressivi, dagli effetti secondari spesso spiacevoli e a volte preoccupanti o tragici.
Così, su questi problemi sono stati pubblicati centinaia di studi scientifici. L'interesse che, fin dall'inizio, ha riservato loro la grande stampa sembra dimostrare che essi sono bene all'altezza delle preoccupazioni di innumerevoli lettori.
Oggi si ammette che la gran parte dei potenti medicinali di sintesi, la cui somministrazione implica sempre, fatalmente, un rischio, devono essere riservati a determinati malati gravi, selezionati con estrema cura. Si comprende, cioè, che nel tentativo di evitare amputazioni o di salvare la vita ai malati, si è autorizzati a prescrivere prodotti suscettibili di provocare effetti secondari spesso severi, a più o meno lunga scadenza. Una volta evitata la catastrofe, infatti, si spera di poter rimediare più tardi ai vari inconvenienti provocati.
Tuttavia, allo stesso tempo queste pratiche sono formalmente controindicate, anche se troppo spesso seguite ancora oggi, per una banale angina, per un'affezione polmonare minore (anche se accompagnata da 40 °C di febbre) e per molte altre sindromi (alcune delle quali possono avere un'apparente gravità), si usano sistematicamente e fin dall'inizio farmaci violenti, inutili e pericolosi. Quante infermità, quante morti sono state causate da queste abitudini smodate! So bene che, se l'antibioterapia sistematica è per qualcuno uno schermo, un premio all'ignoranza o all'indecisione, essa rappresenta anche un solido parapioggia, la miglior garanzia d'immunità nel caso in cui, non essendo stato guarito il paziente, la famiglia attacchi il medico. Poiché, ancora in tempi assai recenti, si è spesso voluto far credere che esista un solo sistema di cura: quello stesso che non riconosce, o quasi, che i soli prodotti di sintesi delle grandi industrie, ma contro il quale fortunatamente insorgevano con decisione numerosi studiosi.
Si sa che non è così, oggi più di ieri. Allo stesso tempo, infatti, s'imponevano all'attenzione alcuni fatti evidenti. Non tutti i ri-

cercatori del mondo erano stati egualmente ottenebrati dalle sole prospettive della chemioterapia. Molti avevano giustamente ritenuto di poter continuare le loro ricerche nel campo dei prodotti naturali, essendo già numerosi gli studiosi impegnati in campo chemioterapico. Così ogni anno ci porta nuove e più precise prove sull'efficacia riconosciuta fin dall'antichità delle piante e dei loro costituenti.

La carota, le cui proprietà antianemiche furono particolarmente studiate da L. Binet e M. Strumza, è stata oggetto di ricerche russe (pubblicate nel 1960) che segnano la scoperta, in questo ortaggio, di una daucarina vaso-dilatatrice soprattutto a livello delle arterie coronarie.

È nota l'efficacia dei cataplasmi di carota grattugiata applicati su ferite atone, ulcere e scottature. L'analisi ci permette oggi di comprendere – come c'insegna – che la carota contiene effettivamente tutto ciò che occorre per "renderci piacevoli" e darci un "aspetto sano".

La pervinca, qualche anno fa, ha donato all'arsenale terapeutico una sostanza interessante per la lotta contro la leucemia.

Alcuni studiosi tedeschi hanno messo a punto, a partire dal chiodo di garofano, un anestetico generale privo di ogni tossicità.

Il mirtillo, ben noto per la sua azione anticolibacillare, regolatrice e cicatrizzante intestinale, si è rivelato in grado di migliorare la sensibilità visiva notturna. Si sono quindi prodotte compresse destinate agli automobilisti costretti a guidare fra il tramonto e il levar del Sole[3].

Gli oli da tavola usati in passato, vergini ed estratti con una sola torchiatura a freddo, contenevano elementi di grande valore. Che fossero d'oliva, di girasole, di ravizzone o di garofano, di noce o di colza, erano realmente nutrienti e proteggevano inoltre dai sovraccarichi nocivi. Grazie al loro uso, molti vasi rimanevano elastici e permeabili, la cistifellea così come il sistema renale erano

3. Durante l'ultima guerra, si faceva bere agli aviatori succo di carote per migliorarne l'acutezza visiva (è da notare che si tratta di un vegetale e non di un prodotto di sintesi). Oggi si prescrive con molto giovamento il mirtillo.

preservati dai calcoli, il sangue si manteneva generalmente limpido. Grazie ai metodi analitici moderni, si sa oggi che la composizione di questi oli naturali (che non hanno subìto alcun trattamento pregiudizievole) conferisce loro effettivamente un certo numero di proprietà terapeutiche o preventive relative a numerosi disturbi cronici.

Attualmente, essi sono noti soprattutto per la loro facoltà di opporsi all'eccesso di colesterolo e alle sue molteplici conseguenze (diciamo, per essere più precisi, "a tutti quei disturbi che oggi sembrano esservi collegati"). Ai nostri giorni si ammette che gli oli vegetali naturali devono il loro potere anticolesterolo – e, in senso generale, antilipemico[4] – alla loro concentrazione di acidi grassi polinsaturi, elementi di cui normalmente sono poveri i grassi animali. Ma il problema non è sempre così semplice, e alcuni grassi animali (burro fresco, strutto) sembrano contenere alcuni costituenti vitaminici o d'altra natura, alcuni anche sconosciuti, che permettono loro di contribuire a mantenere un buono stato di salute generale. I segreti della biologia, con l'accrescersi delle nostre cognizioni, appaiono sempre più insondabili.

Per quanto riguarda l'olio di *colza*, una decina d'anni or sono alcuni esperimenti su animali avevano dimostrato che esso provocava lesioni degenerative, necrosi e sclerosi del muscolo cardiaco del ratto e del maiale. Elemento responsabile: l'acido erùcico, principale fattore tossico dell'olio di colza. Quest'olio presenta gli stessi inconvenienti anche per l'uomo?

Il dottor M. Leblanc (di Digione) osserva che l'olio di colza costituiva il 15% dell'alimentazione del ratto per 3 giorni l'anno, o una quantità un po' minore ma per un tempo maggiore.

Si possono confrontare questi dati con il consumo umano di circa 30 g al giorno?

«*Per lustri – scrive M. Leblanc – le popolazioni rurali di alcune nostre campagne hanno usato l'olio di colza. Questo, poco costoso, costituiva una parte importante della loro razione lipidica. Pur*

4. Cioè che contrasta l'innalzamento del contenuto lipidico nel sangue. [N.D.R.]

senza aver compiuto studi statistici, ci è stato possibile osservare che i malati provenienti da particolari regioni (Bresse e paesi vicini, Auxois) presentavano cardiopatie metaboliche in cui poteva essere invocata la causa in questione.
D'altro canto, abbiamo osservato un numero considerevole di problemi cardio-arteriosi di tipo ateromatoso in soggetti provenienti da queste regioni, che non usavano l'olio di colza nella loro alimentazione, bensì grandi quantità di grassi d'origine animale, soprattutto sotto forma di panna e di burro.
Prima di trasferire dati dal piano sperimentale a quello umano, spetta a chi si dedicherà a uno studio prospettico di miocardiopatie umane definire, se possibile, a partire da quale tasso l'olio di colza è tossico. L'impresa sarà lunga e non priva di difficoltà.»
Per il dottor Pons – ex segretario di Stato per l'agricoltura – la nocività dell'olio di colza non era provata.
Gli avvenimenti hanno dato ragione ai dottori M. Leblanc e Pons: dopo esser stato vilipeso, l'olio di colza è stato riabilitato e gli sono state riconosciute grandi proprietà. Infatti, così come il dottor Leblanc, conosco molti contadini che, dopo aver usato l'olio di colza per lustri, sono ancora vivi all'età di 90 anni.
In generale, l'interesse per gli oli alimentari *vergini* e di *prima spremitura a freddo* non è più da dimostrare. Inoltre, conviene che il compratore conosca ciò che acquista, cosa che non poteva fare con le vecchie e vaghe denominazioni "olio *puro*", "olio *superiore*" o "olio *da tavola*".
Come richiedevano da lungo tempo le associazioni di difesa dei consumatori e i produttori seri, gli oli sono ormai etichettati in modo più esplicito. Le antiche denominazioni sono – o dovrebbero essere – sostituite con:
- olio *vergine*, ottenuto per procedimento meccanico, a base di un solo frutto o di un solo seme;
- olio *di* ... un solo frutto o un solo seme (girasole, per esempio), ma ottenuto per raffinazione o procedure tecniche autorizzate;
- olio *vegetale per frittura e condimento*: miscela di oli contenenti meno del 2% di acido linoleico;
- olio *vegetale per condimento*: miscela di oli contenente più del 2% di acido linoleico. Sopporta male un eccessivo riscaldamento.

Le etichette devono citare la lista dei costituenti della miscela, i trattamenti tecnici impiegati e le sostanze chimiche aggiunte.
Oggi come ieri, lo studio dei vegetali impegna un gran numero di gruppi di ricerca nei più svariati settori. Ad esempio al *Roswell Park Institut*, si è cercato di produrre sigarette che soddisfacessero il gusto e il desiderio del fumatore senza essere pericolose come quelle di tabacco. Si sperimentano anche sigarette contenenti foglie e fiori di piante molto diverse: barbabietole, petunie, cavoli, dente di leone e altre.
Inoltre, si cerca di fabbricare un altro tipo di sigaretta per coloro che vogliono smettere di fumare, una sigaretta che lasci in bocca un gusto sgradevole. Si tenta infine di incorporare al tabacco un ingrediente che renda poco piacevole o impossibile l'inalazione del fumo. Finora, il miglior miscuglio fra i 25 provati, contiene foglie di cavolo, dente di leone e barbabietola.
Si saprebbe infinitamente di più su tutto ciò che riguarda i vegetali se, da qualche decina di anni e in tutti i paesi, si fosse dato maggior credito al loro studio negli aspetti più diversi.
Un tale incoraggiamento, si comprende, avrebbe modificato il punto di vista dei laboratori farmaceutici, persuadendo i loro dirigenti a produrre preferibilmente medicinali di origine vegetale. Queste operazioni avrebbero avuto senza dubbio ogni possibilità di essere altrettanto remunerative quanto molte altre. Esse avrebbero avuto, inoltre, il vantaggio di essere abitualmente più vantaggiosi per la salute di innumerevoli pazienti.
Sembra d'altronde che alcune industrie farmaceutiche l'abbiano già capito e abbiano iniziato una riconversione che – sia pure rimanendo molto discreta – tuttavia esiste. Infatti oggi è possibile per un medico, curare con l'alburno del tiglio selvatico, il mirtillo, il ravanello nero, il cavolo e una quantità di altre piante, frutta o ortaggi senza rischiare di dover affrontare l'indignazione o il sorriso condiscendente di alcuni dei suoi malati[5]. Esiste infat-

5. Si tratta di quel genere di individui (uomini o donne) che si ritengono colti e che, per occupare un posto più o meno importante nella loro Società, si attribuiscono cognizioni biologiche sufficienti a far loro imporre le proprie opinioni ai vari medici con cui si mettono in concorrenza.

ti sugli scaffali dei laboratori una moltitudine di pillole, compresse, confetti, fiale i cui principi attivi si estraggono esclusivamente da semplici vegetali. Ma le formule scritte sulle scatole, realizzate in un ermetismo di bassa lega, mettono al riparo l'uomo della Scienza da una qualunque critica da parte del profano.
Appare evidente però che un confetto rosa o blu, contenente uno dei principi attivi di un qualunque vegetale, non può avere – salvo casi particolari – una forza paragonabile a quella del prodotto d'origine assorbito in forma d'infuso, di decotto, di polvere o di tintura. Un elemento estratto dall'insieme non potrà essere che incompleto, e quindi insufficiente. Gli mancherà sempre l'appoggio di sostanze sinergiche da cui è stato deciso arbitrariamente di separarlo.
Per agire *completamente*, con forza e delicatezza insieme (e si riconosce oggi che soltanto i prodotti naturali possiedono queste due attività apparentemente contrastanti), il vegetale deve essere *intero*, provvisto di *tutti* i suoi elementi.
Naturalmente non potremmo essere così categorici se non ricordassimo le proprietà note dei vegetali e le innumerevoli prove della loro superiorità rispetto a uno qualunque dei loro costituenti.
Se i chimici sono riusciti a isolare alcuni princìpi vegetali e a produrli in via sintetica, non hanno ancora realizzato la sintesi del vegetale stesso. L'uomo del XX secolo, che ha scoperto l'elettrone e il mitocondrio, riconosce che è più difficile avvicinarsi alla sintesi del cavolo che realizzare i programmi *Apollo*.
È dimostrato che il tannino può essere dannoso a certi organismi. Ma la foglia di quercia, eccezionalmente ricca di tannino, non causa il minimo inconveniente.
È accertato che l'oppio è un antalgico più potente della morfina, uno dei suoi costituenti meglio conosciuti. Inoltre, gli altri alcaloidi dell'oppio, che isolati non hanno alcun potere di calmare il dolore, hanno – quando sono riuniti – proprietà superiori alla morfina stessa.
Perché?
Perché il prodotto naturale contiene nella sua formula tutti gli elementi sinergici indispensabili alla sua azione. I diversi fattori si compensano a vicenda, si completano, si rinforzano, si mode-

rano in ciò che potrebbe presentarsi aggressivo se usato isolatamente.
Non c'è neanche più bisogno, ormai, di avere la fede di credere tanto le numerose ed evidenti sono le prove. Infatti, mentre non si è mai potuto guarire lo scorbuto con la vitamina C (antiscorbutica) di sintesi, anche se usata in forti dosi, questa malattia è stata debellata con la somministrazione di vari ortaggi o frutti (rafano selvatico, cavolo, ravanello nero, limone...). Il professor Paris ha dimostrato che questi vegetali agiscono certo grazie alla loro vitamina C, ma anche, e soprattutto, grazie alla presenza concomitante di un'altra vitamina, da allora chiamata C_2, necessaria all'azione della prima.
Analogamente, si conosce un certo numero di ulteriori ragioni per l'attività dei vegetali. Le proprietà energetiche dell'albicocca sono note. Ora, gli zuccheri dell'albicocca sono zuccheri semplici: levulosio e glucosio, pentosio, arabinosio, che vengono bruciati dall'organismo senza che sia necessario pressoché alcun lavoro da parte del tubo digerente. Inoltre, la loro associazione agli acidi organici contenuti nel frutto sembra essere di notevole interesse per il loro metabolismo.
Lo zucchero d'uva è un elemento normale del sangue. Non ha bisogno di digestione. Anche l'uva è indicata, in particolare, per i dispeptici e gli stitici, così come per i gottosi e i reumatici.
Uno qualunque degli elementi costitutivi dell'albicocca o dell'uva, o un'associazione fantasiosa dei "migliori" elementi oggi conosciuti, non ricostruirebbe *a priori* l'insieme delle proprietà del frutto integrale.
Tutti gli elementi di un vegetale, in effetti, appaiono necessari per un'azione efficace: i sali minerali complementari, gli oligoelementi, le diastasi, le mucillagini, i protidi, i lipidi, le vitamine..., e tutti gli altri elementi non citati in queste righe, che possono agire efficacemente solo in simbiosi.
La maggior parte dei vegetali contiene alcune vitamine del "complesso B". La somministrazione, anche esagerata, di ortaggi, frutta o cereali contenenti questo complesso non causerebbe certo gravi inconvenienti. Ora la vitamina B_1 isolata può – in alcuni casi – provocare la pellagra. Isolata, la vitamina B_1 si comporta quin-

di come un nemico della vitamina PP. Ma non lo è mai se somministrata sotto forma di germe di grano, o di lievito, o se la si consuma in un "riso alla cantonese" purché il riso impiegato non sia brillato integralmente[6].

La clorofilla degli ortaggi come quella della frutta e delle piante in genere, riveste un'enorme importanza per la conservazione dell'equilibrio interno degli organismi animali. È il "sangue verde" dei vegetali. Non differisce molto dall'emoglobina: il loro nucleo comune si chiama *emopirrolo*, essendo il metallo presente ferro in un caso e magnesio nell'altro.

Anche la clorofilla è nota da tempo per le sue virtù anti-anemiche, le sue proprietà tonificanti e come fattore di crescita. Alcuni autori le riconoscono inoltre capacità antidegenerative, specialmente nel campo del cancro.

Benché la questione delle *diete* stia subendo attualmente una severa eclissi, apparentemente molto giustificata, è certo che una cura non avrà grandi possibilità di agire se, nello stesso tempo, l'alimentazione non sarà adeguata alle necessità.

Occorre riconoscere che si sono scritte molte fantasie "sulle diete". Ci fu un tempo in cui si riteneva ragionevole prescrivere ai malati un'alimentazione fatta da fettuccine scondite e di carne alla griglia.

I risultati, com'era ovvio attendersi, furono disastrosi.

Da allora sono stati realizzati numerosi studi. Tra i più curiosi figurano alcune comunicazioni svedesi, francesi e americane secondo le quali un malato affetto da itterizia avrebbe molte più possibilità di guarire e di avere una convalescenza breve se ha ri-

6. Nel Tonchino, verso il 1950, sono stato testimone di numerosi casi di beriberi presso gli indigeni. Il fatto è che, per seguire la moda europea senza dubbio, i Vietnamiti – la cui abituale alimentazione consiste di riso e pesce secco – avevano creduto assennato consumare il riso brillato abituale ai Francesi. Ma essendo il riso privato dei suoi strati esterni e, di conseguenza, della sua vitamina B_1, i consumatori avevano contratto la malattia da carenza. La cura fu semplicissima: la somministrazione ad alcuni casi particolarmente gravi somministrazione di vitamina B_1 e, in generale, il ritorno all'alimentazione tradizionale a base di paddy.

cevuto, durante la malattia, un supplemento di grassi nel suo menù quotidiano[7].

In realtà, il regime alimentare in generale dovrebbe essere semplice. Sarà sufficiente adottare un nutrimento *sano*, *biologico* e di saper scartare quegli alimenti che – contrariamente a ogni attesa e senza che se ne possa dare alcuna spiegazione – causano ad alcuni un'orticaria o un eczema, ad altri una crisi di colica epatica, ad altri ancora svariate sindromi che l'attuale stato delle nostre conoscenze non ci permette di collegare con sicurezza alla loro causa reale.

Oggi come ieri, tenuto conto di queste nozioni, per molti medici le pratiche igieniche e le regole dietetiche hanno maggior valore delle prescrizioni di medicinali nella cura di affezioni del terreno, ossia nella maggior parte delle malattie croniche. «*Esistono alcune malattie che si curano solo con l'alimentazione*» insegnava Ippocrate.

Del resto, ci sono numerose altre affezioni che non si potrebbero migliorare, e ancor meno con risultati durevoli, senza l'aiuto di alimenti sani scelti in funzione delle loro proprietà. La loro ricchezza in minerali, oligoelementi, vitamine, mucillagini, zuccheri assimilabili, e di numerosi altri princìpi essenziali, nobilita il menù che li contiene al rango di una prescrizione medica di qualità, per riprendere un concetto caro a Jean Rostand[8].

Riconosco volentieri tuttavia – e molti miei malati me l'hanno fatto notare – che, ai nostri giorni, alimentarsi in modo sano costituisce generalmente un problema delicato se non a volte insolu-

---

7. Dottor Y. Fauvel, *La thérapeutique moderne du foie*, in: *Le Spectacle du monde* (1960). Per i dottori Letonturier e R. Tourneur (Parigi), il burro deve conservare il suo posto nell'alimentazione, le numerose controindicazioni sono abusive e ingiustificate (1979).
Da notare peraltro che in alcune regioni della Francia i grandi bevitori hanno l'abitudine di accompagnare le loro libagioni con tartine di burro o di strutto.

8. Tra Ippocrate e J. Rostand si colloca, alla fine del XVIII secolo, il cittadino Toulongeon, autore di un'opera che ha per titolo: *De l'influence du régime diététique d'une Nation sur son état politique* (C.R. de l'Institut national des sciences et des arts – Imprimerie Nle, an VI). Un invito a riflettere.

bile. Spesso coltivati su terreni snaturati da concimi chimici inadatti, gli ortaggi e i cereali, come la frutta, rivelano all'analisi differenze a volte notevoli rispetto alla loro composizione normale. Il vegetale coltivato in un terreno biologicamente alimentato (con letame e concimi tradizionali) si dimostra più ricco, più completo e più equilibrato di ogni altro.

In effetti, la composizione della terra influisce enormemente sulla qualità dei vegetali. Come è noto, esistono "terreni" per le piante aromatiche, la frutta, gli ortaggi, come esistono i terreni per i vigneti. Le prugne d'Agen, gli asparagi della Vienne, i meloni di Cavaillon o di Charentes, le noci di Grenoble o di Perigord, le cipolle di Bretagna, di Tournon nell'Ardèche, di Toulouges nei Pirenei orientali, i fagioli di una determinata regione, le patate di un'altra sono più quotati dei loro omologhi coltivati sotto altri cieli[9].

L'importanza del *terreno*, ben nota da tempo, è attestata dal seguente curioso fenomeno. Le ortensie virano al blu in un terreno acido (pH 5 circa), sopratutto se esso contiene sali di allumina. Per ottenere il colore azzurro, dunque, converrà evitare un apporto di calcare e incorporare alla terra, prima della piantagione, 200 g di solfato di allumina: bisognerà annaffiare le ortensie 4-5 volte durante la fioritura con acqua non calcarea (per esempio, acqua piovana) contenente 5-7 g di solfato di alluminio per litro. Il fosforo frena l'assimilazione dell'alluminio: in questi casi, quindi, non s'impiegheranno concimi fosfatati (superfosfati, scorie...).

Anche la presenza di ferro nel terreno fa diventare azzurri i fiori dell'ortensia. Si bagnerà regolarmente la terra prima della fioritura con una soluzione di solfato di ferro (2 g per litro d'acqua). Ma rivolgetevi a un commerciante amico, perché quale dettagliante non sarà tentato di vendervi un prodotto complesso e costoso senza risultati migliori?

«*La percentuale di vitamina C del pomodoro* – scrive M. A. Pointeau-Pouliqen – *sembra sia correlata all'esposizione delle piante*

---

9. Nello stesso modo non bisogna meravigliarsi di trovare talvolta dati diversi da quelli forniti da altri autori nella composizione dei vegetali studiati. Fatta eccezione per il prodotto artificiale, infatti, le produzioni differiscono secondo l'annata o il terreno di origine.

alla luce, e la sintesi dell'acido ascorbico è certamente influenzata dai raggi del Sole; i pomodori piccoli sono più ricchi in vitamina C di quelli grossi; la composizione dei pomodori dipende anche dalla varietà e dal metodo di coltura: così i pomodori coltivati in serra contengono meno vitamina C, ma sono più ricchi in zucchero dei frutti cresciuti all'aperto».

Tutte queste precisazioni ci fanno comprendere che l'attività totale dei vegetali dipenda da numerose esigenze. Ed è senza dubbio perché numerose piante mal coltivate, mal raccolte, mal conservate, avevano perduto tutte o gran parte delle loro proprietà che si è registrata periodicamente, nella storia, un'indifferenza più o meno prolungata per questo tipo di terapie[10].

Inoltre, è noto l'uso quasi generalizzato, e a volte incredibile, degli innumerevoli pesticidi tossici messi a disposizione dei coltivatori e degli orticultori. Troppi fra coloro che li adoperano ignorano, con la formula, l'esatto modo d'impiego dei veleni che spruzzano sulle loro colture. Altri – anch'essi fin troppo numerosi – privi di coscienza o temendo di perdere una parte più o meno grande del loro raccolto, non esitano a irrorare i loro campi o i loro alberi qualche giorno prima della mietitura o della raccolta, contrariamente ad alcune attuali disposizioni di legge.

Gli allevatori hanno sempre saputo come nutrire i loro animali per ottenere esemplari migliori, più sani e più forti. Così, da qualche anno si sa anche quello che non si deve fare quando si vuole offrire al pubblico del pollame commestibile; come si sa, ma da molto più tempo, che il serpillo e varie altre piante rendono la carne di coniglio molto più saporita.

Da secoli sappiamo che un'alimentazione insufficiente può rendere un animale aggressivo o malato. È ovvio che la stessa cosa accade nell'uomo e, sebbene nei nostri paesi l'essere umano non abbia alcun valore commerciale in funzione del suo peso o della qualità del suo pelo, il fenomeno appare molto grave sia per il singolo, sia per il suo ambiente che per la collettività.

---

10. Conviene qui dare vasto rilievo ad alcuni imperativi economici che non hanno nulla a che vedere con le preoccupazioni relative alla salute pubblica.

Certo, numerosi specialisti lavorano senza posa all'inquietante problema dei pesticidi e di tutti i residui che essi possono lasciare nelle derrate alimentari. Ma le difficoltà sono tali e le imprecisioni sempre così numerose e così gravi per l'attuale insufficienza di mezzi di ricerca per la valutazione tossicologica dei pesticidi e la loro determinazione quantitativa negli alimenti, che il professor R. Truhaut ha lanciato un ennesimo, pressante grido d'allarme [11]. Ricordando gli sforzi intrapresi in questo campo da molte nazioni, «*è tempo* – egli scrive – *che le autorità governative del nostro paese prendano coscienza dell'urgente necessità che rappresenta, per la protezione della Salute pubblica, la creazione di un "Istituto Centrale di studi tossicologici" convenientemente dotato di personale e materiale*».

È veramente deplorevole che la Francia, sempre così desiderosa di conquistare e conservare il suo prestigio nel mondo, si sia lasciata andare a una simile negligenza nei settori della salute e dell'agricoltura.

Con tutti i consumatori coscienti dell'urgenza del problema, spero ardentemente che le indispensabili misure vengano prese rapidamente... tali, almeno, da dare torto al professor Rene Leriche secondo il quale, in genere, sono necessari vent'anni perché sia adottato un nuovo criterio.

In caso contrario, non c'è alcun bisogno d'essere indovini per prevedere che lo stato della salute pubblica, che non è certo brillante se le statistiche pubblicate sono corrette, continuerà a peggiorare. Così, i medici non avranno paura di rimanere senza lavoro, e gli studiosi di non avere nuove malattie da descrivere.

Attualmente, solo nel nostro paese circa 250 sostanze attive entrano nella composizione di quasi 3500 specialità (antiparassitari, diserbanti o altro) a disposizione dei coltivatori.

Se, per qualche autore, l'uso di questi prodotti ha potuto finora

11. Saggi sui rischi di nocività che possono dipendere dalla presenza di residui di antiparassitari negli alimenti. Metodi di prevenzione, Ann. Hyg. Lang Fse., 1966. Numerosi autori si sono poi pronunciati sull'argomento. Malgrado gli sforzi incontestabili delle Autorità, siamo ben lontani dal regolamentare la questione... per quel poco poi che è possibile.

proteggere alcuni raccolti agricoli, «*la diffusione dell'uso dei prodotti chimici* – come ricorda R. Truhaut – *comporta, a fianco delle conseguenze positive, gravi pericoli per la salute*».
Numerosi insetticidi, infatti, causano svariati effetti tossici – spesso, a lungo andare, molto gravi – sul sistema nervoso e sul sangue come sulla maggior parte degli organi: cervello, fegato, cortico-surrenali... sia negli insetti che nei mammiferi. Malgrado la loro apparente selettività, la loro tossicità si può manifestare non solo sui parassiti da distruggere, ma anche – oltre a tutti gli insetti utili, sugli uccelli, sui pesci, sulla selvaggina, sugli animali domestici o di allevamento «*e soprattutto sull'uomo*».
Per quanto riguarda i vegetali, alcuni insetticidi impiegati contro la mosca olearia possono, a causa della loro solubilità nei grassi, ritrovarsi nell'olio d'oliva... anche, ahimé! quando è vergine e di prima torchiatura a freddo[12].
Altri prodotti, solubili negli oli essenziali, si accumulano nelle sacche di essenza di alcuni frutti. È il caso di un fungicida correntemente usato per il trattamento degli agrumi dopo la raccolta.
A causa della loro forma, le brattee del carciofo agevolano la ritenzione dei pesticidi sulla superficie dell'ortaggio. Alcuni di questi prodotti, inoltre, non restano sulla superficie del vegetale (dove potrebbero essere dilavati dalla pioggia) «ma attraversano la cuticola delle foglie o l'epidermide dei fusti, penetrando così fin nella linfa per essere poi distribuiti in ogni parte della pianta»[13].
I rischi impliciti nel consumo dei vegetali così trattati sono ben noti ai medici, anche se non è sempre facile per loro individuar-

12. Lo stesso avviene per il latte che, data la sua ricchezza di materie grasse, costituisce un eccellente veicolo per tutti i pesticidi.

13. Non sarebbe la prima volta se un malato mi confessasse la sua intolleranza al carciofo. Se ne comprende la ragione. Che questo serva da avvertimento ai produttori periodicamente preoccupati per la stasi dei loro prodotti. Avviene come per i polli di allevamento industriale rifiutati dal consumatore. È vero che, pur gettando lo scompiglio nel paese, gli allevatori ebbero causa vinta presso il Governo (i cui membri si guardano bene dal mangiare prodotti del genere) e furono i soldati a farne le spese, essendo costretti a consumare ogni settimana questo pollame carente.

ne gli effetti nei malati. Tanto più che, accanto all'intossicazione *immediata*, ci sono i rischi di tossicità che si manifestano in un lasso di tempo più lungo, così come i rischi di tossicità a lungo termine (chiamati "tossicità cronica") dovuti all'ingestione ripetuta di dosi, anche minime, durante spesso diversi anni.

Quest'ultima forma di intossicazione è la più pericolosa, poiché, dato il suo carattere insidioso, generalmente non viene collegata alla sua vera causa fino al giorno in cui si manifesta, quando spesso è irreversibile.

Numerosi pesticidi hanno proprietà cumulative, che li rendono idonei a essere trattenuti più o meno a lungo nell'organismo[14]. Altri, per le loro affinità con alcuni minerali, causano, alla lunga, varie forme di malattie, a volte molto gravi. R. Truhaut descrive l'esempio del fluoruro di sodio impiegato un tempo come antiparassitario. Qualche centigrammo ingerito quotidianamente è sufficiente a provocare – a causa della ritenzione del fluoro nei tessuti calcificati sotto forma di complessi fluoro-fosfo-calcici insolubili, oltre che in alcune ghiandole endocrine – un'intossicazione cronica chiamata "fluorosi", caratterizzata soprattutto da lesioni ossee e dentarie accompagnate da una grave sindrome di cachessia[15].

Indubbiamente, numerosi altri effetti tossici sinergici simili si scopriranno in avvenire.

Nel 1948, studiando sul ratto l'azione cancerogena epatica del "giallo di burro"[16], Druckrey attirò l'attenzione degli ambienti scientifici su una nozione completamente nuova in farmacologia

---

14. Soprattutto a causa della loro solubilità nei grassi dei tessuti, associata a una insolubilità praticamente totale nei liquidi acquosi, cosa che impedisce qualsiasi eliminazione rapida desiderabile.

15. Con questo termine si indica uno stato patologico caratterizzato da un grave deperimento generale con alterazione di tutte le funzioni biologiche. Si ha in caso di malattie gravi come il cancro o la tubercolosi, o nel caso di gravi intossicazioni (come quella da mercurio, da morfina, da alcol ecc.). [N.D.R.]

16. Paradimetilaminoarobenzene.
È un colorante usato, appunto, per dare colore al burro prodotto in inverno, generalmente bianco per carenza di betacarotene nel foraggio. [N.D.R.]

come in tossicologia. Dimostrò che «*gli effetti di ogni dose isolata di veleno si accumulano* ***senza alcuna perdita, per tutta la vita, qualunque sia il gioco delle eliminazioni****. Ci sarà quindi una somma totale di effetti* ***assolutamente irreversibili****, come lo sono, per esempio, le impressioni successive di una lastra fotografica o di un film*».
Questo studioso aveva certo constatato che il tumore epatico del ratto insorgeva più rapidamente se la dose di veleno somministratagli quotidianamente era maggiore. Tuttavia, fenomeno fondamentale, *qualunque fosse la dose giornaliera* ingerita, *il tumore appariva* con una dose totale *identica*, vale a dire in un lasso di tempo più o meno lungo, ma *in ogni caso*. In questo esperimento, il tumore appariva nel ratto dopo 34 giorni se gli si somministravano ogni giorno 30 mg di giallo di burro (dose totale = 1,020 g), dopo 350 giorni se la dose quotidiana era di 3 mg con una dose totale di 1,050 g.
Infine, a fianco degli elementi cancerogeni, si è potuta appurare l'esistenza di fattori "co-cancerogeni", vale a dire di elementi che, pur non avendo un'azione cancerogena propria, permettono, col loro intervento associato (simultaneo o successivo), agli agenti cancerogeni di esercitare la loro azione a dosi che, in loro assenza, sarebbero prive di effetto. È un fenomeno paragonabile a quello dei catalizzatori dei quali conosciamo l'importanza per lo svolgimento di numerose reazioni biologiche o industriali.
In attesa che si scoprano pesticidi la cui tossicità si eserciti in modo selettivo su questa o quella varietà di parassiti, rispettando gli animali utili e i vegetali necessari al loro sostentamento come al nostro, in attesa che siano presi seriamente in considerazione, con tutta l'efficacia desiderabile, alcuni studi sulla messa a punto di vari mezzi di lotta biologica (uso delle varietà d'insetti nemici dei loro omologhi nocivi, protezione degli uccelli utili, compresi alcuni rapaci come lo sparviero che gli ignoranti si accaniscono sempre a distruggere, salvaguardia e difesa di cespugli e siepi che danno asilo a numerosi animali benefici, arricchimento del suolo con letami organici e concimi vegetali – il "terreno" del nostro pianeta è verosimilmente, come quello dell'uomo, molto più adatto a difendersi con mezzi naturali che con un apporto fan-

tasioso di prodotti chimici –, associazione nelle stesse colture di vegetali che si proteggano a vicenda), in attesa che si metta un po' meno a soqquadro la Natura che, spesso, non ci chiede poi tanto, è soltanto col rispetto delle poche disposizioni legali istituite e con l'*educazione dei coltivatori* – misure auspicate da R. Truhaut – che oggi sembra possibile evitare l'aggravarsi di numerose affezioni croniche e lo sviluppo di "malattie ambientali" sempre più letali.

È indubbio che, come scrive questo autore, le infrazioni alle leggi emanate (come l'impiego, proibito, di insetticidi durante certi periodi dell'anno a seconda della data dei raccolti) espongono i trasgressori a varie sanzioni. Tuttavia, le infrazioni «sono relativamente difficili da verificare, poiché non si può mettere dietro ogni coltivatore un ispettore che lo sorvegli"[17].

E per quanto riguarda la natura dei pesticidi e il loro modo d'impiego, che troppi coltivatori ignorano al punto da autointossicarsi a volte così gravemente da dover essere ricoverati in ospedale, *«gli organismi professionali e sindacali e anche la stampa agricola* – scrive R. Truhaut – *devono svolgere un ruolo importante»*.

Ma nessuna disposizione di questo tipo ottiene mai un effetto immediato quando, per essere più "commerciabili", le noci sono sbiancate artificialmente, e la frutta subisce vari trattamenti dannosi destinati a conservarla o a migliorarne l'aspetto; è opportuno ritornare alla frutta a volte macchiata, di misura non calibrata, senza dubbio meno attraente perché non lucidata a cera, ma sana perché proveniente da alberi preservati dall'aggressione chi-

17. «A questo riguardo – aggiunge ancora l'autore – ogni coltivatore dovrebbe pensare che non può disinteressarsi dei pericoli di queste pratiche, poiché egli stesso può essere un consumatore mangiando i prodotti forniti dagli altri.»
Alcuni coltivatori ignari consumano i loro prodotti… e cadono ammalati. Una giovane contadina veniva curata da mesi senza successo dal dott. C… che, essendo fortunatamente al corrente di tutti questi problemi, immaginò che i disturbi accusati dalla sua malata potessero derivare dal latte delle sue vacche del quale ella faceva uso abbondante (il latte può contenere notevoli dosi di antibiotici e pesticidi). Il dott. C… eliminò dalla dieta della sua paziente il latte dei suoi animali, e la malata guarì. Da allora, conoscendo le abitudini dei fattori della zona, la signora X non ha più osato bere una sola goccia di latte…

mica. Ognuno farà bene ad assicurarsi personalmente *la propria protezione* e quella della propria famiglia acquistando – magari a un prezzo leggermente superiore a quello corrente – i suoi ortaggi e la sua frutta dal *piccolo* contadino, dal *piccolo* pensionato, *dalla vecchietta* che, sul mercato, portano solo pochi chili di un'onesta produzione coltivata con amore.
Così facendo, visto che ogni sforzo in principio merita la sua ricompensa, ortaggi e frutta continueranno a dar prova delle loro numerose virtù troppo spesso dimenticate.
Così il bagno di mani o di piedi in un decotto di radice di sedano ha spesso ragione di geloni che nessun trattamento è riuscito fino ad allora a guarire.
La ciliegia, potente depurativo, è indicata ai pletorici, agli artritici e ai reumatici. Essa è anche rimineralizzante e benefica per i bambini e per le persone anziane. È diuretica, come il suo peduncolo di cui è noto il prezioso decotto. Già da qualche anno ho avuto occasione di citare il caso di quell'anurico moribondo abbandonato dai medici dell'ospedale in cui era stato trasportato. Ricondotto a casa per morire, fu salvato dalla moglie che si ricordò molto opportunamente le virtù del picciolo di ciliegia. Un litro e mezzo di forte decotto provocano l'emissione di una dozzina di litri d'urina. Otto giorni dopo, il resuscitato riprendeva il suo lavoro, che continuò ancora per 7 anni.
Nel 1965, un industriale del Nord soggetto a frequenti crisi di gotta fu colpito da una crisi particolarmente violenta. Ebbe l'idea di curarsi con l'aiuto di una ricetta descritta nel mio libro *Aromaterapia*[18]: una cipolla cruda tritata in mezzo litro di latte, 3 volte al dì. Qualche giorno dopo, poté riprendere la direzione della sua fabbrica e, con sua grande soddisfazione, aveva anche perso vari chili di peso.
La salute pubblica migliorerebbe certamente molto se s'impiegassero più spesso terapie naturali, preferibilmente prima che si siano verificati i misfatti prodotti da troppi medicinali intempe-

18. In questa collana dal 2005 col titolo di *Guarire con le essenze delle piante*. [N.D.R.]

stivi somministrati sconsideratamente durante l'evoluzione più o meno grave della malattia. Un bell'argomento di riflessione per l'Assistenza sociale[19].

Naturalmente, il modo di preparare i vegetali è molto importante. È noto che ortaggi e frutta sono più nutrienti crudi, più tonici, a volte più digeribili che sotto forma di piatti cucinati, e che la cottura a stufato o a vapore è preferibile alla cottura in grande quantità d'acqua che poi si getta via... insieme a tutti i sali minerali di cui si è arricchita.

Quando si prepara un'insalata di pomodoro, la perdita di vitamine sensibili all'ossigeno è rapidissima dopo l'affettamento. Conviene quindi non preparare questo ortaggio troppo tempo prima, come avviene spesso nelle collettività.

«*I risultati che dà una cura a base di dente di leone* – scrive F. Decaux – *dipendono molto dal modo di preparazione della pianta e dall'epoca in cui è stata raccolta. È opportuno usare esclusivamente il succo della pianta raccolta in agosto o settembre, che è molto più attivo. Meglio sarà somministrarlo spremuto di fresco*».

Nel 1965, G. Vallet pubblicò diversi casi di allergie provocate da piante dell'orto: il prezzemolo, il carciofo e il sedano. È all'inizio del secolo, nel 1902, che si rilevò per la prima volta la comparsa di dermatiti che, inspiegabilmente, si manifestavano in un lasso di tempo molto variabile fra i 5 e i 20 anni.

Fra l'altro, io stesso ho potuto rilevare alcuni esempi d'intolleranza al cavolo applicato in forma di cataplasmi sulle ulcere delle gambe, sulle ferite atone o su eczemi. Come già ebbi a scrivere all'epoca, non siamo affatto certi che tali reazioni non possano essere imputate agli svariati prodotti chimici impiegati in agricoltura.

Spesso, anche diverse sensibilità possono spiegare un certo nu-

19. Il suo costante deficit ci viene periodicamente ricordato. Dovremmo continuare a farlo? Dalla grande stampa dell'8 novembre 1980 veniamo a sapere che l'esercizio di quest'anno si chiuderà con un disavanzo di 8,3 miliardi di franchi [ca.1,3 miliardi di euro]. Ma, probabilmente per temperare la nostra legittima gioia, ci viene subito annunciato che il 1981 conoscerà un deficit di 3,2 miliardi [ca.500 milioni di euro].

mero di fenomeni simili, come quella sorprendente allergia al tiglio o quella violenta risposta asmatica alla semplice inalazione di un'essenza pura di eucalipto delle quali sono stato testimone. Ma casi simili fortunatamente sono molto rari. Non ci devono far dimenticare che, come disse Léon Binet, «*l'orto è un laboratorio dove noi dovremmo servirci più spesso*».

«*L'uomo* – scrive P-H. Simon – *minacciato dall'universo e ancor più da se stesso, cerca di decifrare ansiosamente i segreti del suo destino, fin nella stampa peggiore*»[20].

Per fortuna esistono buone pubblicazioni anche fra quelle che trattano di medicina. Bisogna dire che ne occorrerebbero di più, e sarebbe sufficiente che i medici pubblicassero più spesso articoli non tanto di "divulgazione" quanto semplicemente d'"informazione", a cui una parte crescente del pubblico si mostra sempre più attenta e sensibile.

Inchieste specializzate hanno rivelato che circa la metà dei medici si mostra ostile al principio dell'informazione medica che essi accusano – a volte con ragione – di complicare il loro compito. Tuttavia non conviene assecondarli. Perché, a condizione che sia ogni volta chiara e precisa, l'informazione medica ha ogni possibilità di agevolare il medico, e di conseguenza il malato... poiché, in fondo, è lui il diretto interessato. Non credo che il pubblico, a cui si forniscono informazioni spesso ambigue su moltissimi argomenti, non riesca improvvisamente a comprendere un'informazione medica chiara e circostanziata.

Per altro, a questo proposito i dottori Coudray, Serise e Freour, in una riunione tenuta al Val-de-Grâce sotto la presidenza del professor de Vernejoul, si sono espressi senza mezzi termini: «*L'attuale evoluzione è irreversibile. È auspicabile che i medici contrari all'informazione medica se ne occupino più attivamente, per rendere maggiore la collaborazione e le comprensione fra la popolazione e la medicina che le viene offerta*».

Il professor Leriche calcolava che occorressero vent'anni perché una nuova idea venisse adottata. In questo caso era più ottimi-

20. *Le jardin et la ville*, edit. de Seuil.

sta di Broca per il quale, di fronte all'animosità di alcuni luminari in attività (il fondatore della Scuola di Antropologia non ha fatto nomi), un ricercatore doveva adattarsi ad attenderne la morte perché finalmente le sue idee potessero avere una qualche attenzione.
Ho detto allora che questi autori mi sembrano aver peccato per eccesso di ottimismo giacché, se le cose stanno così in campo strettamente scientifico, i ritardi diventano ancora più mostruosi non appena entrano in gioco influenze politiche o importanti interessi finanziari.
Già da molti anni ormai, il professor I. Boyer (e il suo seguito di vari medici, tra i quali il dottor Bernard Lafay) chiede che siano prese d'urgenza misure efficaci per dotare gli abitanti delle grandi città d'acqua potabile, di un'acqua di sorgente, dato che l'acqua del rubinetto – resa *ufficialmente* potabile con diversi procedimenti – contiene comunque numerosi veleni (fra gli altri i residui dei prodotti chimici industriali o domestici) e una considerevole quantità di germi microbici o di virus (quello della poliomielite, per esempio, di cui il professor Lepine si è servito per fabbricare il suo vaccino).
L'acqua di molti acquedotti favorisce inoltre le flebiti (R. Leriche) e le affezioni cardio-vascolari. Spesso è anche cancerogena, come hanno cercato di dimostrare specialisti del mondo intero.
I giornali a larga diffusione, fedeli alla loro missione d'informazione, hanno spesso rivelato questi fatti preoccupanti. Ma il lettore non ne avrà mai sentito parlare pubblicamente, una sola volta, in modo preciso, da nessuno di quelli che ha eletto[21].
Se qualche riga prima ho lasciato trasparire un certo scetticismo

---

21. Fa eccezione Bernard Lafay che, nel dicembre 1966 prese l'iniziativa di organizzare a Parigi un referendum sull'alimentazione e sulla distribuzione d'acqua potabile nella capitale e nella sua regione. «*Sarà possibile* – riportano i giornali a questo proposito – *alimentare le case parigine con acqua di sorgente pura a condizione di sfruttare tutte le tecniche appropriate*».
Nel 1984 il potere pubblico non aveva ancora deciso nulla. Le grandi compagnie produttrici d'acqua minerale possono ringraziarli, così come i fabbricanti di apparecchiature che producono "l'acqua dolce".

riguardo alle misure che converrebbe adottare urgentemente a proposito dei pesticidi, il fatto è che mi sono tornati alla memoria vari esempi, tutti molto gravi. Mi limiterò, in queste pagine, a riassumerne uno solo.

Per molti anni, un certo numero di ricercatori[22] si è dedicato al problema dell'acido borico associato al burro pronto per il consumo. Data la carestia che durante la guerra 1914-1918 minacciava il nostro paese e obbligava la Francia a importare burro estero, una circolare del Ministero dell'Agricoltura annunciò, in data 11 aprile 1916, che, *a titolo temporaneo*, il burro importato poteva contenere acido borico. Si pensava che fosse meglio ammalarsi per aver mangiato troppo burro piuttosto che morire di fame.

Ora, nel 1945, Pfeiffer pubblicò diversi esempi d'intossicazione per l'uso, nella cura delle ustioni, di alcune pomate a base di acido borico. «*Il trattamento di una scottatura che interessa il 4% della superficie del corpo con una pomata contenente un 10% di acido borico* – scriveva – *è sufficiente a causare lesioni patologiche al sistema nervoso centrale. L'acido borico, applicato sotto forma di pomata o soluzione a scottature estese, è un* ***veleno cumulativo***».

L'autore sottolineava il potere del boro di attraversare la pelle o le mucose lesionate, la lentezza della sua eliminazione renale e il suo accumulo nel fegato e nel cervello.

Nel 1949, Young pubblicava, in aggiunta ai 36 casi già segnalati in letteratura, 6 nuove osservazioni di morte accidentale per ingestione di acido borico da parte di bambini (intossicazione del centro respiratorio con edema cerebrale!).

Inoltre, numerosi studi moderni hanno dimostrato che l'acido borico attacca soprattutto le cellule epatiche e cerebrali. Esso agisce anche come modificatore di vari metabolismi, opponendosi all'azione di alcuni elementi vitali come le vitamine.

I malesseri compaiono dopo l'assorbimento di 0,50 g d'acido bo-

22. H. Martel e M Fouassier, M. Lemoigne, M. Dreyfus, M. Thieulin, M. Truffert, H. Gounelle… per non parlare che dei Francesi.

rico in un mese (Wiley). Ora, un diabetico, che può dover consumare 50 g di burro al giorno, assorbe ogni mese 7,50 g d'acido borico e, in un anno, 90 g.
In una comunicazione pubblicata nel 1963[23] il professor Hugues Gounelle e Monique Astier riferirono che fin dal 1879 Pasteur aveva dimostrato un'ostilità di principio nei confronti dell'acido borico. Nel 1898 (i vent'anni di R. Leriche), una circolare del Ministero dell'Agricoltura proibiva l'importazione di ogni cibo conservato sotto sale borico o borato. Conosciamo le ragioni che fecero temporaneamente sospendere questo divieto durante la prima guerra mondiale.
Ma se, come ricordano gli autori, un decreto del 25 marzo 1924 proibì l'impiego dell'acido borico nei prodotti caseari, «*il 25 settembre* (esattamente 6 mesi dopo) *forti pressioni fecero revocare la legge, e così da rinnovare la tolleranza*».
Nel 1946, il Congresso del latte respinse, ancora una volta, l'uso dell'acido borico nella produzione di burro e una circolare ministeriale del 1947 (ancora i vent'anni di R. Leriche dal precedente decreto del 1924) lo proibì formalmente. «*Ma questo divieto resta teorico, poiché il servizio della Repressione delle Frodi non ha la possibilità d'intervenire*».
Nel 1954, venne varato un testo di regolamenti. «Non si teneva conto – scrivono H. Gounelle e M. Astier – degli influenti difensori dell'acido borico», e l'Assemblea Nazionale approvò il 23 luglio 1957, a grande maggioranza, una legge... che autorizzava l'acido borico.
Nel 1963, ventitré anni dopo il primo voto dell'Accademia di Medicina del marzo 1940, il decreto "temporaneo" del 1916 durava ancora e l'acido borico continuava a essere usato nei latticini. Ora, secondo H. Gounelle e M. Astier, «*autorizzare l'acido borico significa semplicemente facilitare, all'insaputa dei consumatori, la conservazione di burro impuro e altamente contaminato dal pun-*

---

23. «Priorità alla Salute pubblica o al burro impuro? Il voto emesso nel 1940 sull'acido borico è rimasto senza effetto». *Bollettino* dell'Accademia Nazionale di Medicina, 1963.

to di vista microbico, a detrimento della salute». Giunti a questo punto, anche il più "sprovveduto" cittadino francese si renderà perfettamente conto che, con tutta verosimiglianza, "qualcosa non va". O forse i deputati ne sanno infinitamente più di tutti i membri riuniti del Consiglio Superiore dell'Igiene che, coscienti della loro missione, hanno sempre creduto loro dovere pronunciarsi sui problemi rilevanti di sua competenza. E, in questo caso, è tempo di rimandare questi "consiglieri" inutili ai loro cari studi. Oppure...
Il professor Gounelle, alla fine, ha vinto la sua causa nel 1967.

Come nelle mie precedenti pubblicazioni ho evitato, per quanto possibile, i termini tecnici che renderebbero meno facile la comprensione dell'insieme.
Salvo eccezioni, non ho usato abbreviazioni. A lungo andare la loro aridità si rivela irritante e nuoce al testo. Le ho riservate ad alcune tavole e annessi destinati ai lettori particolarmente interessati a determinati cereali, ortaggi o frutti.
La maggior parte di queste abbreviazioni, comunque, sono oggi ben note per essere più o meno entrate nell'uso corrente: sono riassunte nella Tabella 1 di p. 46.
Questo lavoro non ha la pretesa di volersi integrare in un quadro scientifico assoluto[24]. Non lo si è voluto perché si sarebbe moltiplicato per 10 e avrebbe interessato alla fine solo lo specialista. Il suo obbiettivo è, insieme, più generale e più semplice.
Le cifre che saranno fornite a proposito della composizione dei diversi vegetali studiati sono solo approssimative: a seconda del modo in cui è stato coltivato, del terreno che lo ha nutrito e del momento in cui è stato raccolto, un ortaggio non presenta le stes-

24. In particolare, non si dovrà cercare di scoprire tutti i costituenti noti degli ortaggi, dei frutti e dei cereali studiati. La maggior parte di essi ne sono già stati scoperti a centinaia: la palma sembra attualmente spettare al caffè, con oltre 600.

TABELLA 1. ABBREVIAZIONI DI SOSTANZE, VITAMINE E OLIGOELEMENTI

simbolo	significato	simbolo	significato
G	glucidi	L	lipidi
P o Pr	protidi, proteine	Cell	cellulosa
A	vitamina A o retinolo o antixeroftalmica	B	vitamine del gruppo B
B_1	vitamina B_1 o aneurina. o tiamina o antiberiberica	B_2	vitamina B_2 o lattoflavina o riboflavina
B_3	vitamina B_3 o PP	B5	vitamina B5 o acido pantotenico
B_6	vitamina B_6 o piridossina o adermina	B_8	vitamina B_8 o H
B_9	vitamina B_9 o acido folico	B_{12}	vitamine B_{12} o cobalamine
C	vitamina C o acido ascorbico	C2	vitamina C2 o vitamina P
D	vitamina D o antirachitica	D_2	vitamina D_2 o ergosterolo
D_3	vitamina D_3 o colecalciferolo	E	vitamina E o tocoferolo
F	vitamina F	H	vitamina H o biotina
H_1	vitamina H_1 o acido paraminobenzoico (PABA)	K	vitamina K o antiemorragica
PP	vitamina PP o amide nicotinico o nicotinaminde o antipellagrosa		
Mg	magnesio	Ca	calcio
Fe	ferro	S	zolfo
P	fosforo	Cu	rame
Zn	zinco	I	iodio
Cl	cloro	Mn	manganese
Na	sodio	K	potassio

se percentuali. Questa osservazione è valida per quanto riguarda le "costanti biologiche" ricordate: il rame si trova nella percentuale di 0,70 -1,40 mg nel plasma normale. Lo stesso vale per i fabbisogni dell'organismo relativamente alla tal vitamina, al tale minerale o oligoelemento: nella profilassi del rachitismo, alcu-

ni autori raccomandano 400 UI di vitamina D_2 al giorno, altri 1.000-1.500. Siamo dunque realisti!
Le indicazioni così come le proprietà dei vegetali studiati non sono state classificate secondo un ordine rigoroso, esente da possibili modificazioni future. Un determinato vegetale, che per un determinato soggetto potrebbe ben essere considerato una pacea, per un altro può anche non avere alcun effetto. Mi sono limitato – qualche volta e non sempre – a sottolineare le proprietà che, evidentemente, si sono imposte alla maggioranza.
Ho creduto di dover dedicare qualche pagina ad alcune alghe che fanno parte dell'alimentazione quotidiana di milioni di esseri umani.
Inoltre, pur allontanandomi dal soggetto principale, il polline, il lievito di birra e l'argilla hanno da molto tempo avuto una tale importanza che non ho potuto esimermi dal parlare a loro favore.
Nelle pagine dedicate allo studio particolare degli ortaggi e della frutta ho distinto, com'è mia abitudine, i nomi di alcuni preparati ben noti dai medici e da numerosi lettori per i quali le cure naturali[25] sono rimaste familiari. Ciò servirà anche a ricordare che, oggi come ieri, non mancano medicinali che a un'incontestabile attività uniscono un'abituale assenza di effetti secondari dannosi.

Per ottenere ortaggi sani

Numerosi corrispondenti mi chiedono come ottenere ortaggi sani, "biologici", privi di veleni aggiunti. Mi sono rivolto a un agricoltore-orticoltore specialista in materia, il signor L. Huillet, che per quasi 20 anni, ha fornito ai suoi clienti ortaggi "garantiti coltivati senza prodotti chimici". Ecco che cosa scrive.

---

25. Il termine "cura" è qui inteso nel suo senso più ampio e non riguarda solo le medicine poiché ci si può curare con una gelatina di carote, un pane di qualità, germe di grano, polline, complementi alimentari resi indispensabili per molti dalla carenza, frequente nella nostra alimentazione, di vitamine o di certi minerali e oligoelementi. I lieviti e le alghe (→ rispettivamente, cap. VI p. 288 e 153) ci apporteranno gli elementi equilibratori indispensabili.

I migliori risultati in coltura biologica si otterranno rispettando questi pochi punti importanti.

1. *Rispettare lo strato naturale della terra, cioè non distruggere con un dissodamento eccessivo dello strato superiore del terreno i suoi equilibri di vita aerobica e anaerobica. Per fare questo, su una grande superficie, lavoro meccanico del sottosuolo, poi erpicatura o fresatura molto superficiali; per piccole superfici, servirsi della vanga o di uno speciale arnese chiamato* grelinette.

Ciò presuppone un terreno convenientemente provvisto di humus. *Per ottenerlo, il modo più efficace consiste nel coltivare prima di tutto una leguminosa: la migliore è il trifoglio. Una volta in fiore, falciare le grandi superfici, e tagliare con la tosatrice meccanica quelle piccole. Lasciare il prodotto sul terreno e attendere che diventi quasi secco (3-5 giorni, a seconda del tempo). A questo punto, procedere al suo* ***interramento superficiale (0,10 m al massimo)*** *o a una leggera vangatura, anche a dischi.*

Prima della semina*: non cercare di ottenere un terreno troppo fine.*

Per le semine*: tener conto delle fasi lunari, che può sembrare sciocco, ma è la verità: i nostri vecchi ne tenevano conto e avevano ragione.*

Coltivazioni associate*: ricordarsi che molti ortaggi si stimolano reciprocamente quando sono coltivati alternati (2 file di sedano, 2 file di porri o 2 di carote, 2 file di porri). Non si crea soltanto una stimolazione vegetativa, ma anche una contemporanea protezione.*

Rispettare la rotazione degli ortaggi coltivati: ortaggi da foglia, poi da radice, poi leguminose. Cercare il più possibile di associare la coltivazione del trifoglio bianco con quella degli ortaggi. Per ottenere ciò, praticare:

1. *la coltura a rotazione del trifoglio. Dividere l'orto in 3 o 4 parti, coltivare il trifoglio bianco su una particella ogni anno. Inoltre, ogni volta che sarà possibile, coltivare il trifoglio fra gli ortaggi e procedere al suo interramento come sopra descritto.*

Humus: *ogni apporto di* humus *dovrà esser fatto con moderazione ma regolarmente; tutto l'apporto dovrà esser fatto con concimi composti, convenientemente mescolati prima del compostaggio. Sarà meglio arricchire il compost con preparati bio-dinamici che daranno ai prodotti ottenuti, oltre all'*humus, *i fermenti che rivitalizzano il terreno.*

Parassiti: *gli attacchi sono pochi quando il terreno è "biologicamente" ricostituito. Leggere irrorazioni al rotenone, se occorre (**è inefficace nella coltivazione al 100% chimica**). Si raccomanda il colaticcio di ortica che inoltre stimola la vegetazione.*

Malattie: *anche in questo caso, i danni sono insignificanti. Al bisogno, usare il solfato di rame sotto forma di* poltiglia bordolese. *La dose massima (2‰) è più che sufficiente (inefficace nella coltura chimica).*

Non praticare coltivazioni fuori stagione (proteggere una coltura forzandola è stupido). Lo stesso vale per l'annaffiatura: mantenere la freschezza del terreno va bene, allagarlo no. E tuttavia (vedete gli esempi in commercio), prendete una lattuga, preparatela a mezzogiorno: un'ora dopo, avrà perso metà del suo volume. Non parliamo poi di ciò che resta di salutare. Invece, prendete una lattuga del vostro orto riequilibrato, preparatela alle 8 del mattino e mangiatela alle 8 di sera: non si sarà modificata per niente. E per la salute è certo tutt'altra cosa.

Ora, un buon consiglio: è da lungo tempo che mi sono riconvertito a questo genere di coltura. Attorno a me, tra i miei studenti e per molti altri, passo per un superato (non dico arretrato, secondo una sottile terminologia di certi avvelenatori), come uno dei primi ad aver compreso il rispetto dovuto al terreno e alle sue leggi. E penso che se Steiner e Pfeiffer non ci avessero aperto gli occhi, molti non avrebbero mai capito la fondatezza di tutto questo.

Non credo di aver spiegato nei loro minimi dettagli tutte le verità della coltura biologica, ma se qualcuno si è interessato a queste righe, sarò davvero felice.

In questo 1985, ho bisogno lo stesso di *sdrammatizzare*, come tento di fare da vari anni. Certamente, sarà sempre preferibile nutrirsi con prodotti non inquinati, cioè di ortaggi buoni e sani, di carni che non abbiano nulla a che fare con le mucche nutrite a ormoni, di pesci che non siano stati conservati nel ghiaccio imbevuto di antibiotici.

A tale proposito, se ho ben capito, il governo francese da molti anni condanna queste pratiche. Ma poiché bisogna essere cooperativi con altri paesi – compresi quelli del Mercato Comune – i Francesi hanno ingoiato, non molto tempo fa, pesci all'antibiotico venuti dall'estero.

La politica, non ne dubitiamo, ha mille sottigliezze e presenta molte trappole. Così, c'è stato detto, la Francia abbonda incredibilmente di burro, eppure lo importa. E ne esporta anche (la stampa ne ha parlato a proposito della Russia e del Marocco) a bassissimo prezzo perché, sembra, è immangiabile e viene impiegato in alcuni paesi a fini industriali. Ma pare che alcuni di questi burri tornino di nuovo da noi (origine non precisata) rigenerati a seguito di una successione di manipolazioni chimiche. Ho avuto occasione d'incontrare un gran numero di persone che accusavano disturbi curiosi, dovuti a certi burri d'importazione. I disturbi sparivano quando ricominciavano a usare il burro che aveva malauguratamente pensato di tradire, i burri genuini ben noti, come quello di Etuz (Haute-Saône), di Echiré (Vandea), dell'Alta Savoia, della Normandia, della Bretagna, questi incomparabili burri salati e chissà quanti altri!

Come Jacques Bainville, sono indulgente verso coloro che hanno il triste incarico di governarci, perché talvolta non possono fare più di quello che è stato loro imposto da ordini superiori...

Spetta ai consumatori rimanere vigili. Ma non imitiamo quell'agricoltrice (nondimeno proprietaria di un appartamento a Parigi) che, quando viene per qualche giorno nella capitale, carica la sua auto di prodotti del proprio orto, comprese le patate, e di pollame del suo pollaio personale. È chiaro che questa donna non vuole correre il rischio di avvelenarsi con i prodotti dei suoi colleghi che, proprio come lei, vendono ben altri alimenti al pubblico.

Non imitiamola in caso di assenze per brevi periodi. Rimaniamo comunque molto attenti, ma non lasciamoci prendere dall'ossessione.

Capitolo III
Le vitamine

Le numerose proprietà degli ortaggi, dei cereali e della frutta sono dovute ai loro costituenti dei quali fanno parte le vitamine. Per evitare ripetizioni inutili, ho raggruppato le principali nozioni relative a questi elementi indispensabili alla vita e alla salute.

Ancora in tempi abbastanza recenti, intorno al 1880, i problemi alimentari erano abitualmente considerati in modo semplice. L'organismo animale era considerato alla stregua di una stufa, che ha bisogno di legna per emanare calore, o di una macchina a vapore che trae la sua energia dal carbone.
Ma alla fine del secolo scorso, alcuni studiosi osservarono che nutrendo gli animali con una alimentazione comprendente solo i 3 elementi energetici di base, cioè i protidi, le materie grasse e gli zuccheri puri, con in più sale e acqua, le bestie deperivano e non si potevano riprodurre. Invece, se si completava questo regime (che comprendeva teoricamente tutti gli elementi necessari all'organismo) con il tuorlo d'uovo o il latte intero, gli animali crescevano normalmente.
Si comprese così che "dovevano esistere", nel tuorlo d'uovo o nel latte, alcune sostanze sconosciute indispensabili al normale sviluppo. Ulteriori studi permisero di scoprire l'esistenza di una vitamina – chiamata vitamina A – la cui presenza, anche in dose *infinitesimale*, è indispensabile nell'alimentazione.
«*Per la prima volta* – scrive A. Orain[1] – *l'uomo deve ammettere che, per alimentarsi, non è sufficiente assorbire sostanze inerti che producano o sprigionino energia nell'organismo; che per mantenersi in vita, deve fare appello alla vita e che, uccidendo i suoi alimenti, abbrevia considerevolmente la sua esistenza*».
I progressi della scienza moderna non facevano che confermare

1. A. Orain, *Guide de la Santé par les vitamines des aliments* (1958).

certe nozioni empiriche del passato. Infatti, i nostri antenati, anche molto lontani, avevano da tempo intuito l'importanza di questi elementi "qualitativi". Senza conoscerne l'esatta natura, essi sapevano usare alcune delle loro proprietà.
Se Vasco de Gama, nel 1497, perse i $^2/_3$ del suo equipaggio a causa dello scorbuto, sono già diversi secoli che i navigatori, per preservarsi da questa malattia e da alcune altre affezioni, hanno imparato a portare con sé vegetali freschi, soprattutto limoni, cipolle e cavoli. Le proprietà antirachitiche dell'olio di fegato di merluzzo, dal canto loro, erano sfruttate molto prima che fosse scoperta la vitamina D. Sembra che si possa, addirittura, risalire molto più lontano nel tempo, e che i Greci abbiano saputo usare le virtù delle nostre attuali vitamine... L'empirismo, "arca santa della medicina" che, diceva Trousseau, noi dobbiamo ben guardarci dal toccare, si trova ancora, in questo come in tanti altri campi, all'origine dei considerevoli progressi attuali.
Dopo la loro scoperta, si è molto parlato delle vitamine. E se ne parlerà ancora molto, come delle diastasi, dei fermenti, degli oligoelementi che analizzerò più avanti.
Effettivamente la loro importanza è capitale: la mancanza di vitamina C causa lo scorbuto, l'eliminazione della vitamina A provoca disturbi di crescita e problemi oculari che possono portare alla cecità. L'assenza di vitamina B nell'alimentazione si paga con la comparsa del beriberi, quella di vitamina D con il rachitismo...
«*L'importanza biologica delle vitamine* – dichiara Guggenheim – *sta nella loro funzione di co-fermenti che permette loro di catalizzare*[2] *i processi enzimatici dei tessuti viventi. La vita normale non può essere conservata se l'organismo vivente non riceve, come fattori di nutrizione, le vitamine che non può sintetizzare*».
L'organismo animale, infatti, deve necessariamente ricevere que-

2. Catalisi: azione fisico-chimica mediante la quale alcune sostanze dette "catalizzatori", presenti anche in piccolissima quantità, determinano modifiche nell'ambiente in cui si trovano rimanendo chimicamente inalterati.
(Questa loro azione permette che specifiche reazioni chimiche si possano compiere, o si svolgano a una velocità molto maggiore, l'unica utile alle funzioni vitali. [N.D.R.])

sti elementi indispensabili attraverso la sua alimentazione. Le vitamine si trovano, più o meno numerose e in quantità più o meno considerevoli, in quasi tutti i vegetali. Per la maggior parte delle vitamine attualmente conosciute sappiamo l'esatta percentuale contenuta e le proprietà, così come conosciamo il bisogno dell'organismo, sano o malato; facendo riferimento alle tavole realizzate a questo scopo, quindi, ci è facile ricorrere in ogni momento alle piante, alla frutta e agli ortaggi più ricchi delle vitamine necessarie.

La terapia vitaminica si è ormai definitivamente affermata, e senza dubbio rimarrà sempre importante. Tuttavia, fatta eccezione per quei casi patologici pertinenti al medico, sarebbe inutile voler calcolare, nell'insieme dei vegetali consumati, la quantità di vitamine ingerite in funzione dei bisogni teorici. Sarebbe vano e inutile, poiché, per riprendere una frase del professor Valette, «*lo spirito geometrico non opera che disastri in materia terapeutica*». Non si potrebbe trattare un organismo complesso come si tratta un pistone. Ne seguirebbero certo delle delusioni.

Conviene persuadersi che, per chi varia il più possibile il suo vitto riservando largo spazio alle verdure crude, "il problema delle vitamine", in realtà, non esiste. «*Gli alimenti naturali sono sempre perfettamente equilibrati per la specie che li consuma*» scrive A. Orain. Salvo qualche caso particolare, non esistono seri rischi di ipervitaminosi.

In generale, tutto avviene come se l'organismo sapesse usare le vitamine partendo dalla razione alimentare quotidiana, secondo i suoi bisogni, compensando qui un deficit momentaneo e accumulando là ciò di cui non ha un bisogno immediato. È procurandogli ogni giorno nuove vitamine naturali che possiamo aiutare al massimo il nostro organismo a divenire o a rimanere come lo desideriamo.

Allo stato attuale delle nostre conoscenze, ci troviamo costretti (in questo come in molti altri campi) ad affidarci al nostro organismo, a riconoscergli quell'"intelligenza" che intuiamo in esso senza essere ancora riusciti a dimostrarla interamente. Già sappiamo che il nostro ambiente interno (sangue, linfa, umori diversi) è dotato di un innegabile potere "tampone" che ci protegge dal pericolo di un'acidificazione o di un'alcalinizzazione improvvisa e pericolosa. Accade probabilmente la stessa cosa per quanto riguarda le vitamine. D'altronde, se il nostro organismo non avesse i mezzi per difendersi e adattarsi – per un periodo più o meno lungo, s'intende – come potremmo sopportare per tanti anni, senza danno *apparente*, l'ingestione e l'inalazione di numerosi veleni e tossine come avviene abitualmente, soprattutto per gli abitanti delle grandi città ?

Occorre inoltre segnalare altre due nozioni:

1. le vitamine sintetiche non possono supplire a una carenza di vitamine naturali e numerosi autori hanno trattato questo argomento. Alcune affezioni che non si sono potute guarire con forti dosi di vitamine sintetiche, sono state guarite con quantità molto minori di vitamine naturali;
2. gli alimenti troppo cotti, sterilizzati e, in linea generale impoveriti di vitamine, e a maggior ragione quelli che ne sono totalmente sprovvisti, si comportano, secondo alcuni studiosi, come "anti-vitamine" che un apporto supplementare di vitamine non è sempre sufficiente a neutralizzare. Lo si comprende facilmente se si ricorda che gli alimenti, per essere perfettamente assimilati, devono avere l'insieme equilibrato di ciò di cui la natura li ha dotati. Un alimento privo delle sue vitamine pone questa alternativa: o non potrà essere assimilato o, per esserlo, dovrà "servirsi" delle vitamine necessarie immagazzinate nell'organismo. A lungo andare, l'organismo si troverà più o meno sfornito di queste vitamine.

Riservando quotidianamente una parte importante dell'alimentazione alle verdure crude, scrive A. Deglos, «*avrete in quantità più che sufficiente tutte le vitamine A, B, C, D ecc. fino alla Z, tutte le vitamine già scoperte e quelle che restano ancora da scoprire. Le assorbirete senza accorgervene, così come faceva per la prosa Monsieur Jourdain senza saperlo*».

Qui è necessario dare qualche indicazione complementare.

Le ***avitaminosi*** – ossia i casi di privazione totale di vitamine – sono, ai giorni nostri, relativamente rare, almeno presso quei popoli che beneficiano d'un certo tenore di vita. Infatti, non si riscontra più lo scorbuto, e il beriberi non alligna più che presso

quelle popolazioni il cui nutrimento è a base esclusivamente di riso, allorquando esse commettono l'errore di sostituire il riso tradizionale con quello brillato privato della sua vitamina B[3].
Ma le ***ipovitaminosi*** – ossia le carenze di vitamine – sono frequentissime nella nostra civiltà in cui l'abbondanza alimentare, fatta spesso di prodotti conservati e "raffinati", è in realtà un'illusione poiché molto spesso è costituita solo da cibi devitalizzati, depauperati dei principi vitali indispensabili tra i quali le vitamine. Non è normale che, al giorno d'oggi, il Francese medio abbia un'alimentazione meno ricca di vitamine naturali, e quindi meno equilibrata, di un misero contadino egiziano.
Per chi si prenda la briga di cercarle, le ipovitaminosi si trovano nei nostri paesi, in ogni momento, in tutte le famiglie. Alcune sono benigne, altre hanno conseguenze più gravi. Tuttavia, non sempre i disturbi che provocano sono attribuiti alla loro vera causa. Sono colpiti gli adulti, ma ancora più spesso i lattanti, nutriti con latti scremati, o pappe prive di vitamine. Anche i bambini pagano un pesante tributo a queste carenze di vitamine. Sarebbe molto semplice riservare nel regime alimentare quotidiano una larga parte a verdure crude, ortaggi e frutta diverse, come pure ai lieviti alimentari e al germe di grano la cui ricchezza di vitamine è stata dimostrata da molto tempo.
Accanto a queste ipovitaminosi per insufficienza di apporto, ne esistono altre che sono dovute a disordini epatici e intestinali, a un difetto di uso, di assimilazione, o a uno scompenso del ciclo organico. Una fitoterapia adatta, seguita da un largo consumo di ortaggi o di frutti indicati permettono sovente di interrompere questo circolo vizioso.
Esistono -- per contro – casi di ***ipervitaminosi*** che si riscontrano quando vengono somministrate dosi eccessive di alcune vitamine per un tempo più o meno lungo.

---

3. In realtà, l'Organizzazione Mondiale della Sanità ha segnalato recentissimi casi di scorbuto anche negli Stati Uniti e in altri paesi altamente industrializzati: in questo caso è la malnutrizione dovuta a stili alimentari sbagliati, all'eccessiva manipolazione dei cibi e allo scarso impiego di sostanze "vive" nella preparazione dei cibi a produrre le sindromi da avitaminosi. [N.D.R.]

È il caso dell'*ipervitaminosi A* le cui conseguenze possono essere spiacevoli: mal di testa, vertigini, vomito, irritabilità, inappetenza, dimagrimento, dolori articolari ecc.
A titolo indicativo: 100.000 unità internazionali[4] di vitamina A – ossia 4 pastiglie o confetti di 25.000 UI di numerosi preparati farmaceutici – equivalgono alla quantità contenuta in 200 g d'olio di fegato di merluzzo. Analogamente, l'*ipervitaminosi D* procura disturbi digestivi e renali, senso di fatica più o meno accentuata, dolori articolari, emicranie...
Come si vede, le vitamine non possono essere maneggiate in modo sconsiderato in campo terapeutico.

Saranno esaminate le seguenti vitamine:

1. vitamina A, o retinolo o vitamina antixeroftalmica[5];

---

4. I modi di misurare le vitamine si dividono in due categorie: quelli basati sulla loro *attività* e quelli basati sulla loro *quantità*.
Gli indici basati sull'attività sono espressi in Unità Internazionali (UI) oppure, per gli Stati Uniti, in *United States Pharmacopea Units* (USP): sono misure comunemente usate per le vitamine A, D ed E poiché in questi casi, nonostante la quantità possa essere la stessa, si possono verificare variazioni dell'origine o del tipo di queste sostanze che ne fanno variare il quantitativo assorbito o l'attività nell'organismo. Per esempio: l'alcol cristallino della vitamina A è 2 volte più efficace del carotene puro, cosicché un'UI di vitamina A naturale ha un'attività pari a 0,6 μg di carotene e a 0,3 μg di alcol cristallino di vitamina A. Anche forme diverse di vitamina D e di vitamina E comportano un'efficacia differente e sono quindi calcolate in UI o in USP.
Le misure basate sulla quantità si usano quando la vitamina ha una forza "standard". Esse sono di 2 tipi: *metriche* e *farmaceutiche*. I milligrammi (mg) pari a un millesimo di grammo, sono la misura usata per quelle vitamine e quei minerali che si assumono in dosi moderate; i microgrammi (mcg o μg), pari al milionesimo di grammo, sono la misura usata per quelle sostanze di cui abbiamo bisogno e che ci vengono fornite in dosi microscopiche. Per esempio, una preparazione del complesso vitaminico B può contenere 14 mg di vitamina B_2 e solo 25 mcg di vitamina B_{12}. [N.D.R.]

5. Questo termine ed alcuni altri, in numero limitato, sono destinati al lettore che già possiede una certa conoscenza dell'argomento. Li si troverà, del resto, nel dizionario.

2. il "complesso vitaminico B" costituito, allo stato delle attuali conoscenze, da:

a. vitamina B_1 o aneurina, o tiamina, o vitamina antiberiberica;
b. vitamina B_2 o riboflavina, o lattoflavina;
c. vitamina B_3 o vitamina PP, o amide nicotinico, o nicotinamide, o vitamina antipellagrosa;
d. vitamina B_5 o acido pantotenico;
e. vitamina B_6 o piridossina, o adermina
f. vitamina B_8, o vitamina H, o biotina
g. vitamina B_9 o acido folico
h. vitamina B_{12}, o cobalamina;

3. vitamina C o acido ascorbico, o vitamina antiscorbutica;
4. vitamina C_2 o vitamina P;
5. vitamina D o anti-rachitica;
6. vitamina E o tocoferolo
7. vitamina F (acidi grassi non saturi)
8. vitamina K o antiemorragica

1. Vitamina A o retinolo, o vitamina antixeroftalmica

• ***liposolubile***[6]

Vitamina della crescita, è notevolmente importante per i giovani. Antinfettiva, avendo un'azione sull'equilibrio "acido-base" contribuisce al nutrimento di cartilagini e ossa, degli organi digerenti, dei vasi sanguigni, delle mucose e dei tegumenti (è un protettore degli epiteli) ed è quindi un fattore di ringiovanimento.
Vanno ricordati anche i suoi effetti regolatori sul sonno e sulla pressione arteriosa. Essa si comporta, inoltre, come un'antagonista della tiroide e come un "freno" follicolare nelle sindromi premestruali dolorose.
La sua *carenza* causa lesioni oculari: diminuzione dell'acuità visiva, gonfiore delle palpebre con comparsa di croste e caduta del-

6. Sono "*liposolubili*" quelle sostanze che si sciolgono nei grassi; quelle che si sciolgono in acqua si chiamano "*idrosolubili*".

le ciglia, indurimento e opacizzazione della cornea, xeroftalmia, cioè un'oftalmia secca con arrossamento, sensazione di bruciore, che può portare alla cecità.

Si osserva, inoltre, un arresto della crescita e una diminuzione della solidità delle ossa.

In Brasile sono state condotte delle indagini fra le famiglie a basso reddito che soffrivano di una notevole carenza di vitamina A e di zinco: in una scuola di Sao Paolo, i ragazzi d'età compresa fra i 6 e i 18 anni presentavano un deficit del 40% nell'altezza e del 25% nel peso. Allo stesso tempo, questa stessa carenza è responsabile – insieme ad altri fattori, naturalmente – del 28% delle obesità fra le operaie.

La mancanza di vitamina A provoca anche dimagrimento per denutrizione, senso di fatica, bassa resistenza alle infezioni (influenza...), alterazioni a livello della pelle e delle mucose che diventano *secche*, a livello delle unghie che diventano fragili, a livello dei capelli che diventano opachi. Si verificano anche disturbi mestruali: indurimento doloroso del seno, dolori addominali, emicranie, nervosismo, ansietà.

L'ipovitaminosi A predispone, infine, alla formazione di calcoli.

Nel corso degli *Incontri di Bichat* del 1980, è stato posto l'accento sul ruolo svolto dai retinoidi nella prevenzione del cancro. Derivati dalla vitamina A, i retinoidi svolgerebbero un'azione preventiva e curativa su alcune lesioni epiteliali ritenute possibili lesioni pretumorali.

Abbiamo visto che anche un eccesso di vitamina A può provocare disturbi, G. Morrice e colleghi[7] hanno esaminato il caso di 3 giovani donne alle quali l'ingestione quotidiana di 200.000 UI, 220.000 UI e 90.000 UI di vitamina A aveva provocato una grave intossicazione con sintomi simili a quelli di un tumore cerebrale.

Le principali *indicazioni* di questa vitamina sono: ritardi nella crescita, astenia, varie infezioni (respiratorie e digestive), disturbi oculari, ritardi di cicatrizzazione delle ferite.

La vitamina A si trova (generalmente sotto forma di provitami-

7. Chicago, 1960.

na A o carotene) nella maggioranza delle piante, delle verdure e in molti frutti, in particolar modo nelle carote, nell'aglio, nella cipolla, nei pomodori, nelle foglie di spinaci, nel pesco, nel gelso, nel castagno, nella banana, nelle rape, nell'ananas, nei cereali, nei ribes, nei lamponi, nelle more, nell'albicocca, nel limone, nell'arancio, nel cinorrodo della rosa canina, nei frutti oleosi (e negli oli vegetali). Si trova anche in abbondanza nel germe di grano, nel tuorlo d'uovo, nel latte intero, nella panna, nel burro, nel fegato dei pesci (olio di fegato di merluzzo)...
Generalmente, l'uso esclusivo di latti scremati, di latti bolliti, di farine raffinate genera nei bambini gravi disturbi da avitaminosi A. Anche gli adulti sottoposti a diete strette (senza grassi, né verdure, né uova) sono generalmente carenti. Inoltre, per una buona assimilazione della vitamina A sono necessarie funzioni epatiche e intestinali regolari.
Si stima che la dose di vitamina A giornalmente necessaria sia di 5.000 UI, ossia 2 mg. Ora, 100 g di olio di fegato di merluzzo ne contengono circa 2 g e 100 g di fegato animale da 3 a 50 mg. La carota contiene da 3 a 9 mg di carotene per 100 g, le insalate da 4 a 8 mg, la rosa canina 5 mg.
Per concludere, ricordiamo gli studi di L. Einet e Strumza sul potere rigeneratore sanguigno del carotene. Su cani anemici, essi hanno dimostrato che la somministrazione del carotene per via digestiva provoca un importante aumento di globuli rossi e di emoglobina.

Il complesso vitaminico B

A qualcuno potrà sembrare strano che si sia cambiato nome ad alcune vitamine per classificarle nel quadro delle vitamine B, affiancate da un numero. Ad esempio la vitamina PP, divenuta in questo libro vitamina B_3; l'acido pantotenico divenuto B_5; la vitamina H divenuta B_8.
Questa nuova classificazione corrisponde a una realtà. Infatti, da vari anni ci si è accorti che le vitamine B_1 e B_2 non si trovano in genere da sole ma associate ad altre, alcune delle quali, studiate singolarmente, non avevano ancora rivelato la loro parentela. Si

è visto che l'acido pantotenico[8], la piridossina e altre sostanze avevano proprietà fisico-chimiche e biologiche analoghe.
Continuando le ricerche, ci si è resi conto poco a poco che queste diverse vitamine si trovavano spesso negli stessi vegetali o negli stessi prodotti animali, che agivano nello stesso senso, che si compensavano, si completavano, che facevano parte, insomma, di un insieme inscindibile. Così nacque l'idea di un "complesso", chiamato "complesso vitaminico B", indispensabile al metabolismo cellulare (respirazione, nutrizione, assimilazione).
Logicamente, quindi, si sono dovute riclassificare le vitamine togliendo loro il nome o i nomi che avevano prima (la maggioranza delle vitamine, come si è visto, hanno avuto diversi nomi). Questo problema di classificazione però non è ancora stato definitivamente risolto. In definitiva, non si sa ancora se certe vitamine sono o non sono "principi" più o meno ingannevoli. Ciò conferma tutto il valore delle ricerche che provano a fornire cognizioni sempre più utili e precise.
Comunque, è essenziale tener presente questo principio capitale: la scienza attuale ha riconosciuto che certe vitamine coesistono in natura e che, al momento, ogni vitamina del complesso B non sembra aver valore e "fornire il suo massimo" se non è somministrata insieme alle sue consimili. Ciascuna sembra svolgere, rispetto alle altre, un ruolo sia di catalizzatore che di regolatore. Nelle loro differenti funzioni esse si completano a vicenda.
Si vedrà che la vitamina C sintetica non può guarire, da sola, uno scorbuto emorragico. Ma il succo di limone ne è capace. Questo accade perché esso contiene anche la vitamina P, la cui azione sulla permeabilità capillare è fondamentale. Così, la vitamina P è divenuta vitamina C_2.
Queste scoperte relativamente recenti sono quelle che ci portano – dopo prove concrete – verso l'elemento naturale, verso il prodotto equilibrato. Inoltre, esse ci semplificano moltissimo il compito, poiché se le avitaminosi caratterizzate e gravi esigono la

8. Alcuni lettori e lettrici ne conosceranno il nome per averlo usato contro la caduta dei capelli.

somministrazione, a dosi a volte massicce, della vitamina in questione, in generale nella nostra società incontreremo sindromi complesse e incerte, generalmente non diagnosticate, dovute a ipovitaminosi trascurate. In questi casi, prescriveremo questa o quella vitamina? O meglio questa o quella associazione vitaminica? E a quali dosi? «*Non è sempre possibile precisare i limiti delle rispettive prescrizioni*» scrivono H. Gounelle e M. Blondin[9]. Senza dubbio oggi noi conosciamo alcune associazioni che ci sembrano logiche. Senza dubbio ci siamo fatti un'idea sui bisogni quotidiani approssimativi di alcune vitamine del nostro organismo. Ma il metabolismo profondo di questi elementi non è stato ancora del tutto chiarito. Così, si è giustificati a temere che la somministrazione di questo o quel cocktail vitaminico, creato dall'industria – apparentemente equilibrato – provochi, in definitiva, uno squilibrio maggiore di quello che si voleva curare.
La terapia vitaminica, infatti, è ben lontana dall'ottenere quei risultati costanti, quei benefici regolari che teoricamente dovremmo poter sperare. Può darsi che, in certi casi, "fallisca" per errore di diagnosi, o che le dosi prescritte non siano adeguate. È anche possibile che, per l'estrema e ancora imprevedibile complessità biologica, le vitamine somministrate abbiano un'influenza completamente diversa, forse dannosa.
Già si sono riscontrati esempi significativi. Forti dosi di vitamina B possono far insorgere la pellagra. In questo caso, non si tratta di carenza primitiva di vitamina PP (oggi B_3). Si tratta quindi, probabilmente, della distruzione di questa vitamina dovuta a un eccesso di vitamina B_1. Poiché questo esempio è stato dimostrato, salta agli occhi. Vuol dire forse che altri casi, non evidenti, non esistono? La terapia "a forti dosi" ha decisamente molte probabilità di andare al di là dello scopo che si prefigge. E, per ritornare alle vitamine, non è sbagliato pensare che la somministrazione di una vitamina isolata, provocando uno squilibrio umorale, può spesso aggravare una precedente disarmonia mal diagnosticata, e provocare una nuova sindrome… che ci resterà da descrivere.

---

9. *Comment prescrire les vitamines*, L'Expansion, Parigi 1960.

In generale, di conseguenza, il ritorno a un'alimentazione sana, ricca di verdure crude, con un saggio impiego delle piante, tutti elementi provvisti di vitamine utili in proporzioni equilibrate, avrà tutte le possibilità – purché l'interessato abbia un poco di perseveranza – di attenuare o di far scomparire alcune malattie, per la maggior parte minori, ma che per la loro cronicità avvelenano l'esistenza.

Venti grammi (il peso di una lettera), cioè un pizzico di prezzemolo contengono circa 20 mg di vitamina C, cioè $1/4$ del fabbisogno quotidiano teorico. Venti grammi, un cucchiaio da minestra, di lievito secco contengono da 10 a 20 mg di vitamina antipellagrosa, la cui dose giornaliera utile si stima oggi sui 20 mg. Si può dunque ripetere, senza tema di sbagliarsi, che un'alimentazione sana, biologica, copre il fabbisogno vitaminico del nostro organismo. In fin dei conti esso "è fatto" in principio proprio per questa.

Le *indicazioni* del complesso vitaminico D sono numerose e fra queste la crescita, le convalescenze, la gravidanza, i vari disturbi di assimilazione, le nevralgie e le polinevriti, le infiammazioni della lingua e delle gengive, l'inappetenza, le coliti, la stipsi, l'anemia, l'affaticamento generale, l'irritabilità, i disturbi della tiroide, delle surrenali, del pancreas, la prevenzione dell'aterosclerosi, le conseguenze delle terapie antibiotiche la cui somministrazione, generalmente, uccide una parte o tutti i germi intestinali utili, causando una carenza vitaminica. In quest'ultimo caso, la somministrazione simultanea di lieviti (gli elementi più ricchi di vitamine B), è divenuta da tempo una regola inderogabile in medicina.

2a. Vitamina B_1 o aneurina, o tiamina, o vitamina antiberiberica

• ***idrosolubile***[10]

È abbondante nella parte esterna dei chicchi (frumento, riso...) e di altri vegetali: noci, legumi, arachidi, gran parte degli ortaggi e della frutta, lieviti. La si trova nel pane tradizionale fatto con

10. Idrosolubile: che si può sciogliere in acqua.

farine correttamente abburattate e nel riso come lo si consuma in Estremo Oriente. Al contrario, il pane bianco e il riso brillato ne sono quasi completamente privi.

Verso il 1885, l'armata delle Indie olandesi nutrita con riso brillato ebbe 1/4 dei suoi effettivi ammalato. Il Governo olandese, allarmato, inviò una missione per studiare il beriberi, che si credeva una malattia di origine microbica e di cui, a un certo momento, si credette d'aver riconosciuto l'agente patogeno. Eijkman, membro del gruppo scientifico, fu incaricato di studiare le caratteristiche di questo supposto virus. Egli tentò invano d'inocularlo alle galline, animali suscettibili a contrarre la paralisi beriberica. Esse non sembravano contagiate. Ora, un giorno, tutti gli animali da cortile, inoculati e no, persero contemporaneamente l'uso delle zampe. Poco dopo, non meno contemporaneamente, guarirono tutti. L'ipotesi infettiva non teneva più, ed Eijkman cercò la soluzione esaminando attentamente le circostanze. Si rese conto così che gli animali, alimentati all'inizio con riso non brillato, si erano ammalati qualche giorno dopo che nel loro pasto il chicco integrale era stato sostituito con riso brillato, cioè separato dalla sua parte esterna. La guarigione coincideva con la reintroduzione del riso non brillato. Così, si venne a scoprire che il tegumento del chicco conteneva "qualche cosa" la cui assenza nell'alimentazione causava il beriberi. È questo elemento ipotetico che Funk, nel 1911, chiamò *vitamina antiberiberica*.

In Indocina, una cinquantina d'anni fa, gli autoctoni vollero alimentarsi con riso decorticato al posto del loro riso abituale; ne seguì un'"epidemia" di beriberi che il Servizio di Sanità francese riuscì a debellare grazie alla somministrazione di paddy (riso non brillato) e di vitamina B_1 nei casi più gravi.

Questa vitamina svolge un ruolo molto importante nell'equilibrio nervoso. È uno stimolante dell'appetito e ha il potere di eccitare beneficamente i movimenti dell'intestino. Favorisce inoltre l'assorbimento dell'ossigeno da parte delle cellule e l'assimilazione degli zuccheri. Interviene anche nella sintesi dei grassi a partire dagli zuccheri, chiamati anche glucidi o idrati di carbonio o carboidrati nel linguaggio scientifico.

Oltre ai disturbi digestivi, la sua totale *assenza* causa il beriberi[11] i cui sintomi sono i seguenti[12]:
– *stato pre-beriberico* con edema e debolezza alle gambe, palpitazioni, dolori reumatici;
– *forma paralitica o secca*: paralisi e atrofia muscolare delle gambe che si estende fino ai muscoli del dorso, retrazione dei tendini, palpitazioni, insufficienza cardiaca. Morte per asfissia;
– *forma umida o edematosa*: disturbi circolatori, edema agli arti inferiori, qualche volta al collo e al viso, paralisi, disturbi ai nervi cranici, vomito, asfissia, convulsioni, sincopi.

L'*ipovitaminosi* B_1 è frequente in un'alimentazione difettosa (cottura, sterilizzazione, varie raffinazioni alimentari) ed è favorita da insufficienze digestive e intestinali così come pure da vari disturbi di assimilazione nei tessuti.

L'uso eccessivo di zucchero raffinato e di farine "morte" causa il *beriberi cronico*, una forma attenuata che spesso sfugge alla diagnosi. L'alcolismo, che esaurisce le riserve organiche di vitamina B_1, favorisce le polinevriti.

L'insufficienza di vitamina B_1 causa nevriti, uno stato di stanchezza, mal di testa, irritabilità, disturbi della memoria, palpitazioni, affanno, vertigini, inappetenza.

---

11. Le molteplici e costanti interazioni di tutto ciò che compone un organismo animale (interazioni reciproche di ghiandole endocrine, del sistema vagosimpatico il cui squilibrio incide sugli organi digestivi e genito-urinari, sul cuore...) l'interdipendenza, in genere, di tutti i costituenti organici vengono ancora una volta dimostrate da un caso particolare: nel beriberi sperimentale, senza presenza di manganese, la vitamina B_1 non causa alcuna regressione nei disturbi. Ma il paddy, il riso non decorticato, prodotto naturale equilibrato che conserva tutto ciò che gli è necessario per agire, guarisce questa malattia.

12. Lo spettro dei disordini legato alla carenza del gruppo B indicato col nome di beriberi è vasto, e può essere dovuto sia al largo impiego di riso raffinato e di alimenti contenenti antagonisti del gruppo B (*beriberi orientale*) sia all'uso di farine raffinate e all'abuso di zuccheri raffinati e alcol, o all'abitudine a una dieta disordinata (*beriberi occidentale*). Per questo, l'Organizzazione Mondiale della Sanità ha raccomandanto di abbandonare il termine "beriberi" (*International Nomenclature of Diseases*, vol. IV *Metabolic Nutritional and Endocrine Disorders*, p. 277, WHO, Geneva 1991) e di preferire l'uso di "deficienza di tiamina". [N.D.R.]

Si sono potute collegare alcune psicosi nelle persone di colore a una avitaminosi B_1 e PP, ma il problema, neanche a dirlo, è certo più complesso. Essa favorisce le ulcere allo stomaco e alle gambe, e i geloni.
Le sue principali *indicazioni* sono: le varie nevralgie, le nevriti, le sciatiche, le paralisi post-infettive, le polinevriti alcoliche, diabetiche e da medicinali, i disturbi del ritmo cardiaco, i disturbi della gravidanza, gli arresti della crescita e la spasmofilia del neonato. La dose giornaliera necessaria si valuta dai 2 a 3 mg.
Per 100 g, lo stato esterno del riso contiene 2-2,5 mg circa di vitamina B_1; il germe di grano, d'orzo, di segale ne contengono da 1 a 2 mg; la soia da 0,3 a 1,5 mg; la noce 0,5 mg circa; il fegato da 0,5 a 1,3 mg; il tuorlo d'uovo 0,3 mg.
Meno sensibile al calore rispetto alla vitamina C, può tuttavia subire importanti perdite con la cottura. A questo proposito, ecco nuovi elementi che riconforteranno i sostenitori dei trattamenti a base di vegetali, siano piante medicinali, ortaggi, frutta o cereali. Non faranno più la figura degli sciocchi, anche se si cureranno – a lungo – solo con semplici tisane.
Per quel che riguarda gli infusi e le macerazioni di piante che noi prescriviamo quasi sistematicamente ai nostri pazienti, dal punto di vista **curativo** e **preventivo**, esistono ancora degli spiriti tenaci (e non c'è ragione che la razza si esaurisca) che affermano – sempre nei salotti, mai purtroppo in pubblici dibattiti – che questi preparati non sono che **acqua sporca**.
Orbene, gli infusi di foglie di mirtillo sono – tra gli altri trattamenti – efficaci nei diabeti, nelle colibacillosi e nei disturbi circolatori; gli infusi di foglie di ribes nero e di regina dei prati sono indicati nei processi reumatici; i decotti di foglie di rovo sono generalmente eccellenti nelle angine banali.
La composizione di queste piante ci spiega adesso il perché della loro efficacia, nota da secoli grazie ad alcuni medici e ancor più ai beneficiati.
Gli "scientisti" ignoranti o in mala fede dicono spesso che la bollitura delle piante le priva di una notevole parte dei loro costituenti, soprattutto delle vitamine, cosa che – in quest'ultimo caso – è particolarmente vera.

Un lavoro molto interessante di C. Schingten e C. Mathis[13] prende in considerazione la percentuale di vitamine B_1 e B_2 di 18 piante tra le più usate sotto forma di infuso o di macerazione a caldo (artemisia, ribes nero, fumaria, melissa, menta, mirtillo, piantaggine, rosmarino, verbena, tiglio ecc.). Ecco le conclusioni, con l'appoggio di cifre eloquenti, in merito a queste piante scelte per le riconosciute **proprietà toniche** e benefiche sul **sistema nervoso**:

«*... le ipovitaminosi sono frequenti a causa di un certo squilibrio nell'alimentazione. Le piante medicinali, somministrate sotto forma di* ***semplici infusi o macerati****, possono anch'esse fornire un certo apporto di vitamine naturali*».

Così, i detrattori sistematici della fito-aromaterapia si vedono privati, ancora una volta, di una delle loro false argomentazioni.

La tabella 1 di p. 67 mostra un elenco degli alimenti ricchi di vitamina B_1[14].

2b. Vitamina B_2 o riboflavina, o lattoflavina

- ***idrosolubile***

La si trova negli stessi alimenti in cui si trova la vitamina B_1: lieviti, germi di cereali, verdure a foglia, alcuni frutti (albicocca), latte, tuorlo d'uovo, fegato, polline...

È importante a livello dei fenomeni di regolazione cellulare: agisce sul metabolismo[15] degli zuccheri, dei grassi e dei protidi. Inoltre presiede all'equilibrio nutritivo. Svolge un'azione benefica sulla pelle e sulle mucose e agisce sull'equilibrio intestinale. È un fattore di criscita.

La si trova nei muscoli e nella retina (dove svolge una funzione nell'adattamento visivo alla luce).

---

13. C. Schingten e C. Mathis, *Étude de la teneur en vitamines B_1 et B_2 de quelques plantes à usage médicinal* (Lab. de mat. médicale, Facoltà di Farmacia di Strasburgo) in: *Plantes médicinales et phytothérapie*, 1975 – T. IX (riservato ai professionisti).

14. Dottor Creff, 1980

15. Insieme delle trasformazioni chimiche necessarie alla vita.

La sua *carenza* si osserva nei neonati nutriti esclusivamente con latte artificiale, e negli adulti in determinati periodi: nelle convalescenze, in gravidanza e in persone soggette alle enterocoliti. Può anche essere favorita da alcuni disturbi di assimilazione.
L'*ipovitaminosi* B_2 procura diversi disturbi gastro-intestinali (enterite, difficoltà di assorbimento dei grassi), lesioni oculari (disturbi visivi, cataratte...), lesioni a livello della pelle e delle mucose (crepe delle commessure, atrofia papillare della lingua...) e a livello delle unghie e dei capelli opachi e fragili.
Si constata anche un arresto della crescita nei lattanti e, nell'adulto, uno stato di stanchezza e crampi.
Le principali *indicazioni* sono: alcune malattie della pelle e delle mucose, seborrea, eczemi, congiuntiviti, difficoltà di vedere nel-

TABELLA 1. CONTENUTO IN VITAMINA B_1 PER OGNI 100 g DI ALIMENTO

alimento	vitamina B_1 in mg
Farina di grano	0,36 - 0,5
Riso: chicco intero	0,5
chicco brillato	0,03
parte esterna	2,3
Patata	0,08 - 0,10
Pisello	0,36
Ortaggi	0,4 - 0,6
Frutta: mele, pere, prugne, pesche albicocche, banane	0,01 - 0,15
Lievito: estratto	2,5 - 10
secco	1 - 2
Manzo	fino a 0,6
Agnello	0,1 - 0,2
Maiale	fino a 1
Pollame	0,1
Latte materno	0,02
Latte di mucca	0,04
Latte di capra	0,04
Tuorlo d'uovo	0,3 - 0,5

l'oscurità, enterite cronica, crampi muscolari, asma, emicrania, infiammazioni alla bocca, ritardo nello sviluppo nei lattanti.
La dose quotidiana necessaria è fra 1 e 2 mg.
La tabella 2 mostra un elenco di alimenti ricchi di vitamina B_2.

TABELLA 2. CONTENUTO IN VITAMINA B_2 PER OGNI 100 g DI ALIMENTO

alimento	vitamina B_2 in mg
Lievito	2,5 - 3
Germe di cereale	0,5 - 1,5
Tuorlo d'uovo	2,25
Latte	0,1 - 0,25

La vitamina B, è meno sensibile al calore della vitamina B_1.

2c. Vitamina B_3 o vitamina PP[16], o amide nicotinico, o nicotinamide, o vitamina antipellagra

• ***idrosolubile***

Si trova nel germe di grano (*Germalyne*), nei lieviti, nella parte esterna del frumento e del riso, in numerose verdure e frutta fresche, nel polline... Importante fattore di nutrizione dei tessuti, partecipa al metabolismo dei grassi e degli zuccheri.
La sua *carenza* provoca la pellagra, caratterizzata inizialmente da stanchezza ribelle, tristezza, insonnia. Poi sopravvengono disturbi digestivi (bruciori gastrici), afte, diarree, ulcere, screpolature, geloni, macchie cutanee al viso, alle mani e ai piedi, secchezza della pelle che diviene fragile, dolori, disturbi nervosi diversi, follia pellagrosa che precede la morte.
L'*ipovitaminosi PP* è frequente nei paesi dove l'alimentazione, monotona, è a base di mais o di riso (Estremo Oriente). È favorita dai disturbi intestinali.

16. PP viene da "Pellagra Preventive factor".

È *indicata* nella pellagra, nelle dermatosi, nei disturbi circolatori periferici, nei geloni, nelle afte, nelle infiammazioni della bocca, nelle enterocoliti, nelle psicosi, negli stati depressivi.
La dose utile necessaria è dell'ordine dei 20 mg al giorno.
La tabella 3 mostra alcuni alimenti ricchi di vitamina B_3.

TABELLA 3. CONTENUTO IN VITAMINA B_3 PER OGNI 100 g DI ALIMENTO

alimento	vitamina B_3 in mg
LIEVITO	50 - 100
FEGATO DI MANZO E DI MAIALE	10 - 25
PATATA	1
SOIA	5

La scienza delle anomalie mostruose ci ha presentato un certo numero di fenomeni relativi alla vitamina PP. Esperimenti hanno dimostrato che la carenza di questa vitamina è sufficiente a saldare le dita dell'embrione tra di loro.
Per contro, la vitamina PP può ostacolare la formazione di anormalità. Infatti, embrioni di gallina trattati con determinati prodotti, come il cacodilato di soda o l'insulina, danno origine a individui portatori di malformazioni diverse: atrofia delle membra, malformazioni del becco... ma se si somministra all'embrione la vitamina PP insieme al prodotto responsabile, si evitano tali mostruosità. Se ne deduce, quindi, che se l'azione insignificante di un agente può rimanere senza effetto, una seconda azione – altrettanto insignificante – aggiunta ad essa e che attacca lo stesso processo, può essere fonte di gravi anomalie. L'infezione di un virus da un lato, e una leggerissima ipovitaminosi dall'altro potranno, insieme, causare anomalie mostruose[17].

17. In realtà, un'infezione (microbica o da virus) può colpire solo un soggetto indebolito, cioè carente di qualche elemento vitale, generalmente di più d'uno. Questa è la ragione per cui non tutti prendono l'influenza durante un'epidemia, per cui non tutti contraggono la poliomielite (quando i rischi sono uguali

2d. Vitamina B_5 o acido pantotenico

- *idrosolubile*

Molto diffusa nel regno vegetale e animale, non c'è da temerne la carenza. Si trova nei lieviti, nel tuorlo d'uovo, in numerosi vegetali, nella pappa reale...

Protegge le cellule, gli epiteli e la cellula epatica. Ha proprietà antinfettive. Partecipa all'assimilazione delle sostanze grasse.

La sua *carenza sperimentale* causa lesioni degenerative e infiammatorie al fegato, alle mucose respiratorie e gastro-intestinali, alcune dermatosi eczematose, geloni.

Nei giovani: disturbi nella crescita e nella formazione delle cartilagini.

Nel ratto appena nato: assenza degli occhi ed emorragie alle estremità.

È *indicata* nei disturbi epatici, nelle enterocoliti, nelle infiammazioni polmonari, nelle dermatosi, nella seborrea, nelle piaghe

TABELLA 4. CONTENUTO IN VITAMINA B_5 PER OGNI 100 g DI ALIMENTO

alimento	vitamina B_5 in mg
LIEVITO	20
CRUSCA	2,25
TUORLO D'UOVO	7
CAVOLO	1

atone, negli stati depressivi, nei crampi e nella caduta dei capelli in singolare aumento fra le donne.

La dose quotidiana è dell'ordine dei 10 mg.

La tabella 4 mostra alcuni alimenti ricchi di vitamina B_5.

---

per tutti) e per cui tra coloro che curano i tubercolotici non si rileva che una lieve percentuale di contagio. Si torna sempre al problema della resistenza organica, conseguenza d'un equilibrio in cui l'alimentazione svolge obbligatoriamente un ruolo fondamentale.

2e. Vitamina B_6 o piridossina, o adermina

• *idrosolubile*

Si trova nei vegetali verdi, nella parte esterna di alcuni semi, nella soia, nella patata, nei lieviti, nel tuorlo d'uovo, nel polline... Svolge un ruolo importante nel metabolismo dei grassi e degli aminoacidi. È utile nella formazione dell'emoglobina. Inoltre è uno stimolante muscolare, un protettore della pelle e un fattore di crescita.

La sua *carenza* provoca disturbi cutanei, nervosi, modificazioni sanguigne e un sovraccarico di grasso nel fegato. Essa si osserva nei casi di ipersecrezione urinaria di ossalato e nei calcoli urinari. È *indicata* in alcune patologie nervose e muscolari (paraplegie spasmodiche, Parkinson), nelle malattie cutanee, nell'eczema del neonato, in alcune anemie, nei crampi muscolari, nei disturbi della gravidanza. Non trascurabile è la sua influenza nella malattia ateromatosa (aterosclerosi).

TABELLA 5. Contenuto in vitamina B_6 per ogni 100 g di alimento

alimento	vitamina B_6 in mg
Lievito di birra	4 - 8
secco	4 - 10
Tuorlo d'uovo	0,18
Soia	1 - 9
Cereali: grano, riso (chicco)	0,3 - 0,6
mais, orzo, avena (chicco)	0,7 - 4
grano, mais (germe)	1 - 5
Farina di grano	0,4 - 0,7
Ortaggi: cavolo, patata, pisello insalata, fagiolo, spinacio	0,1 - 0,5
Frutta: arancio, pera, banana	0,1 - 0,5
Fegato di pecora, vitello	1 - 2,5
Fegato di manzo	2
Muscoli di pecora, manzo, vitello	0,3 - 0,7
Pollo, prosciutto	2,5
Latte materno	0,01
Latte di mucca	0,05 - 0,3

La vitamina B_6 è biologicamente imparentata con la vitamina PP (o vitamina B_3): in genere, la pellagra è provocata dalla carenza di entrambe queste vitamine.
Il fabbisogno quotidiano è da 2 a 4 mg.
La tabella 5 a p. 71 mostra alcuni alimenti ricchi di vitamina B_6[18].

2f. Vitamina B_8 o vitamina H, o biotina

- ***idrosolubile***

Si trova in numerosi vegetali, lieviti, arachidi, cavolo, funghi, piselli, carote, pomodori, spinaci... Interviene nel metabolismo dei glucidi, dei protidi e dei grassi. È un fattore protettivo della pelle e delle mucose.
Il bianco d'uovo agisce come un'antivitamina H.
La sua *carenza* causa dermatosi, aridità della pelle, atrofia delle papille della lingua, calo dell'emoglobina, stanchezza, alterazione psichica. Essa si osserva durante i trattamenti a base di sulfamidici e antibiotici che rarefanno e modificano la normale flora dell'intestino (H. Gounelle e M. Elondin).
È *indicata* in alcune dermatosi dell'adulto, del bambino e del neonato, negli stati di stanchezza.

2g. Vitamina B_9 o acido folico

- ***idrosolubile***

Fattore anti-anemico che ha avuto numerosi altri nomi – fattore V, vitamina M, vitamina Bc – l'acido folico interviene nel metabolismo degli aminoacidi e svolge un ruolo fondamentale nello sviluppo dell'embrione, particolarmente a livello della crescita del cervello. Tutti gli studi biochimici mostrano un legame fra deficienza mentale e carenza di folati.
Un apporto insufficiente si traduce in una sindrome depressiva, in apatia, ansietà, insonnia, disturbi neurologici del tipo delle polinevriti senso-motorie, disturbi digestivi.
Nell'anziano, può provocare o aggravare uno stato di demenza

18. Dottor Creff, 1980.

senile. Secondo alcune ricerche, esiste un'insufficienza di apporto di folati valutata intorno alla metà del fabbisogno teorico, in circa il 20% dei giovani adulti in buona salute, nel 30% delle donne incinte, nel 40% degli anziani validi, nel 60-70% degli anziani ospedalizzati e fino al 90% degli alcolizzati.

L'apporto quotidiano utile, espresso in microgrammi (millesimi di milligrammo) circa 60 mcg per il neonato da 7 a 12 mesi; 100 mcg per il bambino da 1 a 12 anni; 200 mcg da 12 a 19 anni; 200-400 mcg per l'adulto, 400-1.000 mcg per la donna incinta.

I folati sono *indicati* nelle anemie e negli altri disturbi appena citati. Un supplemento sistematico sembra necessario nelle donne incinte e in tutti casi in cui appare una patologia intercorrente nel neonato e nell'anziano, prima di un intervento chirurgico o

TABELLA 6. CONTENUTO IN VITAMINA B_9 PER OGNI 100 g DI ALIMENTO

alimento	vitamina B_9 in mg	alimento	vitamina B_9 in mg
Lievito di birra secco	2 400	Carne di manzo e tacchino	10
Lievito del fornaio	500	Banane	10
Fegato di pollo	380	Carote, pomodori	8
Fegato di pollo o manzo	290	Limoni	7
Fegato di pollo di maiale	220	Uva	6
Soia (secca)	220	Patate	6
Asparagi	110	Fragole, aranci	5
Lenticchie, finocchio	100	Uovo intero crudo	5
Spinaci	75	Carne di vitello	5
Fegato di pollo di vitello	50	Ananas, pesche	4
Cavoli	50	Albicocche	3
Prezzemolo	40	Carne di pecora e di pollo	3
Avocado	30	Pere, mele, prugne	2
Bietole	30	Carne di maiale	2
Fagiolini	28	Latte di mucca	2
Pisellini	25	Latte di donna	1
Cavolfiore	22	Cipolle	1
Barbabietole rosse, lattughe	20	Albume crudo:	1

nel decorso di una malattia grave. Non si conoscono conseguenze nefaste di un eventuale sovradosaggio.
La tabella 6 a p.73 mostra il contenuto di vitamina B_9[19] di alcuni alimenti.

2h. Vitamina B_{12} o cianocobalamina

• ***idrosolubile***

È il più potente fattore antianemico oggi conosciuto. Ha, d'altronde, un'analogia strutturale con l'emoglobina. Se, in qualche caso grave, si arriva a somministrarne fino a 1 g – contro il parere di alcuni studiosi – la sua attività è tale che dosi di 30- 40 mcg fino a 100-150, sono generalmente sufficienti.
Quando fu scoperta, una cinquantina di anni fa, la si estraeva dal fegato naturale: accorrevano 4000 kg di fegato per ottenere un 1 g di vitamina.
La dose quotidiana utile è di circa 3 mcg.
È molto diffusa in natura[20]. Si trova nei lieviti, in alcuni ortaggi verdi, in certe alghe, nel germe di grano, nel riso integrale, nel malto, nei pesci marini, nelle uova, nel latte, nel fegato, nel "nuoc-mam"[21] caro a chi ama la cucina cinese.

---

19. *Info médic.*, 1984.

20. Hausmann e collaboratori l'hanno isolata dal muscolo del manzo, da varie colture di microbi, dallo sterco di vacca e da quello di pecora. Essa si trova nel letame di vacca, ed è chiamata allora vitamina B_m (dall'inglese *manure*: letame). È presente anche negli escrementi di pollo e nelle feci umane.
Hoover ha dimostrato la sua esistenza nel limo attivato delle fogne. Nel 1952 alcuni laboratori di Chicago (Miner Laboratories) misero a punto un progetto per estrarre la vitamina B_{12} a partire da 250.000 kg di melma raccolte ogni giorno nello stato del Milwaukee.
Daislay ha esposto una tecnica che permette di estrarre questa vitamina dall'acqua di mare.

21. In Indocina gli indigeni stipano dei pesci in grandi recipienti e li lasciano putrefare. Ottengono così un liquido – dall'odore nauseabondo per il profano – chiamato nuoc-mam che, giornalmente, fornisce loro gli aminoacidi e le vitamine necessarie in un regime alimentare a base di riso e pesce secco. Gli Europei che hanno vissuto in Estremo Oriente non concepirebbero un pasto cinese senza una buona dose di nuoc-mam. Le ricerche moderne riconoscono pienamente la validità di questa pratica.

Oltre alla sua attività antianemica (è indispensabile alla formazione dei globuli rossi), la vitamina B_{12} svolge un'azione nel metabolismo dei glucidi e dei grassi, in quello degli aminoacidi e delle cellule nervose.
Si accumula soprattutto nel fegato, nei muscoli e nel pancreas.
Perché dopo l'ingestione possa entrare in attività, è necessaria la presenza di un "fattore intrinseco" contenuto nel normale succo gastrico.
Sue *indicazioni*: anemie d'ogni genere (perniciose, emorragiche, alimentari...), nevralgie diverse: polinevriti alcoliche e diabetiche, dolori reumatici, affaticamento psichico e intellettuale, coliti, allergie.
La formula chimica della vitamina B_{12} comprende un atomo di cobalto e un gruppo cianidrico (scoperti rispettivamente nel 1948 e 1950). Da qui il suo nome: cianocobalamina. Ebbene – e questo esempio dimostra, una volta per tutte, che in biologia non è mai detta l'ultima parola – da qualche anno ci si è resi conto che il vero nome della vitamina B_{12} dovrebbe essere: idrossicobalamina, poiché, in realtà, di norma essa non comprende alcun gruppo cianidrico. Se precedentemente si era potuto trovare questo gruppo, è perché gli agenti usati per la sua purificazione contenevano tracce di cianuro che, avendo una grande affinità con la vitamina B_{12}, si era subito fissato a questa formando la cianocobalamina. Il prodotto iniziale, dunque, non era altro che un artefatto, un miraggio.
Così, dopo la vitamina C_2 (che vedremo) e la vitamina B_9 già vista che – per ragioni diverse – sono state battezzate più volte, anche la vitamina B_{12} cambia nome[22]. Ci sono voluti 10 anni per accorgersi che i metodi di purificazione usati in precedenza l'ave-

22. Attualmente si preferisce parlare di *metilcobalamina* o *metil*B_{12}: in condizioni normali, infatti, nel nostro corpo si trova pochissima vitamina B_{12} in forma cianidrica (ad eccezione di casi in cui si è intossicati da cianuro o nei fumatori cronici) e gran parte della B_{12} che circola nel sangue è nella forma metilica. Prima che la cianoB_{12} possa essere correttamente usata dal corpo, dunque, deve essere scissa dal gruppo cianidrico, il suo ione cobalto deve essere ossidato e legato al gruppo metilico attraverso un lungo processo a molte fasi. Il

vano denaturata rispetto all'originale. Ma ciò che non potrà cambiare, in questo ciclo incessante, sono gli elementi vegetali e animali che contengono questa vitamina. Si ritorna sempre alla stessa antifona: adottando un'alimentazione fresca e biologicamente sana, si ha la certezza di assorbire la quantità di vitamine necessarie e di proteggersi da numerose malattie.
La tecnica non è infallibile, purtroppo! e noi dobbiamo ringraziare i ricercatori che assommando lavori improbi, a poco a poco tendono a scoprire la verità. Ma noi pensiamo, anche, agli spiriti semplicistici o imbevuti di matematica pura. Occorre convincerli – nel loro stesso interesse – a non considerare mai le scoperte

---

fatto che buona parte della vitamina B_{12} farmaceutica sia in forma ciano piuttosto che metil crea perciò varie difficoltà al corpo: oltre a dover subire questa lunga elaborazione una volta entrata in circolo, infatti, ogni cianoB_{12} deve prima essere assorbita da un complesso gruppo di proteine che agiscono nello stomaco e nel colon e che funzionano da sistema di trasporto in modo molto efficiente ma con solo pochi microgrammi di cianoB_{12} alla volta (anche se ne ne è presente una quantità molto maggiore). Il risultato è che solo l'1% circa della dose ingerita si trasferisce nel flusso sanguigno.
Essendo la forma più ridotta possibile della vitamina B_{12}, la metilB_{12} è anche un potentissimo agente antiossidante: accade così che in un corpo soggetto a stress ossidativi dovuti a problemi metabolici o a una dieta povera in antiossidanti, la produzione di metilB_{12} sia insufficiente, contribuendo a causare problemi di salute anche gravi.
La metilB_{12}, infatti, è l'unica forma coenzimatica della vitamina B_{12} che può entrare direttamente nel metabolismo dell'omocisteina, un aminoacido tossico che – si è scoperto recentemente – è all'origine di un gran numero di problemi di salute. Quando si verifica un deficit di vitamina B_{12} questo aminoacido tende ad accumularsi nel corpo: se ciò accade, il rischio che compaiano il morbo di Alzheimer, o disordini cardiovascolari, o la sindrome di fatica cronica (o fibromialgia) o la sclerosi multipla aumenta in modo significativo. La metilB_{12} converte l'omocisteina in metionina: oltre a neutralizzarne l'azione dannosa, genera così una fonte aggiuntiva di S-adenosin metionina, la principale donatrice di metile per tutto il corpo.
Sembra che alcuni aspetti benefici della metilB_{12} (come ad esempio la protezione dalla neurotossicità) derivino proprio da questo aumento.
Infine, la metilB_{12} è un valido *neurotropico*, cioè un promotore della crescita di cellule nervose che può aiutare a rigenerare i tessuti nervosi periferici e centrali danneggiati da disordini come la sclerosi laterale o la neuropatia periferica diabetica. [N.D.R.]

biologiche come immutabili. Nella medicina scientifica più che in qualsiasi altro campo vale il detto: "verità di oggi, errore di domani". Se le ricerche mediche, come ogni altra ricerca, sono al tempo stesso ineluttabili e necessarie, e onorano coloro che vi si dedicano, in attesa di una conferma probante (spesso di numerosi anni) e di una esperienza avvalorata da migliaia o decine di migliaia di casi, il suggerimento più semplice e più opportuno sembra essere ancora – per la maggioranza dei malati – quello di confidare nella natura e di chiederle il suo aiuto.

3. Vitamina C o acido ascorbico, o vitamina antiscorbutica

• ***idrosolubile***

Questa vitamina è indispensabile all'organismo. Essa interviene nei fenomeni d'ossido-riduzione. Antinfettiva, tonificante, partecipa alla distruzione delle tossine, all'uso del ferro, all'azione delle surrenali. Influenza anche le funzioni della tiroide e del corpo luteo dell'ovaia . Mantiene la resistenza dei capillari e ha proprietà desensibilizzanti.

La sua *carenza* causa lo scorbuto che colpiva un tempo i marinai, gli esploratori, i soldati isolati che si nutrivano esclusivamente di cibi conservati. Questa malattia è caratterizzata da spossatezza, ulcere ed emorragie gengivali, perdita dei denti, alito fetido, caduta dei capelli e a volte delle unghie. La pelle diventa secca ed è segnata, sul tronco e sugli arti inferiori, da macchie gialle, verdi o rosse. Le ginocchia si gonfiano, i muscoli si contraggono; la respirazione diventa faticosa (suppurazioni polmonari, tubercolosi). Le ossa si demineralizzano e diventano porose. Estendendosi, le ecchimosi producono emorragie talvolta mortali. Alla fine, sopravviene la putrefazione del corpo.

Questo morbo non esiste più al giorno d'oggi[23] ma, nei grandi centri, si riscontrano numerosi casi larvati[24] dovuti a errori ali-

---

23. vedi nota a p.222. [N.D.R.]

24. Sono spesso fattori esterni (freddo, sovraffaticamento...) a rivelare l'esistenza di un'insufficienza di vitamina C. Nonostante le forti dosi di acido ascor-

mentari (insufficienza di verdure crude, abuso di prodotti conservati), poiché l'organismo è incapace d'immagazzinare una riserva consistente di vitamina C. Questa vitamina si trova in tutti i vegetali freschi (è la vitamina più sensibile alla cottura: diminuisce di oltre il 50% negli ortaggi cotti in acqua, e l'invecchiamento ha effetti analoghi). Si trova in abbondanza nel cavolo, nei pomodori, nel prezzemolo, nel cerfoglio, nel dragoncello, nella cipolla, nelle insalate, nel ravanello, nel peperone, nel limone, nell'arancio, nel pompelmo, nella frutta acida, come pure nelle castagne (100 g contengono 50 mg di vitamina C, cioè quanto un limone), nel frutto della rosa canina, nel polline...
Manca nei legumi secchi (fagioli, lenticchie, fave...), nelle mandorle, noci, nocciole e nei cereali. Si sviluppa tuttavia durante la germinazione dei semi[25] e gli Orientali usano questa proprietà consumando abbondantemente germogli di fagioli, piselli e soia. La germinazione si ottiene facendo macerare per un'ora i semi nell'acqua, scolandoli e lasciandoli 2-3 giorni in un piatto coperto da un panno umido.
La vitamina C è *indicata* nello scorbuto e nelle sue forme larvate: emorragie gengivali, stomatiti, disturbi del sistema osseo[26],

---

bico somministrate a titolo preventivo ai difensori di Stalingrado, lo scorbuto fece molte vittime fra i combattenti. Causa fu all'epoca una grave carenza alimentare che privava gli uomini di un certo numero di elementi sinergici indispensabili, soprattutto della vitamina C_2 senza la quale la vitamina C non può avere un'efficacia durevole e reale.

25. Strano fenomeno non ancora ben chiarito, sebbene alcuni autori abbiano già indagato sulle trasformazioni chimiche che si verificano in circostanze diverse, sia nei vegetali che nei mammiferi (cfr. *Transmutations biologiques di Kervran*, Maloine édit., Parigi)

26. La vitamina C permette la fissazione del calcio nell'osso e, per questo motivo, deve essere somministrata nella calcioterapia. È il solo fissatore del calcio le cui proprietà siano state dimostrate sperimentalmente e clinicamente. L'acido ascorbico, quindi, può essere considerato un fattore nella fissazione del calcio osseo ancora più importante della vitamina D, per la quale è stata veramente dimostrata soltanto l'azione sull'assorbimento intestinale, mentre l'azione fissatrice della vitamina C è stata più volte provata.

problemi di coagulazione sanguigna; nelle malattie infettive d'ogni natura, negli stati di superlavoro fisico e intellettuale, nelle convalescenze, in gravidanza, nell'allattamento, nelle allergie, nelle intossicazioni varie e da medicinali, in alcune dermatosi (psoriasi). Alcuni autori hanno segnalato che la vitamina C presa ad alte dosi permette un notevole abbassamento del colesterolo in eccesso.
La dose quotidiana di vitamina C necessaria è variabile. Per un neonato è di circa 30 mg. Per bambini da 1 a 4 anni, è di 30-90 mg. Fino a 20 anni l'organismo ne richiede 100 mg. Poi il fabbisogno diminuisce per stabilizzarsi sui 75 mg, eccetto casi particolari che ne richiedono 150-200 mg al giorno e a volte di più: fatica fisica o intellettuale, gravidanza, allattamento, malattie infettive, interventi chirurgici.
La tabella 7 mostra alcuni alimenti ricchi di vitamina C.

TABELLA 7. CONTENUTO IN VITAMINA C PER OGNI 100 g DI ALIMENTO

alimento	vitamina C in mg
FRUTTO DELLA ROSA CANINA	400 - 1500
RIBES NERO	100 - 400
ARANCIO, POMPELMO, CRESCIONE	50 - 100
LIMONE, CASTAGNA	50
SPINACI	40 - 80
CAVOLO	30 - 100
PATATA	10

La tabella 8 di p.80 raffronta la percentuale commestibile di alcuni alimenti con la quantità di alimento necessaria a coprire il fabbisogno giornaliero[27].
Infine, la tabella 9 a p.80 mostra il contenuti in vitamina C[28] della parte commestibile di alcuni alimenti.

27. J. Adrian Seghers, *La Diététique*.

28. Dottor Creff, 1980.

TABELLA 8. QUANTITÀ DI ALIMENTI NECESSARIA PER SODDISFARE IL FABBISOGNO GIORNALIERO DI VITAMINA C

alimento	percentuale commestibile in mg%	quantità di alimento contenente il fabbisogno giornaliero di vitamina C in g	
		bambini	adulti
RIBES NERO	120	25	40
ARANCIO, FRAGOLA	60	50	75
LIMONE, POMPELMO	45 ca.	70	100
RIBES, UVA SPINA, MANDARINO	30 CA.	100	150
MELONE, MORA	25	120	180
ANANAS, LAMPONE	20 ca.	150	225
BANANA, CILIEGIA, ALBICOCCA, MIRABELLA, MIRTILLO	10	300	450
PESCA, PRUGNA	6 ca.	500	750
PERA, UVA, MELA	4 ca	750	1100

TABELLA 9. CONTENUTO IN VITAMINA C PER OGNI 100 g DI ALIMENTO

alimento	vitamina C in mg	alimento	vitamina C in mg
PREZZEMOLO	200	CAVOLO DI BRUXELLES CRUDO	80
RIBES NERO FRESCO	180	CAVOLO ROSSO CRUDO	70
RAPA CRUDA	139	LIMONE FRESCO	65
ACETOSA	124	FRAGOLA FRESCA	60
PEPERONE VERDE CRUDO	120	ARANCIA FRESCA	60
DRAGONCELLO	120	CAVOLFIORE CRUDO	60
CAVOLO VERDE CRUDO	120	CERFOGLIO	60
FINOCCHIO	100	SPINACIO CRUDO	50
PEPERONCINO	100	DOLCETTA	50
CRESCIONE CRUDO	87		

4. Vitamina C_2 o vitamina P

- ***idrosolubile***[29]

Lo scorbuto, che si pensava derivasse da un'avitaminosi C, in realtà è la conseguenza di una doppia avitaminosi: C e P. La vitamina P è un fattore di resistenza capillare e di diminuzione della permeabilità dei vasi. La sua *carenza* determina le emorragie dello scorbuto. In effetti la vitamina C di sintesi non può, da sola, guarire lo scorbuto emorragico; ma il limone e diversi ortaggi lo possono, grazie alla vitamina P che contengono.

La vitamina P, sinergica della vitamina C, è oggi considerata come un mezzo per economizzare quest'ultima vitamina. È per questo che le hanno cambiato nome, chiamandola vitamina C_2.

Essa riunisce elementi molto diversi e numerosi (rutina, citrina, catechina...), contenuti in alcuni vegetali, nel peperone, nella paprica, nel grano saraceno, nel mirtillo e soprattutto negli agrumi: arancio, limone, pompelmo.

È *indicata* nei fenomeni emorragici e nelle varie sindromi di permeabilità capillare: emorragie da scorbuto, emorragie capillari (infettive, reumatiche, tossiche, da medicinali), emorragie viscerali, edemi e travasi sierosi (pleuriti, ascessi...), emorragie retiniche, affezioni venose, artriti agli arti inferiori.

In genere, la si prescrive associata ad altre medicine che variano secondo la natura della malattia.

La dose quotidiana di vitamina C_2 indispensabile non è stata ancora determinata.

5. Vitamina D o vitamina antirachitica

- ***liposolubile***

Questa importante vitamina si trova nel germe di grano, negli oli vegetali e in numerosi vegetali verdi freschi, nel latte intero, nel burro, nel tuorlo d'uovo, nel fegato dei pesci (olio di fegato di merluzzo), nel pesce grasso (aringhe, sardine...), nel polline.

29. L'abbondanza di questa vitamina in natura ha permesso d'isolarne più di 150 molecole diverse. Così, oggi, si parla soprattutto di "fattori vitaminici P" e non più di una vitamina C_2 o P.

In realtà, chiamiamo con il nome di "vitamina D":

- ***la vitamina D_3*** o colecalciferolo, estratta dall'olio di fegato di pesce e risultante anche dall'irradiazione della "provitamina D_3" contenuta nella pelle.
  Esistono diversi elementi omologhi, di formula chimica simile, che possiedono analoghe proprietà antirachitiche. Questi elementi sono importanti nell'alimentazione, ma in terapia si usano solo le vitamine D_2 e D_3.
  Ogni 100 g d'olio di fegato di merluzzo contengono circa 2 mg di vitamina D; 100 g d'olio di ippoglosso da 0,5 a 10 mg, 100 g di burro da 2 mcg a 20 mcg;
- ***la vitamina D_2*** o calciferolo, prodotta dall'irradiazione della "provitamina D_2" (o ergosterolo) contenuta nei vegetali (lieviti...). La sua azione si esplica sulla formazione delle ossa e dei denti attraverso l'assimilazione del calcio (equilibrio fosfo-calcico) e la sua fissazione sulla matrice dell'osso.
  La sua *carenza* provoca rachitismo dovuto a demineralizzazione, disturbi nella formazione dello scheletro e dei denti, disturbi della crescita, ispessimento delle articolazioni, anemia, tubercolosi. I bambini, affaticati, hanno un torace a carena, tibie a "lama di sciabola" e ventre voluminoso.
  Secondo gli studiosi, la dose giornaliera preventiva varia da 400 a 1.200 o 1.500 UI. Si constata, una volta di più, l'assoluta mancanza di precisione relativa ai fenomeni biologici. Molto spesso, sono le dosi esagerate a mostrarsi nocive.
  La cura a base di vitamina D_2 è efficace solo se associata a un regime alimentare corretto, che apporta quantità sufficienti di protidi e vitamine C, B e A. Questo è un nuovo, ennesimo, interessantissimo esempio di sinergia obbligatoria (pubblicato nel 1964).

La vitamina D è *indicata* nel rachitismo, in alcune alterazioni ossee dell'adulto (osteomalacia...), in certi casi di tubercolosi (soprattutto nel lupus, manifestazione cutanea di questa malattia), nelle affezioni reumatiche, nella tetania, in gravidanza e allattamento, nei ritardi di consolidamento delle fratture[30].

---

30. Già da molti anni, secondo me, i ritardi di consolidamento delle fratture, co-

In molti paesi i progressi igienici hanno debellato il rachitismo vero e proprio. Ma nei grandi centri si possono osservare ancora molti casi di rachitismo larvato anche in bambini apparentemente ben nutriti. Poiché, come abbiamo visto, la vitamina D proviene anche, in gran parte, dagli steroli della pelle che si trasformano ai raggi ultravioletti del Sole, la mancanza d'aria e di luce provoca di quelle lesioni pre-rachitiche che ancora oggi[31] si vedono spesso.

Per contro, esiste l'*ipervitaminosi D*. Essa si manifesta con disturbi digestivi (inappetenza, nausea, stipsi...), renali (esagerata eliminazione di calcio e albuminaria[32], nefrite), stanchezza fisica e intellettuale, dimagrimento, disidratazione, disturbi nervosi.

H. Gounelle e collaboratori hanno dimostrato che esistono vitamine D ipocalcemianti. Ciò dimostra che, in questo campo come in molti altri, siamo ancora lontani dalla piena conoscenza.

6. Vitamina E, o tocoferolo

• ***liposolubile***

È la vitamina della riproduzione. Una *carenza* di vitamina E può provocare l'atrofia del feto e la nascita di nati morti. Ma la sua azione non si limita a questo. La sua mancanza causa disturbi della sfera genitale così come del campo cardio-vascolare, nella fisiologia neuro-muscolare, alla pelle. La vitamina E agisce anche sul metabolismo dei grassi.

Le *indicazioni* per la vitamina E sono:

– l'atrofia testicolare, ovarica e dell'utero, l'impotenza e la sterilità;
– le minacce d'aborto, i ritardi nello sviluppo degli organi genitali, i ritardi della pubertà, le mestruazioni dolorose;

me molte demineralizzazioni trovano giovamento soprattutto dall'equiseto (Testo di H. Monceaux, 1959).

31. *Ancora*: infatti, si è sempre saputo che, in alcuni paesi, i bambini di famiglie ricche, cresciuti generalmente all'ombra dei ginecei, erano molto più colpiti da rachitismo dei "monelli" dell'epoca, che giocavano alla luce nelle strade.

32. Albuminuria: anormale presenza di albumina (una proteina del siero) nell'urina. [N.D.R.]

– vulviti, pruriti vulvari e disturbi genitali della menopausa;
– disturbi di crescita nei neonati;
– alcuni disturbi muscolari e del sistema nervoso (sclerosi a placche, postumi di poliomielite);
– miocarditi, *angina pectoris*, aterosclerosi (eccetto che per gli ipertesi);
– alcuni eczemi, ulcere alle gambe;
– miopia evolutiva.

La vitamina E si trova nei cereali e soprattutto nel loro germe (germe di grano...), negli oli vegetali, negli ortaggi (insalata, crescione, spinaci, prezzemolo, piselli...), nel polline.

Il fabbisogno dell'organismo è di 10-25 mg circa al giorno.

La tabella 10 mostra alcuni alimenti ricchi di vitamina E.

TABELLA 10. CONTENUTO IN VITAMINA E PER OGNI 100 g DI ALIMENTO

alimento	vitamina B_5 in mg
INSALATA VERDE	4
GERME DI GRANO	20
OLIO DI GERME DI GRANO	150 - 500

7. Vitamina F

• ***liposolubile***

Sotto questo nome si raggruppano gli *acidi grassi insaturi*[33] che, avendo un valore energetico, non dovrebbero rientrare nella categoria delle vitamine che agiscono a dosi infinitesimali. Tuttavia la loro importanza per l'equilibrio dell'organismo è enorme. L'acido linoleico, l'acido linolenico e l'acido arachidonico si trovano nella composizione di alcuni oli vegetali[34].

33. Acido linoleico, acido linolenico, acido arachidonico...

34. Oli *vergini*, estratti a freddo, di girasole, di noce, di nocciola, di colza, di papavero, di lino...

La loro importanza è evidente se consideriamo che, nell'uomo, l'acido linoleico rappresenta circa 1/10 di tutti gli acidi grassi, e che il nostro organismo non è in grado di sintetizzarli.
Questi acidi grassi polinsaturi si trovano in tutte le cellule, hanno un ruolo di co-fermenti e sono necessari alla sintesi dei grassi. Per agire hanno bisogno della presenza di "covitamine" indispensabili (B_6, E). Varie dermatosi (eczema infantile, seborree, acne, screpolature, prurito anale...) sono sintomi di una carenza di vitamina F.
L'insufficienza di vitamina F inoltre, causa altri disturbi quali l'aterosclerosi, le malattie trombosiche (artrite, flebite), l'infarto del miocardio (*angina pectoris*), alcuni disturbi epatici e nervosi.
Inoltre la vitamina F è un fattore di crescita.
Alcuni studi moderni concordano nel dare un posto di rilievo agli acidi grassi insaturi nella prevenzione del cancro.
La vitamina F agisce sul metabolismo del colesterolo: il suo deficit provoca una formazione di depositi di colesterolo sulle pareti vascolari e sui tegumenti.
Essa interviene anche nel metabolismo di alcuni acidi grassi. La sua mancanza altera la funzione epatica e il potere disintossicante del fegato.
Essa aiuta a mantenere la normale tenuta delle membrane cellulari. Un'*ipovitaminosi F* causa quindi un'anormale permeabilità delle membrane. C. Kousmine, di Losanna[35], avendo scoperto in diversi tumori germi di origine intestinale, concluse che in questi malati si verificava un passaggio di germi attraverso una parete intestinale divenuta permeabile in modo anormale, a causa soprattutto di una carenza di vitamina F.
La migrazione dei batteri intestinali, d'altronde, è un fenomeno ben noto. «*Di tutte le mucose che tappezzano le cavità comunicanti con l'esterno* – scriveva Ch. Maillant[36] – *la mucosa intestinale è*

---

35. *Infections chroniques, hypovitaminose F et maladies tumorales*, Revue de Pathologie gènèrale et de la Physiologie clìnique, 1962.

36. *Auto-intoxication et passage de germes intestinaux à travers la paroi intestinale*, L'Hòpital, 1961.

quella che viene a contatto con il maggior numero di germi, e importanti ricerche batteriologiche hanno potuto dimostrare il passaggio di questi germi attraverso la parete intestinale, sia che si trattasse di microbi patogeni sia che non lo fossero».
In realtà, esiste nell'intestino crasso una flora di fermentazione favorevole e una flora di putrefazione. In un intestino normale, che funziona regolarmente, questi due gruppi di germi si equilibrano. Quando, per cause anche molto diverse, la flora di putrefazione prende il sopravvento, si assiste alla "sciamatura" di questi germi nella circolazione, accompagnati dai loro prodotti tossici. Vari studiosi hanno anche dimostrato che le stipsi persistenti accompagnate da stasi, soprattutto del cieco e del colon retto, svolgono un ruolo importante nell'eziologia delle colibacillosi.
Allo stesso tempo, sotto l'influenza delle condizioni meteorologiche, dietetiche, sotto il peso della fatica, accade spesso – e al di fuori di ogni sindrome patologica definita – che si verifichi una migrazione di germi intestinali e, a poco a poco, essi diminuiscono la resistenza dell'organismo.
Avendo fatto praticare biopsie[37] su tumori e avendo richiesto un esame batteriologico dei campioni prelevati, C. Kousmine ha potuto dimostrare la presenza di batteri nel tessuto tumorale[38]. I batteri trovati erano, nella maggior parte dei casi, fra i più banali. Tuttavia, si sono trovati anche germi poco conosciuti in patologia umana che, però, sono ospiti abituali o saltuari dell'intestino. È stato possibile coltivarne alcuni, partendo dalle feci e dal tumore di uno stesso malato. C. Kousmine giudica fattore essenziale di questi fenomeni la progressiva modificazione delle abitudini alimentari, soprattutto per quanto riguarda la qualità e la quantità di grassi consumati: in quest'ultimo secolo, l'abitante

37. La biopsia è il prelievo di un frammento di tessuto per esaminarlo con tecniche istologiche al microscopio.

38. Chi volesse approfondire questo aspetto, troverà in questa stessa collana la traduzione italiana del primo volume "divulgativo" scritto dalla dottoressa Catherine Kousmine: *La tavola della salute*, Giunti Editore S.p.A., Firenze-Milano 2004, ricco di riferimenti. [N.D.R.]

"medio" di un paese occidentale ha consumato grassi in quantità 6 volte maggiore, e si tratta per lo più di grassi animali o di oli vegetali trattati, stabilizzati, deodorati, decolorati... poveri per natura o artificialmente impoveriti di vitamina F.
Così, per questa ricercatrice, «*a causa di una carenza di vitamina F, la parete intestinale diventa permeabile in modo anormale. Essa lascia passare ogni giorno microrganismi a debole potere patogeno, ma dotati di tossine. In una parte del corpo predisposta, a causa di un fattore permeabilizzante supplementare – ormonale nel caso di un cancro al seno, cancerogeno nel caso del cancro dei fumatori ecc. – si verifica una sensibilizzazione e si forma un tumore.*
Se il ragionamento è giusto – aggiunge la dottoressa C. Kousmine – *dovrebbe essere possibile invertire il fenomeno. Per farlo, allora, bisognerebbe sopprimere la migrazione microbica, sopprimere l'avitaminosi F che ne è la causa e normalizzare la funzione antitossica del fegato*».
Nei trattamenti del cancro che ha raccomandato è intervenuta in particolare:
- una disinfezione intestinale periodica e il mantenimento dell'equilibrio della flora intestinale, che rappresenta la miglior prevenzione degli stati di auto-intossicazione;
- una reale vitaminoterapia con abbondante apporto di vitamina F (2 cucchiai da minestra al giorno d'olio di girasole, di sesamo...);
- eventualmente il digiuno, che può sospendere l'infezione permanente di origine intestinale e favorirne la guarigione.

«*Eseguita o almeno iniziata questa correzione, si può eliminare il tumore divenuto superfluo*».
Per C. Kousmine, come per altri studiosi, se «*le cure per debellare i tumori danno risultati così disperatamente mediocri, è perché non si tiene conto del fatto che il tessuto tumorale è un tessuto di difesa antimicrobica. La necessità che spinge l'organismo a formare questo tessuto risulta da causa di uno stato di carenza di vitamina F e delle sue co-vitamine E e B oltre che dell'indebolimento del potere antitossico del fegato e del pancreas.*
Un trattamento medico interno che tenda a sopprimere queste ca-

renze appare dunque indispensabile complemento dei metodi distruttivi classici, se si vogliono ottenere progressi nella terapia antitumorale».

Questo punto di vista, applicato con metodi diversi[39], ha permesso un numero non trascurabile di miglioramenti e anche di guarigioni che perdurano ormai da 10, 15 e persino 20 anni (quando, tradizionalmente, si parla del test di 5 anni, ma questa nozione semplicistica sta per essere abbandonata).

Questo paragrafo non sarebbe completo se non parlassimo infine dell'azione, oggi ben nota, che la vitamina F esercita sulla salute e la bellezza dei tegumenti. È una delle vitamine più necessarie alla pelle, di cui favorisce la freschezza, lo splendore, la morbidezza. Nel campo della cosmesi, la maschera d'argilla preparata a casa propria con l'aggiunta di olio vergine ricco di acidi grassi insaturi è una delle più raccomandabili per le sue proprietà disintossicanti e tonificanti dei tessuti.

8. Vitamina K o vitamina antiemorragica

• ***liposolubile***

Esiste una vitamina K nei vegetali verdi (isolata dall'erba medica nel 1939 da Karer) e una vitamina K che si ricava a partire dalle farine di pesci in putrefazione.

A differenza dalle altre vitamine, la vitamina K viene sintetizzata dalla normale flora intestinale: così, la sua *carenza* può essere causata sia da un insufficiente apporto alimentare, che da un difetto di sintesi, sia ancora da una cattiva utilizzazione, come avviene quando la funzione biliare è diminuita o quella intestinale disturbata.

Nel fegato la vitamina K si trasforma in protrombina. L'ipovitaminosi K favorisce le emorragie (spontanee o dopo lievi traumi).

È *indicata* principalmente in:

- emorragie d'ogni natura, nell'adulto, nel bambino, nel neonato;
- disturbi epatici diversi (ittero, epatite...), e coliti;

---

39. Cfr. J. Valnet, *Docteur Nature*, Maloine, III ed. 1980.

– geloni, orticarie;
– trattamenti antibiotici che distruggono la flora microbica intestinale utile per la sintesi della vitamina K.

Questa vitamina si trova in numerosi ortaggi verdi, piselli, patate, pomodori, cavolo, spinaci… e, oltre all'erba medica, nell'ortica, nella foglia di castagno, in alcuni frutti, nel fegato.

Al termine di questo studio, è evidente che le vitamine utili non hanno nulla a che vedere con quelle piccole, medie o grosse pillole «*adatte a troncare un'influenza, fornire energia sessuale o dare del tono*» estratte, a richiesta, dagli scaffali farmaceutici.

L'uomo moderno, che è arrivato sulla Luna, è ancora un pigmeo nello scandagliare l'infinitamente piccolo delle vitamine e nello scoprire i loro delicati rapporti così da poter intervenire con precisione in caso di deficienze nella misteriosa biochimica cellulare.

Se ormai da anni gli ingegneri hanno felicemente scisso l'atomo e le sue radiazioni, i medici, purtroppo! non hanno fatto altrettanto nel loro campo. Forse perché la complessità della biologia è incomparabilmente superiore a quella delle altre discipline.

Il senso di pericolo, com'è ben noto, a lungo andare si attenua. Bournazel trovò la morte poiché credeva d'essere protetto dalla fortuna all'infinito.

In genere, sono i migliori nuotatori che affogano, poiché i principianti non osano allontanarsi dalla riva per giocare con le alghe o per sfidare i vortici.

Lo stesso accade con le vitamine. Molti anni fa – ma il tempo passa molto velocemente – i fabbricanti di vitamine sintetiche prescrivevano, per prudenza, dosi molto basse. Non essendo stato segnalato alcun caso di grave incidente[40], essi presero rapidamente a raddoppiare, triplicare, decuplicare e in certi casi centuplicare le dosi originali.

---

40. In genere, i disordini cronici successivi non possono essere collegati con sicurezza a questa o a quella cura terapeutica.

Come A.-F. Creff e H. Jouin[41] scrivono molto opportunamente a proposito di problemi sportivi, «*dopo l'introduzione delle vitamine nella farmacopea, il loro uso diviene sempre più frequente e le dosi impiegate sempre più forti... le alte posologie usate derivano dal fatto che, fino a oggi, non si è avuta alcuna prova evidente della loro tossicità*».
Ricordiamolo: "fino a oggi".
Dopo diverse considerazioni relative ai numerosi studi effettuati sulla quantità di vitamine ritenute necessarie a uno sportivo, gli autori aggiungono: «*Se si ritiene che queste quantità di vitamine siano sufficienti per coprire il fabbisogno dell'atleta, ne risulta che i bisogni vitaminici sono largamente coperti da un'alimentazione normale, equilibrata e varia. Una razione alimentare d'allenamento, infatti, non può essere carente di una qualunque vitamina poiché essa apporta, equilibrati e variati, in se stessa, tutti i princìpi necessari all'uso delle calorie alimentari*».
Essi riferiscono anche, per deplorarle, alcune pratiche in campo sportivo. Péquignot e Lockart hanno notato che non di rado la terapia con la vitamina B_1 è stata causa di problemi (lievi dopo l'ingestione, spesso gravi dopo iniezioni parenterali, i più gravi, come gli shock analoghi agli shock medicinali, in grado di portare alla morte).
Altri autori citano il coma durato 12 ore in un uomo di 57 anni dopo un'iniezione intramuscolare di 100 mg di vitamina B_1, dose abituale per un soggetto affaticato da una prova sportiva.
Chi non ricorda la tragica morte del corridore ciclista inglese Simpson? E quanti altri incidenti meno gravi... per il lettore, ma sufficienti a rovinare una carriera sportiva, si sono verificati in questi ultimi anni.
A proposito della vitamina B_{12} che gode «*essa pure, il favore di certi ambienti sportivi*» (forza della pubblicità medica che s'infiltra ovunque), alcuni autori britannici citano 73 casi d'incidenti allergici tra gli uomini e 27 fra le donne.

---

41. *Les fortes doses de vitamines hydrosolubies en pratique medicale sportive*, La Clinique, 1964.

Da recenti studi giapponesi si può arguire che le massicce e ripetute dosi oggi in voga possono provocare gravi disturbi per lo squilibrio vitaminico che causano.
La vitamina C non sfugge a questa regola e gli studi di Gordonoff, di Perrault, di Mouriquand sono, a questo proposito, eloquenti. Un solo esempio: l'ipervitaminosi C è fattore di sterilità. Durante la gravidanza, diviene un fattore di aborto.
Creff e Jouin, riferendo convincenti esperienze personali, scrivono: «*Per quanto riguarda i più intimi e delicati meccanismi della vita cellulare, i disordini vitaminici si manifestano sul piano clinico attraverso espressioni estremamente polimorfe che mal si prestano a un'analisi sistematica. È proprio per questa stessa ragione che anche la sperimentazione è difficile.*
Se l'ipervitaminosi non si manifesta subito con un'azione tossica evidente, non si ha, pur tuttavia, il diritto di dedurne la totale innocuità di forti dosi delle quali non si conosce perfettamente il metabolismo e il punto d'impatto bio-chimico».
Abbiamo visto che esistono antagonismi vitaminici. Così, le forti dosi di vitamina B_1 possono causare la pellagra. La vitamina B_9 (acido folico) è tossica per i centri nervosi se non la si somministra con un apporto complementare di vitamine B_1 e B_6. L'eccesso di vitamina A può provocare un'ipovitaminosi C.
Mouriquand, del resto, ha dimostrato che le sindromi di iper- e di ipovitaminosi generalmente sono analoghe. Questa somiglianza non deve stupire poiché, in un caso come nell'altro, esiste uno squilibrio e i sintomi che ne conseguono possono apparire perfettamente simili, così come la febbre che, secondo i casi, denuncia un tifo, una banale angina, una poliomielite, un certo grado di "tensione" o di nervosismo.
Forti della loro esperienza, Creff e Jouin dichiarano che: «*Lo stato di salute ottimale esige prima di tutto un'alimentazione razionale che apporti essa stessa le vitamine necessarie a utilizzarla. Il tasso vitaminico, allora, è proporzionale alla composizione e al valore calorico del regime alimentare*».
E con ragione, essi aggiungono rivolgendosi agli sportivi: «*Le vitamine sono elementi estremamente attivi che devono essere usati coscientemente e seguendo una posologia ben determinata, poi-*

ché va ancora provata l'assoluta innocuità delle forti dosi che a volte vengono impiegate senza prescrizione medica, e che dovrebbero essere riservate alla sola terapia. Spesso, d'altronde, almeno nel periodo di allenamento, un'alimentazione bene equilibrata elimina ogni sovraccarico vitaminico».

E, come ebbe a dire Halpern, «*l'atto medico più abituale è un'esperienza sull'uomo*», se si ritiene di dover prescrivere qualche medicina bisogna abitualmente prescrivere dosi modeste.

Concludendo questo capitolo:

– malattia manifesta, chiamare un medico esperto nell'uso delle vitamine;
– in ogni altro caso, mangiare sano e variato, l'organismo farà il resto: ne sa più di noi.

CAPITOLO IV
SALI MINERALI, METALLI, OLIGOELEMENTI, CATALIZZATORI

Per molto tempo, in fatto di salute o di malattia, non si parlò che di vitamine. Tutti, per stare bene, chiedevano regolarmente al proprio medico, al farmacista, al fruttivendolo[1], la razione di vitamine consigliate da numerosi libri e da una quantità di periodici.

Poi, a loro volta, divennero familiari i termini "enzimi", "diastasi", "fermenti"... Da qualche anno, sono i metalli, gli *oligoelementi*, le *catalisi* che, dopo i sali minerali, attirano a buon diritto sempre più l'attenzione dei medici e dell'opinione pubblica.

Da tempo, infatti, si conosce l'importanza del calcio, del fosforo, del magnesio, dello iodio, dello zolfo... per mantenersi in buona salute o per ristabilirla. Tutti questi elementi si trovano in associazioni diverse e in quantità più o meno grandi nei vegetali e – di conseguenza – negli organismi animali.

In tempi relativamente recenti furono poi scoperti a loro volta gli oligoelementi. Questi componenti *infinitesimali* delle piante, della frutta e degli ortaggi, indispensabili al buon funzionamento dei nostri organi, sembrano agire con la loro sola presenza e indipendentemente dalla loro quantità.

Ma innanzitutto, che cos'è un oligoelemento?

Gli oligoelementi sono costituenti ponderalmente minori, che le moderne ricerche hanno permesso di scoprire accanto ai costituenti maggiori che, fino ad allora, erano considerati i soli elementi necessari alla formazione e all'equilibrio degli organismi vegetali e animali (protidi, grassi e zuccheri).

Per lungo tempo, infatti, si credette che la materia vivente fosse composta unicamente da 12 elementi, detti "plastici": azoto, cal-

1. Abbiamo già visto che, purché gli ortaggi siano sani, è ciò che di meglio si può fare.

cio, carbonio, cloro, idrogeno, magnesio, ossigeno, fosforo, potassio, silicio, sodio, zolfo. Questi elementi costituiscono il 99,98% circa dell'analisi chimica. Ma analisi più approfondite hanno rivelato, a fianco di questi elementi, una ventina di altri che, nonostante la loro piccola massa totale (circa 2 millesimi) sono, in realtà, indispensabili alla vita. Si tratta di alcuni metalloidi: arsenico, boro, bromo, fluoro, iodio; o di metalli: alluminio, cobalto, rame, stagno, ferro, molibdeno, manganese, nickel, piombo, titanio, zinco; che per un certo tempo furono considerati "impurità".

L'origine di queste importantissime scoperte è francese. Nel 1860, Louis Pasteur coltivava lieviti in un liquido contenente zucchero e tartarato di ammonio. Il risultato era deludente. Pasteur ebbe allora l'idea di aggiungere al mezzo di coltura ceneri di lievito e la sua coltura si sviluppò in modo assai più soddisfacente. Raulin, uno dei suoi allievi, riprese a studiare il problema e arrivò a definire un ambiente di coltura[2] (ambiente di Raulin) che permetteva a una muffa, l'*Aspergillus niger*, un grandissimo sviluppo, paragonabile a ciò che si verifica in ambienti naturali. Ottant'anni dopo si doveva riparlare di questa muffa a proposito degli antibiotici.

Fu così che Raulin creò la scuola degli oligoelementi. Il suo merito è ancora maggiore se si considera che, professore di scienze in un liceo di provincia, lavorava in condizioni precarie, tra una lezione e l'altra, con materiale ridottissimo.

Il genio di Pasteur e quello di Raulin raggiunsero risultati che nessuno poi ha potuto contestare e di cui il mondo intero beneficia da lungo tempo. Raulin, già allora, suggeriva l'ipotesi di un'azione catalitica.

Poi, ispirandosi a Raulin, M. Javillier dimostrò che lo zinco in dosi infinitesimali[3] era indispensabile all'ambiente di coltura del-

2. Questo ambiente conteneva, oltre all'acqua, saccarosio, acido tartarico, nitrato di ammonio, fosfato di ammonio, potassio, magnesio, zinco, ferro, silicio... L'eliminazione del potassio fu sufficiente a diminuire la resa di ben 26 volte. Le tracce di ferro e di zinco possono raddoppiarla. I due metalli non sono sostituibili: ciascuno ha il suo specifico "coefficiente d'utilità".

3. Ha diluizioni dell'ordine di 0,1 mcg (un decimilionesimo di grammo).

l'*Aspergillus niger*. In questo caso, lo zinco aveva un'azione specifica e non poteva essere sostituito da nessun altro metallo.
Oggi sappiamo che non tutti gli oligoelementi sono indispensabili a ogni essere vivente. Ma ciascuno si è rivelato indispensabile in un numero più o meno grande di casi.
Così, alcune muffe sono incapaci di svilupparsi in un ambiente di coltura privo di manganese. Ma è sufficiente una traccia infinitesimale di questo metallo – circa un miliardesimo [di grammo] – per farle spuntare. Una dose appena superiore di manganese permetterà alle muffe studiate di riprodursi. Aumentando la concentrazione, si potrà talvolta favorire lo sviluppo della coltura, ma oltre una certa dose si verificherà il fenomeno inverso.
L'oligoelemento indispensabile a una reazione biochimica, quindi, ha una concentrazione ottimale per agire. Questa concentrazione, pur essendo estremamente bassa dato che si tratta sempre di tracce, deve essere comunque sufficiente. Ma, al di là di questa, compaiono effetti negativi.
Quasi 100 anni or sono, Gabriel Bertrand pubblicò le sue esperienze sulla straordinaria sensibilità di un fungo microscopico, l'*Aspergillus niger*, verso il manganese[4]. «*Grazie a una tecnica severa e a minuziose precauzioni* – scrive – *operando con l'*Aspergillus niger, *con l'aggiunta al mezzo di coltura di una quantità straordinariamente piccola di manganese (1 miliardesimo e persino 1 decimiliardesimo, ossia una proporzione di solo 1 mg di metallo in 10.000 l di liquido nutritivo) sono riuscito a ottenere, in modo costante, aumenti di produzione facilmente apprezzabili.*
*Una delle maggiori difficoltà da superare per raggiungere questo risultato è stata la purificazione delle sostanze organiche o minerali destinate all'alimentazione dell'*Aspergillus niger».
E più oltre: «*Si arriva così a concludere che una proporzione straordinariamente piccola di manganese è sufficiente allo sviluppo dell'*Aspergillus niger». L'aumento di produzione può superare 21 milioni di volte il peso del manganese aggiunto.

4. *Annales de l'Institut Pasteur*, 1912.

Così, dichiara G. Bertrand, «*bisogna considerare dunque con più attenzione che mai la possibile influenza di tracce di metalloidi e di metalli presenti nei corpi degli animali e delle piante e, in generale, di quelle sostanze complesse la cui proporzione non è molto più elevata. Occorrerà considerare anche quale importanza possono avere le modificazioni chimiche dell'ambiente, apparentemente minime, in alcuni fenomeni fisiologici o patogeni, nel grado di fertilità del suolo ecc.*».

Da allora, numerosi studi francesi ed esteri hanno trattato gli oligoelementi. Tutti hanno dimostrato che questi elementi esistono in tracce in tutti i vegetali e nel regno animale. Dopo che il bolognese Menghini, nel 1745, scoprì la presenza di ferro nel sangue umano, che Schelle, nel 1775, trovò il manganese nelle ceneri vegetali, la lista degli oligoelementi non ha fatto che crescere. Nell'uomo se ne sono individuati una ventina che costituiscono complessivamente meno di un millesimo del nostro corpo.

Essi sono indispensabili all'equilibrio fisiologico e ogni carenza di uno o più oligoelementi comporta manifestazioni patologiche più o meno gravi.

Tutto accade come in politica, come se una piccolissima minoranza dirigesse la massa. «*L'organismo appare come una specie di oligarchia nella quale enormi masse di elementi passivi sono dominati da un piccolo numero di elementi catalizzatori*» (Gabriele Bertrand).

Gli oligoelementi, infatti, presiedono agli indispensabili processi catalitici degli scambi di cui il nostro organismo è sede permanente. Ricordiamo che la catalisi è l'azione che alcune sostanze esercitano su alcune reazioni fisico-chimiche che si verificano per la loro semplice presenza. Queste sostanze non partecipano alle reazioni, visto che li ritroviamo intatti alla fine[5].

Un semplice esempio di catalisi che viene spesso ricordato è quello della campana riempita di ossigeno e di idrogeno. Potrebbe

---

5. Per Polonovski, i catalizzatori «*sono sostanze che, con la loro semplice presenza, senza alcuna partecipazione attiva, causano reazioni che senza di esse non si sarebbero prodotte, o che avrebbero avuto bisogno condizioni molto diverse, spesso molto più difficilmente realizzabili*».

esplodere, e invece non avviene nulla. Ma è sufficiente introdurre una particella di spugna di platino perché la combinazione tra l'ossigeno e l'idrogeno sia immediata e perché si produca un lampo, accompagnato da un rumore secco. La reazione ha trasformato i due gas in acqua. Ma la spugna di platino responsabile è rimasta intatta.

Si può intuire fin d'ora l'importanza fondamentale degli oligoelementi nei fenomeni biologici. Ma s'impongono alcune spiegazioni, anche in considerazione del loro ruolo preponderante nelle funzioni vitaminiche dalle quali sembrano indissociabili.

Così, una carenza di *cobalto* nell'alimentazione dei giovani mammiferi porta alla loro rapida morte, anche se questi animali hanno ricevuto vitamine sufficienti per qualità e quantità. È alla carenza di cobalto del suolo d'Australia che vanno attribuite le gravi epidemie animali di una volta. Il bestiame che pascola in campi ricchi di sali di cobalto cresce meglio.

L'aggiunta di sali metallici all'alimentazione degli ovini e dei bovini, del resto, è una pratica corrente in alcune zone di allevamento dove si sono constatate tali carenze.

La vitamina B_{12} stimola la rigenerazione dei nervi periferici nel ratto. La sua azione è dovuta alla presenza di cobalto nella sua composizione.

La vitamina B_{12}, infatti, ha un'azione efficace soltanto in presenza di cobalto e soprattutto – secondo alcune ricerche – di manganese e di rame. Alcuni studiosi russi, inoltre, hanno dimostrato che, in presenza di sali di cobalto, nelle colture di alcuni funghi microscopici produttori di antibiotici, si producono 0,50-1,30 mg/cm^3 di vitamina B_{12}.

Le capre della parte montuosa dell'Irak settentrionale, ricca di rame e di ferro ma povera di cobalto, presentano alcune tipiche lesioni renali. Sono stati pubblicati esperimenti su questo stesso argomento svolti sul ratto, il topo, il coniglio, la cavia oltre a studi particolari su alcuni vegetali come il cavolo, gli spinaci, la lattuga...

Boro e cobalto sono stati rinvenuti in tutti i tessuti dell'uomo, il boro è importantissimo nelle ossa, il cobalto nel fegato.

Realdon, che nel 1957 studiò la diffusione e la distribuzione del

cobalto in natura, mise in evidenza i rapporti che possono esistere fra la chimica agricola, la medicina veterinaria, la fisiologia, la patologia e la terapia umana.
Anche sugli altri oligoelementi sono stati pubblicati numerosi altri studi.
In un cane lasciato senza *magnesio* per 9 settimane, un'iniezione endovenosa di calcio provoca calcificazioni nocive in tessuti importanti, cosa che non accade negli esemplari che ricevono 30 cg di magnesio al giorno, né nei cani carenti di magnesio ma ai quali non è stato iniettato calcio.
Il *manganese* è stato oggetto di molte ricerche sul ratto, il topo, il pollame, i maiali, i bovini, gli ovini, l'uomo e i vegetali.
Si è studiata la carenza di questo elemento fondamentale nel maiale, dove produce disturbi ossei; nel ratto, che accusa in breve tempo disordini genitali, nel pollame dove la crescita viene ritardata e che, in particolare, producono una minor quantità di uova.
La presenza del *rame* nel suolo è necessaria, poiché esso è indispensabile alla normale crescita dei vegetali. Bertrand e Javillier hanno dimostrato che il rame è necessario allo sviluppo dell'*Aspergillus niger*. Il ruolo svolto da questo metallo è stato messo in evidenza anche negli animali inferiori. Esso presiede all'aumento di peso degli animali. La sua carenza provoca numerosi fenomeni quali la caduta del pelo nei conigli, della lana negli ovini...
Fin dal 1957, si è constatato che nel siero del bambino si ha un picco massimo di rame all'inizio del pomeriggio. Sembra che le variazioni siano correlate al funzionamento ipofisario.
I vitelli che hanno libero accesso ai sali di rame, di cobalto, di magnesio, pesano più dei normali esemplari con cui sono stati messi a confronto (ricerche US, 1956).
Il tasso più alto di rame è contenuto nel sangue del maiale, il più basso nella gallina domestica e nel tacchino. Nel fegato, il tasso di rame è più elevato nei ruminanti, nell'anatra, nella rana, in alcuni pesci.
Lo *zinco* ha un'azione importantissima nella regolazione ormonale ed enzimatica. In molte malattie, si riscontrano modificazioni della sua concentrazione nel siero, nei globuli rossi, nelle urine. Molti autori, studiando le carenze di oligoelementi nel

Gambia, hanno dimostrato che, su 4 gruppi di 50 bambini, quelli che assorbivano determinati oligoelementi (ferro, rame, cobalto, manganese) avevano un notevole aumento del loro tasso di emoglobina.
La gravidanza aumenta la frequenza e la gravità delle crisi epilettiche. Questo fenomeno sarebbe dovuto, in particolare, alla diminuzione della concentrazione sanguigna di magnesio, calcio, sodio.
Questi esempi sono sufficienti per dimostrare il ruolo essenziale degli oligoelementi nel mantenimento della salute e nella patologia generale. Inoltre, gli oligoelementi permettono e favoriscono numerose funzioni vitaminiche, ormonali, antibiotiche, enzimatiche ecc. Molte ricerche moderne hanno dimostrato che essi sono indissociabili da tali funzioni, mentre fino a pochi anni fa erano considerati come "impurità": da qui l'origine della raffinazione degli alimenti, tragico errore che, nonostante le attuali conoscenze, si continua a compiere.
Gli oligoelementi sono utili in un'infinità di stati acuti o cronici, ma soprattutto negli stati cronici e in particolare nelle *diatesi*.
La diatesi è, secondo una definizione molto generale, la particolare predisposizione di un individuo a essere spesso colpito da alcune manifestazioni patologiche. Così, esistono diatesi artritiche, venose, tubercoliniche ecc. La si può anche definire "uno stato morboso di transizione fra la salute e la malattia vera e propria".
È, insomma, uno stadio intermedio fra i disturbi funzionali (che non si accompagnano a lesioni di organi) e le lesioni organiche vere e proprie.
La diatesi si manifesta con disturbi del funzionamento degli organi (digestivi, tiroidei, simpatici...) senza che si possa riconoscere una gastrite o un'ulcera allo stomaco, un tumore tiroideo o una qualsiasi altra lesione a un organo.
La malattia – a questo stadio – generalmente è reversibile, ma la sua sintomatologia di solito è tale che non è possibile inquadrarla nelle classificazioni attualmente stabilite.
È qui che la scienza cede spesso il passo all'arte medica, giacché l'interrogatorio ha un ruolo preminente, riguardo ai disturbi passati e presenti. E, in questi casi, l'ereditarietà risulta a volte molto importante. "Non ci sono malattie, ma malati".

È proprio questi stadi delle malattie dai confini indefiniti, questi disturbi funzionali multipli, queste diatesi, che la terapia con gli oligoelementi vuole affrontare. Essa intende esercitare un'azione regolatrice, rinforzando le difese organiche contro le aggressioni, aiutando l'organismo a ritrovare l'equilibrio perduto. Perciò fa necessariamente parte del bagaglio dei medici non completamente "meccanicisti".
La sua azione è notevole soprattutto negli stati cronici. Ma chi dice cronicità qualifica uno stato che spesso ha richiesto parecchi anni per instaurarsi. Non si può pensare, quindi, di risolverlo in qualche giorno o in qualche settimana. Inoltre, contrariamente all'opinione di alcuni medici, queste malattie non si guariscono avvalendosi soltanto degli oligoelementi.
Per coloro che si domandano se la terapia con gli oligoelementi è una medicina allopatica o omeopatica, ecco ciò che devono tener presente:

- l'allopatia usa medicinali in dosi ponderali dell'ordine del grammo o del milligrammo. Ciò non vuol dire che il medico che la pratica prescriva solo prodotti di sintesi pericolosi, come alcuni malati hanno la tendenza a credere;
- l'omeopatia usa prodotti diluiti al punto che è diventato impossibile esprimere il loro peso in frazioni di milligrammo. Inoltre, in questo caso, l'approccio del paziente è particolare.

La terapia con gli oligoelementi, dal canto suo, prende in considerazione dosi nell'ordine del mcg (il microgrammo, milionesimo del grammo). Essa si pone quindi fra le due precedenti.
Inoltre, la sua "essenza" è particolare e non è applicabile nelle stesse situazioni.
Detto questo, come per le vitamine, di fronte a una certa sindrome sarà possibile scegliere, tra i vegetali da usare, quelli che sono più ricchi di oligoelementi. Ma la scienza, con tutti i suoi dati, non semplifica il problema. Ora, quando un problema diventa troppo complicato, sembra spesso razionale, per vederci chiaro, semplificarlo e conservarne solo gli aspetti salienti. In materia d'alimentazione, sarà questa la soluzione da adottare abitualmente. Così, come per le vitamine, sarà sufficiente nella maggioranza dei casi variare l'alimentazione di verdure crude perché sia

rispettato, in modo accettabile, l'equilibrio minerale e metallico necessario a mantenere l'equilibrio fisico e intellettuale.
Ecco, in riassunto, qualche precisazione relativa ad alcuni elementi oggetto di questo capitolo.

• ***L'arsenico*** è un tonico e un ricostituente (stimola l'appetito, attiva gli scambi nutritivi). Facilita la respirazione e giova in alcune dermatosi.
Le sue *indicazioni* principali sono l'affaticamento generale, la disappetenza, l'anemia, le malattie respiratorie compresa la tubercolosi, la sifilide, l'artritismo, alcune dermatosi (eczemi, psoriasi, acne...).
Si trova nel germe di grano, nel riso, nell'aglio, nel cavolo, negli spinaci, nella rapa, nella carota, nella patata, nella mela e in numerosi altri vegetali.

• ***Il bromo*** è un sedativo del sistema nervoso, molto utile nei casi d'insonnia. Si trova nella mela, nell'uva, nella fragola, nel melone, nell'aglio, nell'asparago, nella carota, nel sedano, nel cavolo, nella cipolla, nel porro, nel ravanello, nel pomodoro.

• ***Il calcio*** è noto a tutti per la sua importanza nella formazione e nel mantenimento delle ossa. Agisce anche sui denti, sui tendini, sui nuclei cellulari, sull'equilibrio sanguigno e umorale.
È *indicato* negli stati di stanchezza, nelle malattie polmonari (tubercolosi), nelle adeniti, in alcuni stati nervosi. Molti studiosi lo ritengono antidegenerativo e indicato nel cancro. La sua fissazione dipende tuttavia da diversi fattori: fosforo, vitamina D_2 e C, fluoro, magnesio, rame, nozioni spesso ancora ignorate.
In genere, un'alimentazione ricca di verdure crude è sufficiente a mantenere l'equilibrio calcico dell'organismo, a condizione però che ci sia una sufficiente esposizione al sole.
La dose giornaliera utile è di 800 mg circa.
Il calcio si trova in numerosi vegetali: grano, avena, noce, nocciola, mandorla, carota, cavolo, spinaci, sedano, patata, cipolla, rapa e anche nel latte e nei formaggi, fonti incomparabili, come il polline.

L. Wurmser ha dedicato uno studio al calcio nella *Revue des Laboratoires Homéopatiques de France*. Eccone, riassunte, le principali nozioni.

Il calcio costituisce approssimativamente l'1,65% del peso corporeo e il 99% di questa percentuale si trova fissato nello scheletro, dove costituisce circa il 36% della materia minerale dell'osso.

Lo si riceve attraverso l'alimentazione. Il formaggio e il latte sono indispensabili (1 g di calcio in 100 g di formaggio; 100-120 mg in 100 g di latte). L'acqua e il vino ne contengono 100 mg/l, alcune minestre fino a 300 mg/l.

Si è valutato che il fabbisogno di calcio dell'organismo sia di 0,40-2 g al giorno: quindi le medicine che si propongono di apportare calcio hanno una parte insignificante nell'equilibrio calcico di un individuo.

Per essere più precisi, se la loro azione è insignificante da questo punto di vista, la calcioterapia è lungi dall'essere trascurabile e da molto tempo i corsi universitari insegnano agli studenti che il problema della calcificazione (sarebbe meglio adoperare il termine *mineralizzazione*) non si può risolvere con l'ingestione o l'iniezione di calcio dei laboratori X o Y.

Si tratta, prima di tutto, della normale assimilazione del calcio alimentare da parte dell'organismo. Se, per cause diverse, il calcio organico subisce gravi disordini, se la sua assimilazione si rivela difettosa, il calcio in fiale o in confetti avrà qualche possibilità di rimediare a questa anomalia? Da tempo sappiamo che la risposta è no. Il tasso di calcio sanguigno, che è di circa 100 mg/l, rimane pressoché invariato da un apporto esterno grazie alla regolazione intestinale e alla possibilità che l'organismo ha di attingere alle sue riserve.

È la ragione per cui la calcemia può dare sempre indicazioni probanti sul metabolismo del calcio.

L'assimilazione del calcio dipende dal suo stato fisico (calcio ultrafiltrabile, ionizzato o no, e calcio non ultrafiltrabile[6]). Il ruo-

6. Il calcio ionizzato è la sola frazione che svolge un ruolo fisiologico, e la ionizzazione del calcio è una funzione dell'acidità.

lo della vitamina D, a sua volta, si esplicherebbe nell'assorbimento dell'intestino e nell'espansione della zona di assorbimento per l'aumento di acidità dell'ambiente intestinale.

Favoriscono l'assimilazione: il rapporto calcio/fosforo (0,5-2), il rame,la vitamina C, il silicio, il Sole... Sono negativi: l'insufficienza biliare e l'acido fitico (venduto in farmacia per tonificare).

Il ruolo degli ormoni nella fissazione del calcio continua a impegnare gli studiosi, ma le conclusioni sono tanto più delicate in quanto gli ormoni maschili o femminili agiscono in modo diverso negli uccelli, nei mammiferi e nella clinica umana[7].

Indispensabile alla coagulazione del sangue, il calcio esercita un'azione importante sul sistema nervoso per quanto riguarda la regolazione del suo equilibrio, e si rivela necessario al buon funzionamento del sistema vago-simpatico.

La carenza di calcio agisce sull'elettrocardiogramma.

La digitalina sensibilizza il cuore al calcio. Dopo l'assunzione di digitalina, alcune dosi di gluconato di calcio causano la morte. È quindi importantissimo, sottolinea L. Wurmser, non associare gluconato di calcio e digitale nella terapia.

Riguardo alla terapia con il calcio, ecco alcune precisazioni:

- il grande problema non consiste nell'apporto, bensì nella deficienza del circuito di utilizzazione (importanza degli ormoni e delle vitamine);
- la calce minerale è inutilizzabile per l'animale, e il calcio in eccesso è un agente di decalcificazione poiché impedisce l'uso del calcio del latte, delle uova ecc.;
- le iniezioni endovenose di calcio non permettono la fissazione del calcio, né la ricalcificazione. Eccezion fatta per i casi di tetania acuta, è preferibile ricorrere alle fonti alimentari.

Alimentazione, vitamine, ormoni, ghiandole endocrine, enzimi, proteine, fosforo ecc., tutti interferiscono nell'assorbimento, la fissazione, l'eliminazione del calcio. Sembra che l'equilibrio dell'organismo segua una linea molto stretta fra eccesso e carenza.

---

7. Già da tempo, Le Dantec ha attidato l'attenzione sui pericoli di trarre conclusioni per l'uomo da esperienze fatte su animali.

E dato che ogni cosa porta in sé il suo contrario, si consiglia una gran prudenza nei trattamenti che rischiano spesso di creare squilibri con incidenti che a volte sono irreversibili.

• ***Il cobalto***, 0,000004% nell'organismo, è un regolatore del sistema vago-simpatico e un vasodilatatore.
Negli esperimenti, la vitamina B_{12} stimola la rigenerazione dei nervi periferici nel ratto. Questa azione sarebbe dovuta alla presenza del cobalto nella composizione di questa vitamina.
Il cobalto è un antianemico, insieme al ferro e alla vitamina B_{12}.
Con il ferro e il rame agisce nella formazione dell'emoglobina.
La sua presenza è necessaria alla fissazione del ferro.
A piccole dosi, stimola l'attività della penicillina. Ad alte dosi, sarebbe un antagonista. Analogamente, a piccole dosi accelera la fermentazione lattica; in dosi più elevate la inibisce e poi l'accelera, per poi inibirla definitivamente.
È molto diffuso nel regno vegetale, soprattutto nelle fanerogame e nelle crittogame[8].
La sua assenza in alcuni terreni, che causa la crescita di foraggio privo di cobalto, provoca malattie del bestiame a lungo misconosciute. Aggiungendo alla razione alimentare degli animali tracce di cobalto, si guariscono dalla loro malattia.
Nei mammiferi, lo si trova in tutti i tessuti e soprattutto nel pancreas. Nella terapia catalitica, lo si prescrive per i disturbi del sistema vago-simpatico (palpitazioni, angosce), le anemie, l'ipertensione, i vari spasmi e dolori: *angina pectoris*, coronariti, arteriti, sciatiche, nevriti.

• ***Il rame***, 0,0004% nell'organismo, è un elemento essenziale in biologia animale e vegetale. È indispensabile alla vita cellulare e alla formazione delle ossa. È necessario alla fissazione del ferro e concorre, con questo, alla costituzione dell'emoglobina. Si op-

8. Le fanerogame sono tutte le piante più evolute (piante a fiori o Angiosperme, piante a semi nudi o Gimnosperme); le crittogame sono tutte le piante meno evolute (felci, muschi, epatiche). Restano escluse, dunque, solo le alghe. [N.D.R.]

pone all'eccessiva coagulazione del sangue. Si è scoperto un parallelismo tra la secrezione tiroidea e il tasso di rame nel sangue. Alcuni studi cercano di provare le sue proprietà antidegenerative (reumatismi cronici, cancro): per Pestel e collaboratori, un'elevato tasso di rame nel sangue degli ammalati di cancro è un segnale di evoluzione. D'altronde, questo fenomeno si osserva anche nelle crisi evolutive delle affezioni croniche.
È un elemento dinamico, antinfettivo, antivirale, antinfiammatorio. L'organismo lo mobilita in caso di aggressione microbica durante le infezioni (ad esempio, nel sangue del malato d'influenza lo si trova in maggior quantità che in quello dell'individuo sano). Nello stesso tempo si nota un impoverimento di rame nei tessuti. Rinforza altre cure antinfettive e interviene nel funzionamento della tiroide.
Lo si trova nelle mandorle, nelle noci, nelle nocciole, nel frumento, nella barbabietola, nella cipolla, nella rapa, negli spinaci, nei porri, nella ciliegia, nella mela, nell'arancio, nell'uva, nel polline.
Negli animali si trova nel sangue e nel fegato. Il plasma umano ne contiene da 0,7 a1,40 mg/l. Il fabbisogno quotidiano dell'uomo è di 2 mg, quello dei lattanti di 5 mg. (Essendo il latte povero di rame, l'alimentazione a base di solo latte porta all'anemia).
Nella terapia catalitica, il rame è prescritto negli stati infettivi e nelle malattie virali: influenza, affezioni febbrili acute, stafilococchi, reumatismo articolare acuto, poliartrite cronica evolutiva, assenza di difesa organica.
Generalmente viene associato ad altre cure.

• ***Il ferro***, è soprattutto noto come antianemico. Infatti, è un costituente fondamentale dell'emoglobina. Sembra che la sua carenza favorisca lo sviluppo del cancro. Alcuni enzimi esigono la presenza di questo metallo, per i 3/4 accumulato nell'organismo sotto forma di ferritina.
Si trova in molti frutti, nella mandorla, nella nocciola, nel frumento, nell'avena, nella segale, nella carota, negli spinaci, nella cipolla, nel crescione, nel cavolo, nella castagna, nel prezzemolo, nei legumi, nel cacao, nel polline, in certe frattaglie...

È il più abbondante degli oligoelementi : un soggetto di 70 kg ne contiene circa 3,50 g. La somministrazione di ferro implica, clinicamente, alcune difficoltà d'assimilazione; anche l'eccesso di ferro è pregiudizievole quanto la sua insufficienza, poiché nessun emuntorio naturale è in grado di eliminarne più di 0,5-1 mg al giorno. In linea generale, è opportuno consumarlo sotto forma di piante, di frutta o di ortaggi che lo contengono, tanto più che l'impiego del ferro è legata alla presenza di rame che si trova nella frutta fresca e negli ortaggi verdi.
Il fabbisogno quotidiano è dell'ordine di 10-18 mg[9].
Ai concetti appena esposti, che avevo creduto di dover limitare al massimo nelle mie edizioni precedenti, ritengo opportuno aggiungere alcune precisazioni che mi sono state richieste da numerosi corrispondenti. Innanzitutto li ringrazio perché, come avviene per tutti i metabolismi, quello del ferro pone effettivamente problemi complessi. C'è stato un periodo, non così lontano, in cui le acque ferruginose naturali come l'acqua comune in cui erano stati lasciati a macerare alcuni chiodi arrugginiti, venivano considerate come autentici trattamenti antianemici. Non so cosa ne pensino i ricercatori di oggi, sempre che abbiano il tempo di concentrarsi su un simile problema, ma è possibile che un giorno si dimostri, in effetti, che in questo caso come per altri argomenti, queste procedure un po' antiquate hanno una certa efficacia.
Per adesso, il problema del modo di prescrivere e dell'assimilazione del ferro dà luogo a numerosi dibattiti e suscita alcune inquietudini. L'OMS (Organizzazione Mondiale della Sanità), la cui serietà non può certo essere messa in dubbio, nel 1968 aveva creduto di poter proporre una cura delle carenze marziali. Ebbene, nel 1975[10] il dottor Leclerc ha segnalato che la terapia poteva provocare dei focolai d'infezione in seguito alla saturazione di ferro della transferrina, normalmente batteriostatica.
In quell'occasione, furono ricordate diverse nozioni: la perdita di

9. National Research Council, 1974.

10. XVI Giornata annuale della dietetica e della nutrizione, Parigi.

1 ml di sangue priva l'organismo di tanto ferro quanto l'escrezione giornaliera (0,5-1 mg). Quindi, attenzione alle emorragie di qualsiasi natura, che impoveriscono l'economia generale.
Generalmente l'alimentazione equilibrata copre il fabbisogno quotidiano. Il ferro vegetale sarebbe, secondo alcuni autori, piuttosto mal assorbito, una nozione curiosa *a priori* che richiederà certamente anni prima di poter essere confermata. Ma la vitamina C naturale favorisce il riassorbimento e ci si domanda cosa, meglio dei vegetali, si dimostri maggiormente in grado di fornire la vitamina C nonché il suo indispensabile complemento C_2.
Ciò che è emerso soprattutto da questa "giornata" – ma che non è mai stato sufficientemente spiegato – è che una carenza nutrizionale così come numerosi disturbi digestivi e d'altra natura possono ostacolare l'assimilazione del ferro da parte dell'organismo animale. Per curare una sindrome di anemia, non basta aggiungere ferro sotto una delle numerose forme proposte in commercio. Si ritorna sempre al concetto dell'importanza fondamentale di un'alimentazione sufficiente ed equilibrata, tenendo conto dei protidi animali e vegetali, dei minerali, delle vitamine ecc. dove ortaggi, frutta e cereali conservano un importanza essenziale.
Se dovessi fornire una prova di questo, la troverei in quella dichiarazione dell'OMS che, nel 1972, segnalava che circa 700 milioni di persone nel mondo sono carenti di ferro. Tra i sottonutriti dei paesi in via di sviluppo e coloro che sono molto malnutriti, anche se molto numerosi, delle nostre società, la cifra citata non mi sembra lontana dal vero.

• ***Il fluoro***: isolato nel 1886 dal farmacista H. Moissan, premio Nobel, è noto per la sua azione benefica sullo smalto dei denti. È sicuramente utile alle ossa (con il fosforo, svolge un ruolo importante nel metabolismo del calcio) e ai tendini.
Per P. Jaulmes tuttavia, il livello di tossicità del fluoro è molto vicino alla sua dose terapeutica.
Nell'iper-rilassatezza dei legamenti, che espone a distorsioni a ripetizione, serve una terapia di fluoro. Il fluoro è anche indicato nei ritardi di ossificazione, nel rachitismo, nell'osteoporosi, nel

consolidamento delle fratture, nelle carie dentarie. Alcuni lo consigliano nei dentifrici; altri, invece, pensano che sia inutile e che possa causare intossicazioni.

Si trova nel frumento, nell'orzo, nel riso, nell'albicocca, nell'uva, nella patata, nel ravanello, nel pomodoro...

In terapia, alcune preparazioni di ordine omeopatico sembrano dotate di un'innegabile efficacia.

Nel novembre 1967, il Comitato nazionale d'igiene e di salute oro-dentaria ha organizzato un incontro sul tema *Fluoro e salute pubblica*. Il fluoro è somministrato attraverso i dentifrici o in occasione di cure dentarie, e tali pratiche – va sottolineato – sono giustificate dalla sua provata capacità di penetrazione in dosi minime attraverso le mucose. Ma la fluorazione attraverso l'acqua degli acquedotti riguarda ormai oltre 60 milioni di Americani e circa 10 milioni di Europei, soprattutto Svedesi, Olandesi e Svizzeri[11].

In opposizione con certi difensori del fluoro (soprattutto autori esteri), preferisco l'atteggiamento del professor R. Truhaut, tossicologo francese di fama mondiale, che pretende che siano fatti studi più approfonditi sulla tossicità di questo elemento e sui reali modi in cui viene eliminato.

Dobbiamo forse alla nostra trascuratezza, di cui si accusano spesso i Francesi, il fatto di non essere costretti a bere acqua fluorizzata, la cui innocuità è ancora lontana dall'essere stata provata

E poi, dice qualcuno, o il fluoro è un prodotto medicamentoso attivo, e sembra anomalo imporlo a tutta una popolazione, o non lo è: e allora, a che pro?

Dopo la pubblicazione di queste pagine date in stampa 20 anni or sono (avevo partecipato a molte discussioni su questo argomento a Québec, nel 1972), fautori e detrattori continuano ad affrontarsi. In realtà, i contestatori non possono pronunciarsi che

---

11. Un certa quantità di fluoro è naturalmente presente nell'acqua del rubinetto. Anche in Italia, però, alcune aziende dell'acqua aggiungono il fluoro all'acqua distribuita: se siete interessati a saperne di più sull'acqua che esce dal vostro rubinetto, dovreste contattare l'azienda che vi rifornisce e richiedere questo dato.

in favore dei loro scritti poiché, esempio ulteriore, non sono mai invitati ai congressi. Così è accaduto in occasione di un recente congresso dentistico mondiale tenutosi a Parigi.
Per gli irriducibili del fluoro nella prevenzione della carie dentaria (gli stessi studiosi esteri di una volta), tutto va bene a patto che sia presente il fluoro: nell'acqua da bere, nei dentifrici e nei collutori… Perché dunque non metterne anche nella farina, nel latte e, ben inteso, nello zucchero, dato che nessuno ignora la responsabilità degli zuccherifici industriali rispetto alla deplorevole situazione dentaria della nostra società. Non si tratta, ahimé, di battute, perché queste misure sono state effettivamente auspicate.
In compenso, sono passati colpevolmente sotto silenzio alcuni studi di 40 anni fa, in seguito confermati, che denunciavano i pericoli della fluorurazione: oltre a crescenti complicazioni renali e di tumori (studi americani e giapponesi), rischi di danni catastrofici a livello dello smalto dentario fino alla perdita totale dei denti, come si è potuto constatare in molte centinaia di abitanti della Meuse (l'acqua conteneva più di 4 mg/l di fluoro, mentre l'azione eventualmente benefica viene valutata a meno di 2 mg)[12].
Una volta ancora: "Tutto è veleno, niente è veleno, conta solo la dose". Noi dobbiamo ringraziare i poteri pubblici francesi per non essersi ancora pronunciati sull'illusoria "necessità" d'imporre il fluoro nell'acqua del rubinetto. Lungi dall'essere persuaso dei vantaggi, "il ministero della Sanità non vuole prendere posizione", ha detto uno dei suoi portavoce. Spetterà tuttavia ai responsabili di questo ministero esprimersi al più presto possibile su alcuni prodotti dannosi: insetticidi, ratticidi, preparati antiruggine contenenti derivati del fluoro che possono bruciare la pelle e, nel caso d'ingestione, causare dolori addominali, vomito o collassi. Alcuni sali possono provocare una perforazione intestinale, altri disturbi digestivi e cardiaci. Bisogna supporre che il consumatore ne sia convenientemente informato.

---

12. A chi fosse interessato, segnalo le pubblicazioni di *Let's live*, settembre 1977 e gennaio 1979, e *50 millions de consommateurs* del dicembre 1979..

Così il fluoro, sulla cui utilità in dosi *infinitesimali* non ci sono dubbi, non può essere prescritto che da un medico, in casi particolari e sotto la sua responsabilità (come per tutti gli elementi di questo lungo capitolo). Per il resto, dal punto di vista della salute generale come per il buono stato della dentatura, un'alimentazione di qualità regolerà il problema. La misura nell'uso di dolciumi sarà un imperativo per chi vuole conservare denti sani e alito fresco, per i bambini piccoli che vanno bene a scuola, come per le loro belle mamme di tutte le età, che si concedono anche troppo spesso questa gioia suprema.
Il fluoro dei dentifrici sembra un gadget inutile, ma non più dannoso di altri... e ognuno ha il diritto di scegliere il proprio dentifricio, che indica i suoi gusti preferiti secondo la formula convincente della pubblicità. Alcuni preferiscono l'anice o la menta, altri le strisce rosse o blu, altri un'aggiunta di calcio: puerilità anodine rispettabili in chi rifiuta il gusto acre del miglior dentifricio del mondo, che è il sapone di Marsiglia. È con questo semplice prodotto che molti dei nostri predecessori (non ricchi e non assistiti dall'Assistenza sociale nella cura dei loro piccoli o grandi malanni) hanno conservato i propri denti.

• ***Lo iodio*** ha numerose indicazioni terapeutiche. Antisclerotico[13] (protettore vascolare, soprattutto dei grossi vasi che ammorbidisce), ipotensivo, antitossico, depurativo, è indispensabile per il buon funzionamento della tiroide e dovrebbe essere "il pane quotidiano" dei vecchi. Poiché le condizioni della vita moderna sono fattori d'invecchiamento prematuro, molti quarantenni farebbero bene a consumare iodio.
Può essere mal tollerato e provocare iodismo (corizza[14], vertigi-

13. Se a un coniglio si somministra olio contenente vitamina D, si constata rapidamente la comparsa di depositi calcarei sull'aorta, sugli altri vasi e nei reni. Ma se gli si somministra contemporaneamente un'albumina iodurata, i depositi non si formano, o sono molto ridotti (prof. Leon Binet).

14. Rinite acuta, o infezione acuta catarrale delle prime vie aeree caratterizzata da starnuti, secrezione nasale, lacrimazione ecc. spesso provocata da rhinovirus o da allergeni (raffreddore da fieno). [N.D.R.]

ni, mal di testa, gonfiore alle ghiandole sotto-mascellari). In questi casi sarà bene assorbirlo sotto forma di alimenti naturali.
È indicato contro i reumatismi, i disturbi della vecchiaia[15], gli stati di scrofolosi[16], l'insufficienza tiroidea, l'eccesso di colesterolo nel sangue, l'obesità, l'ipertensione, i disturbi circolatori, il gozzo, le malattie polmonari, la tubercolosi, la sifilide. Nel bambino è un fattore di crescita.
Le alghe ne contengono in abbondanza, così come l'aglio, la cipolla, il crescione, gli spinaci, il cavolo, la carota, il porro, la rapa, il pomodoro, la pera, l'uva.
La terapia catalitica lo impiega nei disturbi della funzione tiroidea e in tutte le sue conseguenze, con eccellenti risultati.
Il fabbisogno giornaliero è di circa 130 mcg.

• ***Il magnesio***, cui è legato il nome del professor Pierre Delbet per le innumerevoli ricerche da lui compiute su questo argomento, è un elemento plastico[17] e catalitico insieme. È un fattore di crescita, un tonico generale, un rigeneratore cellulare, un equilibratore psichico e del sistema vago-simpatico, un purificatore epatico (aumenta la secrezione biliare), un antisettico per uso interno ed esterno. È un regolatore dell'equilibrio calcico, ma in determinate circostante si può avere un conflitto fra questi due metalli. Aumenta le reazioni di difesa dell'organismo, lotta contro l'anafilassi, l'invecchiamento, il cancro. Secondo Voelkel, combatte le trombosi. Secondo Desiveaux, è antiaterosclerotico.
Si pensa che il fabbisogno dell'organismo sia di 250-350 mg al giorno.
La sua carenza provoca numerosi disturbi. Le forme cliniche più conosciute di defict di magnesio sono rappresentate dalle sin-

15. Esperienze cliniche su soggetti apatici, senescenti, hanno dimostrato che la terapia iodurata ha realmente proprietà di ringiovanimento.

16. particolare forma di tubercolosi delle ghiandole linfatiche del collo, che possono dare luogo a fistole lasciando cicatrici irrecolari e retratte. [N.D.R.]

17. Circa 20 mg (+ 2 mg)/l di plasma sanguigno. Lo scheletro contiene il 70% del magnesio accumulato nell'organismo, il muscolo 21 mg‰, ossia 4 volte più del calcio.

dromi di iperirritabilità neuro-muscolare, dalla spasmofilia, da alcuni disturbi "simpatici" così come da insulti cardio-vascolari e trombosici (che, come è noto, sono oggigiorno i più frequenti e letali nei paesi della "civiltà occidentale"), e da varie altre manifestazioni cardiache. Studiando il ruolo antitrombosico del magnesio, alcuni studiosi hanno ricordato l'efficacia del magnesio, provata da numerose ricerche, nella prevenzione delle flebiti postoperatorie e dopo il parto.

Questi fatti ci dovrebbero spingere a usare il magnesio nella terapia preventiva di numerose malattie.

Il magnesio si trova nel frumento, nell'avena, nell'orzo, nel mais, nei datteri, negli spinaci, nella patata, nella barbabietola, nel polline e in numerosi altri vegetali e frutti. Costituisce circa il 24% della massa terrestre.

Le sue indicazioni sono molteplici: prevenzione dell'invecchiamento, tremori, astenie, disturbi digestivi, affezioni respiratorie, neuro-artritismo, alcune allergie, problemi epato-biliari (stipsi), alcune convulsioni, malattie da precipitazione come la gotta e l'artrosi, cancro (per P. Delbet, il cloruro di magnesio era una delle armi migliori contro questa sconcertante malattia).

Secondo L. Kervran, l'organismo umano "fabbrica" il magnesio. Alcuni studi, realizzati nel Sahara nel 1959 su operai addetti allo scavo di pozzi petroliferi, hanno dimostrato che l'organismo elimina più magnesio di quanto ne riceva. In 6 mesi, questi operai produssero in media 35 g circa di magnesio-metallo ciascuno. Per l'autore, la formazione del magnesio nell'animale ha luogo a partire dal sodio del sangue.

Nel regno vegetale, le piante prelevano dal suolo una media di circa 20 kg di magnesio per ettaro. Ma la terra arabile, che contiene circa 70 kg di magnesio l'ettaro, non si esaurisce anche se non viene arricchita con concimi a base di magnesio.

Per L. Kervran, anche il magnesio delle piante ha origine dal sodio della terra.

Questo studioso sottolinea inoltre il parallelismo tra magnesio e calcio, giacché i molluschi a conchiglia, i crostacei e i coralli possono trasformare il magnesio in calcio. Il processo inverso avviene in alcuni batteri.

Così, usando concimi sodici o calcici, si possono estrarre dal terreno (per mezzo delle piante raccolte) quantità di magnesio che non esistono nel suolo né nei concimi.
Secondo Kervran, quindi, bisogna cercare le cause di carenze organiche di magnesio nei disordini di trasformazione che lo producono. Se ne comprende tutta la complessità (situazioni patologiche, fenomeni fisici esterni).
Per questo autore, il cloruro di sodio fornito agli esseri viventi «*permette alla natura di fabbricare tutto il magnesio che le occorre, e di scartare il resto. È un residuo eliminato e ciò spiega perché l'apporto di magnesio è spesso tossico: a un dato momento, si superano i limiti tollerabili nelle cellule*».
Meglio, quindi, cercare l'apporto di magnesio in elementi transformabili e lasciare fare alla natura, a meno che non si tratti di un disturbo patologico... ma abbiamo visto quanto sia delicato per un medico dosare questo apporto.
Nella *Politique preventive du cancer*[18], il professor Delbet sembra aver dimostrato che l'aumento dei malati di cancro è dovuto, almeno in parte, a una diminuzione nella percentuale di magnesio dell'umanità. Ne indica due ragioni principali:
- l'abburattamento eccessivo delle farine, poiché gran parte del magnesio del frumento rimane nei "sottoprodotti" destinati agli animali (farine basse, cruschelli e crusca). Così, per Delbet, Breteau e numerosi studiosi, il pane bianco costituisce «*uno dei più pericolosi errori dei tempi moderni*»;
- la raffinazione del sale, il cui scopo è d'impedire al sale di fondersi nelle saliere con l'umidità. Ora, sono i sali di magnesio i responsabili di questa delitescenza[19]. Quindi, per ottenere un prodotto comodo, piacevole alla vista e di facile uso, si tolgono questi preziosi princìpi.

In Italia, Carlo Marchi constatò che il sale estratto da determi-

18. Denoel edit., 1944.

19. Proprietà di certe sostanze cristalline di ridursi in forma polverulenta per assorbimento di vapore acqueo o per eliminazione dell'acqua di cristallizzazione. [N.D.R.]

nate miniere era povero di magnesio, mentre quello estratto da altre ne era relativamente ricco. Conoscendo le regioni in cui le diverse specie di sale sono consumate, ha dimostrato che la frequenza del cancro è inversamente proporzionale alla percentuale di magnesio presente nel sale da cucina.
Nel 1928, Robinet aveva precisato due carte della Francia: una geologica, l'altra cancerologica. Là dove il magnesio è abbondante nel suolo, il cancro è raro, e viceversa. La stessa esperienza fu fatta per l'Inghilterra e per il Granducato del Baden.
In Egitto e nella Costa d'Avorio l'alimentazione ricca di magnesio coincide con la rarità del cancro (P. Delbet, 1932).
R. Dupont fece la stessa constatazione nel Tchad, nel1939. Ma si rilevò che gli abitanti delle città, che "beneficiavano" dello stile alimentare europeo, vedevano aumentare i casi di cancro. Da allora, però, si è dimostrato che in questa proliferazione del cancro la carenza di magnesio non è certo la sola responsabile.
P. Delbet ricorda gli studi di Watermann, Reding e Slosse secondo i quali il cancro si sviluppa in quei soggetti il cui ambiente interno è più alcalino del normale: l'alcalinità favorisce lo sviluppo di cancri sperimentali prodotti col catrame.
Gli ammalati di cancro hanno un'urina più alcalina rispetto ai soggetti sani. Ora, i sali alogenati di magnesio acidificano l'urina di questi malati, e ciò porta un abbassamento dell'alcalosi sanguigna.
«*Convincere che un banale elemento chimico svolge un ruolo importante è un'impresa difficile.* – ha scritto P. Delbet – *Se si trattasse di un composto multimolecolare dal nome chilometrico, sarebbe assai più facile... ci si immagina che un grande risultato possa essere ottenuto soltanto con mezzi complicati*».
Quelli che, come me stesso, studiano i vegetali e riconoscono loro un'importanza notevole nel mantenimento della salute o nella cura delle malattie, prestano un'attenzione particolare ad alcuni consigli di P. Delbet. Generalmente si riconosce il gande valore di cuocere le verdure "al vapore". Ora, P. Delbet ha dimostrato che l'acqua di cottura porta via quasi tutto il magnesio del cavolo e dell'acetosella, e quasi 2/3 di quello degli spinaci. Così egli consiglia la cottura al vapore o il consumo del brodo di cottura.

Abbiamo già detto che un buon equilibrio calcico sembra ostacolare lo sviluppo del cancro. Analogamente, sembra dimostrato anche il ruolo del magnesio nella prevenzione del cancro. Gli studi di L. Kervran appena citati spiegano i rapporti fra questi due elementi.
Nella prevenzione delle malattie degenerative, è nota l'importanza – a fianco del calcio e del magnesio – di ferro, silicio, zolfo, iodio, potassio, fosforo... Senza dubbio dovremmo elencare quasi tutti i minerali e gli oligoelementi.
Di fronte all'estrema complessità della biologia animale, i medici si chiedono quale condotta tenere. Ma rispetto al metodo che consiste nel prescrivere – troppo spesso a caso – questo o quell'altro elemento o vitamina, sembra molto più ragionevole nutrirsi con prodotti freschi, sani, non mutilati dei loro costituenti con molteplici lavorazioni. Chi oserebbe guidare un aereo senza conoscerne i segreti?
La malattia manifesta?... È tutta un'altra storia, poiché i danni sono fatti, dopo una lunga incubazione, "nella notte dei tempi" per citare il professor René Leriche. Occorrerà tutta la scienza del medico, tutta la pazienza del malato... e si farà bene a ricorrere ancora, nel quadro di una terapia attiva, alle immense possibilità dei vegetali, come a quelle di alcuni altri prodotti naturali di primo piano quali la pappa reale e il polline (→ cap. IX, p.450).
L'interesse del magnesio nelle malattie neuro-psichiatriche è ricordato da R. Coirault. La carenza di magnesio si riscontra nelle spasmofilie, negli stati epilettici, negli stati confusionali soprattutto alcolici. Un semplice apporto di magnesio può anche rendere efficace una terapia fino ad allora inefficace, cosa che spesso avviene nelle cure chimiche dei malati psichici.
Tra le cosiddette "malattie della civiltà" rientrano i cancri, i disturbi psichiatrici e, in particolare, le nevrosi. Il magnesio è indicato sia nel cancro che nelle malattie mentali, benigne o gravi. Dobbiamo collegare queste constatazioni con l'alimentazione raffinata, troppo spesso depauperata di magnesio ?
Esistono numerosi prodotti a base di magnesio: Granuli di magnesio, Delbiase, Bio-mag, cloruro di magnesio in proporzione di 20 g/l d'acqua ecc.

• ***Il manganese***, nonostante la quantità minima in cui è presente nell'organismo (0,0001%) è un elemento fondamentale per la nostra economia. Costituente di molti sistemi enzimatici, regolare ghiandolare importante per la crescita, attivo nel metabolismo degli zuccheri, dei grassi e dei protidi, favorisce le funzioni epatiche e renali, accelera le combustioni. Aiuta la fissazione dei minerali (metabolismo del calcio), del ferro, delle vitamine. È legato all'azione del complesso vitaminico B: nel beriberi sperimentale, in assenza di manganese la vitamina B_1 non provoca alcuna regressione dei disturbi.
Lo si trova in diversi cereali, nel crescione, nel cavolo, nel sedano, nella carota, nella cipolla, nel dente di leone, nella patata, nel polline...
I vegetali ne contengono 0,3-17,6 mg /kg, soprattutto negli organi riproduttori. L'animale ne contiene 0,2-0,4 mg/kg, specialmente nel fegato, nei muscoli e nel sangue.
Per i bambini il fabbisogno quotidiano è 0,2-0,3 mg/kg. Al lattante ne occorrono 6 mg al giorno.
La sua *carenza* può provocare un'irriducibile anemia e disturbi nelle funzioni riproduttive. In terapia, la catalisi manganica è usata spesso, forse perché il manganese è l'oligoelemento conosciuto fin dall'antichità.
È *indicato* in tutti i casi di allergia: asma, emicranie, eczemi, orticarie, intolleranze varie. È uno dei rimedi della diatesi artritica e un desensibilizzante. Lo si prescrive nel reumatismo infiammatorio e gottoso, nel reumatismo contemporaneo alla menopausa, nelle emicranie, nell'asma, nell'ipertensione.
È utile anche in alcune affezioni cardio-vascolari: coronatiti, arteriti. Inoltre, stimola la formazione di antitossine.
La sua somministrazione aumenta l'azione di altri medicinali.
Si impiega spesso insieme al rame o al cobalto (asme allergiche, sindromi vascolari) con i quali agisce in modo sinergico.

• ***Il nichel*** stimola le funzioni pancreatiche ed è perciò *indicato* nel diabete.
Lo si trova nella carota, nel crescione, nel cavolo, negli spinaci, nei fagioli, nella cipolla, nel pomodoro, nell'uva...

• ***Il fosforo*** è un elemento plastico e dinamico. Entra in numerose combinazioni con i grassi, gli zuccheri, i protidi. Ha un'azione importante nel meccanismo della vitamina D e controlla l'equilibrio calcico dell'organismo. Partecipa alla formazione ossea e sanguigna e svolge un ruolo importante nella regolazione delle funzioni paratiroidee. È un elemento fondamentale dell'energia nervosa, intellettuale e sessuale.
Molti vegetali lo contengono: cereali, germe di grano, aglio, sedano, carota, cipolla, porro, pomodoro, mandorla, noce, uva. Si trova anche nel polline.
Le sue *indicazioni* sono molteplici: astenia fisica e intellettuale, affaticamento muscolare (contrazioni, crampi), demineralizzazione, affezioni ossee, tubercolosi, alcune sindromi nervose, disturbi paratiroidei, spasmofilia, alcune asme, deficienza cardiaca.
Il fabbisogno quotidiano è di circa 800 mg.

• ***Il potassio*** è uno degli elementi che prevalgono nel regno vegetale; fu scoperto nel 1807 da Sir Humphrey Davey. Tonico cardiaco e muscolare, stimola i movimenti intestinali e interviene nella regolazione delle ghiandole surrenali. Svolge un'importante funzione nell'equilibrio dell'acqua nei tessuti.
Lo si trova in molti vegetali: frumento, riso, patata, uva, pera, banana, dattero, cavolo, fagiolo, porro, nocciola, mandorla, polline.
È il medicamento catalitico dei disturbi del metabolismo dell'acqua e della regolazione della funzione surrenale.
È *indicato* negli sforzi muscolari, nelle oligurie[20], nell'obesità per ritenzione d'acqua, nel reumatismo cronico, nella poliartrite cronica evolutiva, nell'artrosi conseguente alla menopausa, così come nelle malattie polmonari, nelle miocarditi senili, nella senescenza.
Si meriterebbe, da solo, un intero volume.

• ***Il silicio*** svolge un ruolo importante nel sistema osseo, vascolare, nervoso, respiratorio. La sua azione sulle fibre elastiche è

20. Affezioni che comportano una riduzione nella produzione di urina. [N.D.R.]

fondamentale. Interviene nella costituzione dei tendini, della pelle e delle fanere[21]. È un agente di rimineralizzazione spesso consigliato sotto forma di equiseto, considerato da Kneipp una panacea. È anche un antitossico.
È indicato per: aterosclerosi, ipertensione, demineralizzazione, rachitismo, debolezza generale, malattie degenerative (reumatismi, cancro), emorragie.
Lo si trova nella parte esterna dei cereali, nella buccia dei frutti, nell'aglio, nello scalogno, nella cipollina, nel polline...
Ecco, più o meno, tutto ciò che s'insegnava fino a qualche anno fa su uno degli elementi di cui nessun organismo animale potrebbe impunemente fare a meno.
Sebbene in biologia tutto sia collegato, a volte si scoprono determinate prerogative e la funzione del silicio appare oggi notevolmente più importante di quanto non apparisse qualche decennio fa.
Ma gli antichi – pur non avendo a disposizione i moderni metodi analitici – conoscevano la funzione essenziale del silicio nel mantenimento della salute e lo somministravano a quasi tutti i loro malati. In tempi più recenti, alcuni ricercatori avevano intuito l'importante ruolo di questo elemento[22].
Ancora una volta, le ricerche e le conoscenze moderne hanno provato il fondamento di consuetudini millenarie.
Il silicio, infatti, è uno dei 12 elementi più importanti nella composizione elementare degli organismi. Non è un oligoelemento poiché le sue concentrazioni non sono nell'ordine del microgrammo ma del milligrammo: il sangue umano ne contiene quasi 10 mg/l (1/10 del calcio). L'organismo ne contiene circa 7 g: più del ferro (3-3,50 g), molto più del rame (100-150 mg), enormemente più del cobalto, del nichel, dello zinco...
Ha un ruolo fondamentale (plastico e funzionale) nei fenomeni

21. Nome generico che indica tutte le strutture superficiali della pelle (epidermiche) ricche di cheratina. [N.D.R.]

22. «L'azione del silicio in terapia è chiamata a svolgere un ruolo grandioso», Luigi Pasteur (1878).

della nutrizione generale. È un potente elemento generale di difesa del terreno e svolge un ruolo di primo piano nei vari processi di disintossicazione.

Lo si trova, in più o meno grande quantità, in tutti i vegetali e soprattutto nelle foglie. Le graminacee (eccetto il mais), le equisetine (l'equiseto), le crittogame vascolari ne sono le più fornite. Da qui il nome di "piante al silicio" che si è potuto dare loro, a fianco delle "piante al calcio" (leguminose) o delle " piante al potassio" come la patata.

La tabella 1 mostra il contenuto di silicio nelle ceneri di vari alimenti.

TABELLA 1. CONTENUTO DI SILICIO NELLE CENERI VEGETALI: % IN PESO

alimento	contenuto di silicio %
TOPINAMBUR	8
RAVANELLO	6,50
OLIVA	5,60
CHICCI D'AVENA	2,60
DENTE DI LEONE	2,40
CHICCHI D'ORZO	2,05
CHICCHI DI RISO	1,90

Il silicio è di enorme importanza per la crescita dei vegetali e per la loro difesa contro i parassiti. Aggiungendo silicati ai terreni, si sono ottenuti importanti miglioramenti di resa nella coltura del frumento, dell'avena, del miglio, dell'orzo... Così, possiamo spiegarci oggi il carattere fertilizzante del limo del Nilo, che contiene dal 2 al 3% di calcio, il 10% di allumina e il 58% di silicio. Analogamente, alcuni studiosi hanno potuto attirare l'attenzione sul magnifico concime costituito dai fanghi del San Gottardo, ricchi dell'80% di silicio.

Nel suolo, il silicio si trova in minore o maggiore quantità sotto forma di silicati complessi. L'acqua del suolo ne contiene da 20 a

50 mg/l. La coltura di un ettaro di legumi preleva dal suolo 10 kg di silicio ogni anno. Un ettaro di faggi ne estrae 63 kg e un ettaro di frumento 105 kg.

È grazie alla ricchezza di silicio nel suolo e quindi nei vegetali, che, nel regno animale, gli erbivori sono quelli che ne possiedono di più: 150 mg/l di sangue nei bovini e 12,6 mg/l nel coniglio, contro i 9 mg/l nell'uomo e i 5,5 mg/l nel cane.

Uno specialista di selvaggina rilevò che nei piccoli Vosgi, dal terreno povero di silicio, i caprioli sono gracili e le loro corna poco sviluppate, mentre nei boschetti della pianura dal suolo siliceo, gli animali sono vigorosi e le loro corna magnifiche.

Negli animali, il silicio si trova soprattutto nelle ghiandole surrenali, nel pancreas, nella milza, nel tessuto connettivo di cui lentamente si sta comprendendo l'importanza nei diversi fenomeni biologici. Si trova anche nello smalto dei denti, nelle unghie, nei capelli, nella pelle la cui elasticità, come ogni elasticità dei tessuti, sembra legata alla presenza di questo elemento. Si trova anche nel tessuto polmonare e negli strati elastici delle arterie.

Il fabbisogno normale dell'organismo è di 20-30 mg al giorno circa. Ce lo forniscono gli ortaggi, la frutta, la carne, purché si tratti di alimenti biologicamente sani. Anche l'acqua, vale a dire l'acqua pura, l'acqua del suolo, l'acqua silicea e non l'acqua calcarea che è povera di silicio, e ancor meno l'acqua degli acquedotti delle grandi città.

Il pane bianco, gli ortaggi decorticati, la frutta sbucciata ne sono in gran parte sprovvisti poiché, come le vitamine B e C, il silicio si trova soprattutto nelle parti esterne dei vegetali. Così, i bambini della nostra generazione – e di molte precedenti – facevano bene quando si contendevano le bucce delle mele scartate dalla madre per la marmellata. A quei tempi, la frutta consumata nei piccoli centri proveniva da frutteti campagnoli, privi d'insetticidi. Rimpinzandosi di bucce, i monelli si divertivano e si nutrivano al tempo stesso.

Si comprende che al giorno d'oggi si verificano numerose carenze di apporto. Queste carenze spariranno quando si tornerà alle colture e all'alimentazione biologiche, come numerosi specialisti chiedono da lungo tempo.

Ma a fianco di queste carenze ce ne sono altre, aggravanti: le carenze d'utilizzazione. Si riscontrano, ad esempio, nei casi di scarsità nei succhi gastrici di acido cloridrico.
Le unghie[23] sono fragili, questo fenomeno costituisce un eccellente campanello d'allarme, poiché questo sintomo precede la demineralizzazione ossea. Se ne dovrà tenere gran conto, quindi, nella scelta della terapia che dovrà contenere obbligatoriamente il silicio. Le perdite di silicio precedono, infatti, quelle di calcio e di altri minerali e sono, fra tutte, le più notevoli.
È importante constatare che il silicio è stato prescritto in tutti i tempi per rimineralizzare i pazienti di tubercolosi. Lo si somministrava sotto forma di equiseto[24] (decotto o polvere), e Renon, Henri Leclerc e Chevalier furono, tra gli studiosi contemporanei, coloro che approfondirono maggiormente questo importante problema.
Inoltre sono state scoperte alcune curiose migrazioni che si verificano tra calcio e silicio in numerosi stati patologici.
Studiando sperimentalmente il consolidamento delle fratture delle membra sui ratti bianchi, R. H. Monceaux (1959) osservò che i progressi erano incomparabilmente più rapidi quando si somministrava all'animale il silicio vegetale. Così, il silicio è indicato in tutti i casi d'interventi chirurgici ossei.
Si è constatato che il feto dei mammiferi è ricchissimo di silicio, essendo questa riserva naturalmente destinata alla formazione delle ossa, dei denti, delle fanere e al loro mantenimento. Si comprende, quindi, perché la donna incinta deve ricevere una dose supplementare di silicio durante la gravidanza e nei mesi successivi.
Il silicio, inoltre, favorisce l'assimilazione del fosforo. Lo si somministrerà perciò nei casi, sempre più numerosi, di problemi nervosi e di astenie.

---

23. Nelle ceneri delle unghie normali si trova il 10% di zolfo, il 12% di calcio e il 20% di silicio.

24. Non si sapeva ancora che l'asperella contiene, nelle sue ceneri, fino al 70% di silicio. Questa pianta, della famiglia delle equisetine, è senza dubbio una delle piante più ricche al mondo di silicio.

Oggi sappiamo inoltre che, nelle demineralizzazioni, le perdite di silicio sono proporzionalmente più importanti di quelle di altri elementi. Negli individui morti per cachessia tubercolosa le ossa hanno perduto del 13% di magnesio, il 25% del calcio e il 45% del silicio.
E per quanto riguarda la tubercolosi, mentre il polmone normale contiene circa lo 0,18% di silicio, il polmone tubercolotico ne contiene lo 0,009% soltanto. Alcune ricerche ci hanno rivelato che il lobo superiore destro, più spesso attaccato dal bacillo di Koch, è il più povero di silicio rispetto a tutti i lobi polmonari. Il lobo superiore sinistro, il più colpito dopo il precedente, contiene un po' più di silicio, ma meno del lobo inferiore destro, che è il meno vulnerabile alla tubercolosi.
Quanto al pancreas, il meno soggetto alla tubercolosi di tutti gli organi, esso contiene la maggior percentuale di silicio nota in tutto l'organismo.
Negli animali più predisposti alla tubercolosi (cavia, mucca) si constata un'insufficienza tissutale di silicio che non si riscontra nelle pecore o nelle capre, molto meno ricettive.
Il silicio, quindi, è *indicato* in tutti i casi di tubercolosi e nella loro prevenzione. Nel campo del cancro, si è notato che questa affezione è molto più rara nelle regioni ricche di magnesio, e anche di silicio. Per contro, si nota una proliferazione dei casi di cancro nelle regioni dal suolo calcareo.
Il silicio favorisce l'eliminazione di residui ed è un potente fattore di disintossicazione. Agisce come mineralizzante generale, del tessuto connettivo in particolare, primo elemento di opposizione organica allo sviluppo delle cellule cancerose.
Nei riguardi dell'aterosclerosi, il silicio svolge una funzione essenziale. Come abbiamo visto, è un fattore di flessibilità e di elasticità. Ora, l'ispessimento arterioso si verifica a carico dei tessuti elastici dell'arteria. Gli studi di M. e J. Loeper hanno dimostrato che nell'aterosclerosi c'è una diminuzione di silicio e che questa diminuzione è concomitante a una riduzione dell'elasticità dei tessuti.
Il silicio, infine, allo stato attuale delle conoscenze, migliora le condizioni diabetiche.

Si comprende quindi come, grazie a questo costituente, l'equiseto ha potuto essere considerato – nei secoli precedenti – come una *panacea*.
Le ricerche recenti hanno confermato inoltre che il mezzo migliore trattamento di apporto di silicio resta la somministrazione di silicio vegetale sotto forma di equiseto (2-4 g al giorno in media, sotto forma di polvere in *cachet* o da sola, da prendersi con un sorso d'acqua ai pasti).
Il silicio è *indicato* in numerose sindromi e segnatamente in tutti i casi di difficoltà di crescita, ritardo d'i ossificazione o di dentizione, demineralizzazione, rachitismo, malattie tubercolari, aterosclerosi, cancro, senescenza, fenomeni artritici, diabete e in tutte le astenie. Il suo valore preventivo è incontestabile.

• ***Il sodio*** è un alcalinizzante dell'ambiente umorale. Esso interviene in numerosissimi processi organici, e gli studi più recenti non possono darcene che una vaga idea.
Tutti sanno, tuttavia, che si trova nel sale da cucina, chiamato anche cloruro di sodio, e che il sale generalmente viene proibito ai malati cardiaci e agli obesi.
Ora, in aggiunta alle più antiche prescrizioni di questo tipo, anche la medicina moderna ha riconosciuto che il sale da tavola raffinato deve rimanere vietato così come il sale marino è autorizzato. Il primo, infatti, è cloruro di sodio quasi puro e quindi squilibrato, anche se – a fini pubblicitari – gli si aggiunge un poco di iodio. Il secondo, invece, è un prodotto naturale del mare (è grigio e umido e pertanto molto meno piacevole da usare). Ma non è nocivo ai malati di cuore e non è certo il responsabile dell'obesità.
Molto diffuso nel regno animale e vegetale (cereali, ortaggi, frutta), lo si trova in molteplici combinazioni: cloruri, citrati, ioduri, fosfati, bicarbonati.

• ***Lo zolfo*** è un elemento d'importanza basilare per le ossa, i denti, le fanere, i tendini, le articolazioni. È anche un depurativo e un antinfettivo (intestinale e generale). Svolge un ruolo notevole nelle cure dei disturbi epato-biliari.

Si constata una diminuzione di zolfo negli anziani[25]. Se ne trovano 80-100 mg per 100 g di tessuto secco di parete arteriosa.
È stato segnalato che l'iposolfito per iniezione endovenosa abbassa il tasso di colesterolo del 10-20%[26].
Viene *impiegato* soprattutto contro i reumatismi, l'artritismo, l'aterosclerosi, la gotta, la senescenza (J. Loeper), le dermatosi, le malattie polmonari, i disturbi epato-biliari, diverse infezioni (intestinali, sinusiti...), le artriti, le ipertensioni (Schroeder), il diabete senile ecc.
Si trova in numerosi vegetali: aglio, crescione, cipolla, ravanello, ravanello nero, patata, dattero, mandorla; nel polline...

• ***Lo zinco*** (secondo gli autori: 0,002% nell'organismo; un individuo di 70 kg di peso ne ha 1,5-2 g), costituente di numerosi enzimi, svolge un ruolo importante nel metabolismo. Necessario alla sintesi del DNA e del RNA[27], è uno stimolante e un regolatore dell'ipofisi e delle ghiandole genitali. Agisce sul funzionamento del pancreas e interviene nelal formazione dei globuli sanguigni. Il fabbisogno giornaliero è di 10-15 mg.
La sua carenza risulta da un mancato apporto alimentare o da alcune malattie: diverse alterazioni cellulari, affezioni renali, cirrosi epatica... Comporta ritardi di peso e di crescita (→ vit. A, p.57), ipogonadismo nei maschi, alterazioni cutanee, modificazioni mentali... (studi di Prasad).
Le ricerche effettuate su questo elemento, come per la realizzazione di questo capitolo, sono di un'estrema complessità.
Si trova nel frumento, nell'orzo, nella barbabietola, nel cavolo, negli spinaci, nel pomodoro, nella pesca, nell'arancio...
Lo si prescrive, come trattamento catalitico, sia nelle sindromi adiposo-genitali associato secondo i casi all'ipofisi, al timo, alla ti-

---

25. L. Random L. Binet, Coste e Forestier, M. Loeper, Helveke...

26. Emgé Lumière.

27. DNA: acido desossiribonucleico, grande molecola formata da zuccheri, fosfato e basi azotate. Costituente dei cromosomi, contiene i caratteri ereditari. RNA: acido ribonucleico, molecola analoga, con diverse varianti.

roide, allo iodio... sia nell'astenia, associato alle vitamine, ovviamente naturali (la dottoressa Randoin ha dimostrato che, tanto per curare alcune carenze quanto per assicurare una respirazione cellulare corretta, l'associazione dello zinco alle vitamine è indispensabile).

Se, in generale, per individui fisiologicamente equilibrati, un'alimentazione sufficientemente variata di verdure crude può bastare a mantenere l'equilibrio desiderato, ci sono casi dove è raccomandabile un apporto terapeutico di alcuni oligoelementi, somministrati isolatamente o in associazioni diverse.
Ormai da molti anni la terapia catalitica con gli oligoelementi si è assunta il compito di colmare i deficit riscontrati.
Questa terapia si applica, certo, alle malattie organiche, ma il suo vasto campo è costituito, come abbiamo detto, dai molteplici disturbi funzionali la cui progressione ha un corso sensibilmente parallelo a quello delle malattie degenerative.
Questi disturbi funzionali, allo stato di pre-lesioni, sono le moltissime e sempre più frequenti distonie neuro-vegetative: nervosismo, irritabilità, spasmi, affaticabilità, disturbi gastrici, dolori precordiali, disturbi circolatori. Anche le sindromi allergiche, sempre più numerose, spesso legate alla nozione di terreno: alcune asme, emicranie, eczemi, orticarie, edemi di Quincke, alcune malattie epato-biliari, dolori articolari.
Gli oligo-elementi vanno prescritti isolatamente? Abbiamo dato alcuni esempi. Ecco alcune precisazioni relative a un certo numero di altri oligoelementi attualmente prescritti in terapia.

• ***L'alluminio*** al momento è il rimedio classico nei casi di atonia, come regolatore del sonno e nei ritardi mentali del bambino. In realtà, non se ne sa molto.

• ***L'argento*** è un battericida. Da molto tempo si sono studiate le proprietà battericide dell'acqua messa a contatto con questo metallo.

È *indicato* nelle infezioni (polmonari, influenzali, intestinali, renali...) sotto forma di "grani d'argento".

• ***Il boro*** (0,00002% nell'organismo) è sicuramente importante nell'equilibrio fosforico. Si ritiene che favorisca il sonno.

• ***Il litio*** è un equilibratore psichico, indicato nell'insonnia, nella malinconia, nelle ansietà, nelle ossessioni, nelle psicastenie, negli stati depressivi. La sua somministrazione ha potuto evitare ad alcuni malati narcoterapia e gli elettroshock.
Inoltre, sembra sia un antagonista del potassio nei problemi cardiaci. Si sa che a volte, un elettrocardiogramma anormale è accompagnato da aumento di potassio nel sangue.
È anche un medicinale catalitico nei disturbi della funzione escretiva (urea, gotta).

• ***L'oro***, infine, è un antinfettivo e un antinfiammatorio ben conosciuto da molti anni (A. Lumière).
Si ricordi che la terapia catalitica con oligoelementi deve essere prescritta esclusivamente da un medico. Tanto più che attualmente, numerose associazioni catalitiche sono venute a completare l'arsenale degli oligoelementi prescritti individualmente.
Ecco un breve elenco di alcune delle associazioni più comuni:

- ***Rame - oro - argento***, è indicata in tutti gli stati infettivi acuti, nelle affezioni degenerative, nell'assenza di difese organiche. Sotto alcuni aspetti, si comporta come un vero e proprio antibiotico.
  Questa associazione è particolarmente indicata per: foruncolosi, influenza, angine, tubercolosi, stafilococchi, suppurazioni ossee, poliomielite, reumatismi compreso il reumatismo articolare acuto, poliartrite cronica evolutiva, depressioni fisiche e psichiche (senescenza, malinconia, desiderio suicida), carenza di globuli bianchi.
- ***Rame - nichel - cobalto***, è indicata come terapia equilibrante endocrina, soprattutto per i disturbi pancreatici.
- ***Manganese - cobalto***, indicata nei casi di squilibrio vago-simpatico, disturbi circolatori degli arti inferiori (crampi, stasi,

gambe pesanti, varici, edemi post-flebitici), alcune ulcere gastriche, disturbi dolorosi delle mestruazioni, menopausa, stati neuro-artritici, coliti spasmodiche, precordialgie, coronariti, arteriti, mancanza di memoria, ansia, pessimismo abituale.

- ***Manganese - rame***: il rame è un antinfettivo e un antinfiammatorio; il manganese è un rimedio contro l'artritismo; l'associazione è indicata negli stati artro-tubercolari e tubercolinici, in alcune asme, nella pertosse, negli stati infettivi cronici polmonari, intestinali (enterocoliti) e urinari, nella fragilità dell'apparato respiratorio, nelle rinofaringiti, nella stanchezza cronica.
- ***Manganese - rame - cobalto***, prescritta nelle astenie e nelle anemie.
- ***Zinco - rame*** è la cura catalitica degli squilibri ipofisario-ovarici e orchitici. La si prescrive nei disturbi mestruali delle adolescenti, nei disturbi puberali, nei ritardi di sviluppo, nella sindrome adiposo-genitale e nella spossatezza che deriva da questi stati.
- ***Zinco - nichel - cobalto***, è indicata nei disturbi dell'asse ipofiso-pancreatico, e soprattutto nel diabete.

Le attuali ricerche hanno messo l'accento sugli oligoelementi che, in quantità infinitesimale, allo stato di tracce, sono indispensabili alla costruzione e all'organizzazione della materia vivente. Si conosce, inoltre, il carattere d'interdipendenza degli oligoelementi. Generalmente, infatti, è necessario l'intervento simultaneo di parecchi di questi elementi per ottenere un risultato. Così il ferro, il rame e il cobalto devono essere associati nella cura dell'anemia. Tuttavia, si è ancora ben lontani dal saperne abbastanza, soprattutto per quanto riguarda il dosaggio.

Recentemente è stato coniato il termine "bio-catalizzatore", che esula dal quadro di alcuni oligoelementi. Si tratta sempre di elementi che, nonostante la loro massa trascurabile, esplicano un'azione indispensabile in campo biologico, ma sono vitamine, ormoni, enzimi, aminoacidi. Solo alcuni oligoelementi, secondo il professor Caujolle, possono effettivamente figurare sotto questa terminologia: il cobalto, il rame, il ferro, il fluoro, lo iodio, il manganese, lo zinco. Gli altri (bromo, cesio, litio, molibdeno...), sa-

rebbero, tutt'al più, utili. Questo campo di ricerche, tuttavia, è soggetto come ogni altro a cambiamenti e verifiche, e alcuni oligoelementi (alluminio, boro...) sono stati inclusi di recente nella famiglia dei bio-catalizzatori.
In questo campo le sfumature a volte appaiono di difficile valutazione. Alcuni elementi plastici (magnesio, calcio, fosforo, silicio...), possono intervenire anche in attività catalitiche. Non è più la loro massa che agisce, bensì le loro tracce. Così il calcio, che da un lato si trova immobilizzato in grande quantità nelle ossa e, dall'altro, grazie a tracce ionizzate, interviene nella catena dei fenomeni che guidano la regolazione neuroendocrina o la coagulazione sanguigna. Plastico nel primo caso, il calcio si comporta nel secondo come un oligoelemento.
In realtà, i meccanismi d'intervento degli oligoelementi sono ancora troppo poco conosciuti, cosa che non dovrebbe stupire se consideriamo la povertà dei nostri mezzi d'analisi così come la complessità dei fenomeni biologici. In questi fenomeni, tutti i costituenti organici, in gradi diversi, sono interdipendenti. Ogni apporto è suscettibile di scatenare reazioni a catena. Benefiche o nefaste, queste reazioni causano a loro volta uno stato diverso dall'equilibrio ideale, e provocano nuove reazioni... fino a ottenere lo sperato equilibrio che l'organismo sarà, o no, in grado di stabilire. È un concetto antico: noi non guariamo, noi possiamo solo aiutare l'organismo a guarire da solo.
Il problema appare quindi di estrema complessità, «*difficile da stabilire, indefinibile, senza limiti* – scrive J. Cotte – *il terapeuta agisce molto spesso alla cieca o... come un apprendista stregone: i risultati osservati possono derivare da vari tipi d'azione secondo le dosi somministrate e anche secondo il grado di assorbimento diverso per ogni individuo e per ogni dose somministrata*». Oltre l'importanza dei problemi di assorbimento e di assimilazione della concentrazione ottimale, esiste quello – non meno importante – delle indicazioni, che sono spesso delicate da stabilire (eccetto qualche raro caso come quello del ferro in alcune anemie o dello iodio nei casi di gozzo semplice).
In attesa di saperne di più a questo riguardo, ritengo che, in generale, gli oligoelementi non debbano essere prescritti con leg-

gerezza e mai isolatamente. Allo stato attuale delle nostre cognizioni, mi sembra inconcepibile, come a Cotte, limitare una nozione o una terapia del terreno organico ai soli oligoelementi. Benché questa terapia, in effetti, non sia mai violenta e sia atossica, benché con una diagnosi ben stabilita possa vantare risultati chiari, a volte spettacolari, non potrà mai rappresentare una panacea col pretesto che gli oligoelementi partecipano a tutto l'insieme delle reazioni metaboliche. La loro applicazione, invece, perfettamente compatibile con altri medicinali, è spesso indicata in varie associazioni.
L'argilla, prodotto naturale, ne contiene in grandissimo numero, e in proporzioni sinergiche. Gli alimenti biologicamente sani, non denaturati o sofisticati, ne sono riccamente provvisti nel loro primitivo equilibrio. Il loro uso corrente, da questo punto di vista come da molti altri, può prevenire numerose malattie o aiutare a curarle efficacemente.

CAPITOLO V
CEREALI, FRUTTA E ORTAGGI TRATTATI

Non cercate in quest'opera alcune spezie come l'aglio, il basilico, la cannella, il dragoncello, il chiodo di garofano, la santoreggia ecc. che, per le loro proprietà aromatiche, ho già trattato nel mio libro *Aromathérapie*[1]. Quanto alle piante medicinali, esse sono oggetto del mio libro *Phytothérapie*[2].

Alcuni si sono certo meravigliati delle proprietà incredibilmente numerose di molti vegetali. Ma da qui a parlare di ciarlatanismo o di aberrazione!...

La spiegazione è molto più semplice e sta nell'estrema ricchezza e diversità dei costituenti delle piante, la cui composizione attualmente nota è già abbastanza eloquente: un autore americano non le ha forse descritte come «*i più grandi laboratori del mondo*»?

Infine, se ho conservato ricette apparentemente desuete, alcune delicate o lunghe da realizzare, è perché sono state descritte non da persone dotate d'immaginazione delirante ma da persone equilibrate, attenti osservatori degni di fiducia. Ogni tanto, vengo a sapere che esse riescono sempre a dare dei buoni risultati... cosa che del resto già conosco, dal momento che i miei lavori sono al tempo stesso il risultato delle mie letture, delle mie ricerche così come della mia esperienza e delle mie verifiche.

---

1. Maloine edit., Parigi, 1964, 3ª edizione, 1969; pubblicato in questa stessa collana dal 2005 col titolo *Guarire con le essenze delle piante*. [N.D.R.].

2. Ed. Vigot, 5ª edizione, 2001; pubblicato in questa stessa collana dal 2005 col titolo *Fitoterapia*. [N.D.R.]

Nome comune	**Nome scientifico corrispondente**
Acetosa	*Rumex acetosa*
Aglio	*Allium sativum*
Albicocca	*Prunus armeniaca*
Alghe marine	nome generico, vedi Laminaria e Goemone
Ananas	*Ananas sativus*
Anice dolce o finocchio	*Anethum grazeolens* *Foenzculum vulgare*
Arachide	*Arachis hypogaea*
Arancia	*Citrus aurantium* (var. *dulcis*, var. *amara*)
Asparago	*Asparagus officinalis*
Avena	*Avena sativa*
Avocado	*Persea gratissima*
Banana	*Musa paradisiaca* *Musa sapientum*
Barbabietola	*Beta vulgaris rapa*
Barba di becco	*Tragopogon pratensis*
Bietola o bietola da costa	*Beta vulgaris cycla*
Caffè	*Coffea arabica*
Carciofo	*Cynara scolymus*
Carota	*Daucus carota*
Castagna o marrone	*Castanea sativa*
Cavolo	*Brassica oleracea*
Cece	*Cicer arietinum*
Cerfoglio	*Choerophyllum sativum* *Anthriscus cerefolium*
Cetriolo (anche sottaceto)	*Cucumis sativus*
Cicoria selvatica	*Cichorium intybus*
Ciliegia	*Cerasus vulgaris*
Cipolla	*Allium cepa*
Cipolla d'inverno	*Allium fistulosum*
Cipollina	*Allium schoenoprasum*
Cocomero	*Cucurbita citrullus*
Cotogna	*Cydonia vulgaris*
Crescione	*Nasturtium officinale*
Dattero	*Phoenix dactylifera*
Dente di leone o soffione	*Taraxacum officinale*

Dolcetta	*Valerianella olitoria*
Elianto o girasole	*Helianthus annuus*
Faggiola	*Fagus silvatica*
Fagiolino	*Phaseolous vulgaris*
Fagiolo	*Phaseolus vulgaris* *Phaseolus coccineus*
Fico	*Ficus carica*
Fico d'India	*Opuntia ficus-indica*
Finocchio o anice dolce	*Anethum graveolens* *Foeniculum vulgare*
Fragola	*Fragaria vesca*
Frumento	*Triticum vulgare*
Fuco vescicoloso o goemone	*Fucus vesiculosus*
Fungo	nome generico
Girasole o elianto	*Helianthus annuus*
Goemone	*Fucus vesiculosus*
Grano saraceno	*Polygonum fagopyrum* *Polygonum tataricum*
Granoturco o mais	*Zea mays*
Laminaria	*Laminaria flexicaulis* *Laminaria cloustoni*
Lampone	*Rubus idaeus*
Lattuga	*Lactuca sativa* *Lactuca virosa*
Lenticchia	*Ervum lens*
Lievito di birra	*Saccharomyces cerevisiae*
Limone	*Citrus limonia*
Mais o granoturco	*Zea mays*
Mandarino	*Citrus nobilis*
Mandorla	*Prunus amygdalus* *Amygdalus communis*
Marrone o castagna	*Castanea sativa*
Mela	*Malus communis*
Melanzana	*Solanum melongena*
Melograno	*Punica granatum*
Melone	*Cucumis melo*
Miglio	*Milium effusum* *Panicum miliaceum*, *Setaria italica*
Mirtillo	*Vaccinium myrtillus*

Mora	*Morus nigra*
Mora selvatica	*Rubus fruticosus*
Navone o rapa	*Brassica napus*
Nespola	*Mespilus germanica*
Nocciola	*Corylus avellana*
Nocciolina americana o arachide	*Arachis hypogaea*
Noce	*Juglans regia*
Noce di cocco	*Cocos nucifera*
Oliva	*Olea europaea*
Orzo	*Hordeum vulgare*
Papaia	*Carica papaya*
Pastinaca	*Pastinaca satira*
Patata	*Solanum tuberosum*
Pera	*Pirus communis*
Pesca	*Amygdalus persica* *Prunus persica*
Pinolo dolce	*Pinus pinea*
Pisello	*Pisum sativum*
Pistacchio	*Pistacia vera*
Pomodoro	*Solanum lycopersicum*
Pompelmo	*Citrus decumana*
Porro	*Allium porrum*
Portulaca	*Portulaca oleracea*
Prezzemolo	*Petrosehinum sativum* *Apium petroselinum*
Prugna (anche secca)	*Prunus domestica*
Rabarbaro	*Rheum officinale* *Rheum palmatum* *Rheum rhaponticum*
Rafano selvatico	*Cochlearia armoracia* *Nasturtium armoracia*
Rapa o navone	*Brassica napus*
Ravanello nero	*Raphanus niger*
Ravanello rosa	*Raphanus sativus*
Ribes	*Ribes rubrum*
Ribes nero	*Ribes nigrum*
Riso	*Oryza saliva*
Rutabaga	*Brassica napus* (varietà)
Scalogno	*Allium ascalonicum*

Sedano	*Apium graveolens*
Segale	*Secale cereale*
Soffione o dente di leone	*Taraxacum officinale*
Soia	*Soja hispida*
Spinacio	*Spinacia oleracea*
Tè	*Camellia sinensis*
Tetragonia	*Tetragonia expansa*
Topinambur	*Helianthus tuberosus*
Vite, uva	*Vitis vinifera*
Zucca	{ *Cucurbita pepo* *Cucurbita moschata*

Nome scientifico	**Nome comune corrispondente**
Allium ascalonicum	Scalogno
Allium cepa	Cipolla
Allium fistulosum	Cipolla d'inverno
Allium porrum	Porro
Allium sativum	Aglio
Allium schoenoprasum	Cipollina
Amygdalus communis	Mandorla
Amygdalus persica	Pesca
Ananas sativus	Ananas
Anethum graveolens	Finocchio o anice dolce
Anthriscus cerefolium	Cerfoglio
Apium graveolens	Sedano
Apium petroselinum	Prezzemolo
Arachis hypogaea	Arachide o nocciolina americana
Asparagus officinalis	Asparago
Avena sativa	Avena
Beta vulgaris cycla	Bietola o bietola da costa
Beta vulgaris rapa	Barbabietola
Brassica napus	Rapa
Brassica napus (varietà)	Rutabaga
Brassica oleracea	Cavolo
Camellia sinensis	Tè
Carica papaya	Papaia

Castanea sativa	Castagna o marrone
Cerasus vulgaris	Ciliegia
Choerophyllum sativum	Cerfoglio
Cicer arietinum	Cece
Cichorium intybus	Cicoria selvatica
Citrus aurantium	Arancio
Citrus decumana	Pompelmo
Citrus nobilis	Mandarino
Citrus limonia	Limone
Coclearia armoracia	Rafano
Cocos nucifera	Noce di cocco
Coffea arabica	Caffè
Corylus avellana	Nocciola
Cucumis melo	Melone
Cucumis sativus	Cetriolo (anche sottaceto)
Cucurbita citrullus	Cocomero
Cucurbita moschata	Zucca moscatella
Cucurbita pepo	Zucca
Cydonia vulgaris	Cotogna
Cynara scolymus	Carciofo
Daucus carota	Carota
Ervum lens	Lenticchia
Fagus silvatica	Faggiola
Ficus carica	Fico
Foeniculum volgare	Finocchio o anice dolce
Fragaria vesca	Fragola
Fucus vesiculosus	Goemone vescicoloso
Helianthus annuus	Girasole o elianto
Helianthus tuberosus	Topinambur
Hordeum vulgare	Orzo
Juglans regia	Noce
Lactuca sativa, Lactuca virosa	Lattuga
Laminaria flexicaulis, Laminaria cloustoni	Laminaria
Malus communis	Mela
Mespilus germanica	Nespola
Milium effusum	Miglio
Morus nigra	Mora
Musa paradisiaca, Musa sapientum	Banana
Nasturtium armoracia	Rafano

Nasturtium officinale	Crescione
Olea europaea	Oliva
Opuntia ficus-indica	Fico d'India
Oryza sativa	Riso
Panicum miliaceum	Miglio
Pastinaca sativa	Pastinaca
Persea gratissima	Avocado
Petroselinum sativum	Prezzemolo
Phaseolus vulgaris	Fagiolino
Phaseolus vulgaris, Phaseolus coccineus	Fagiolo
Phoenix dactylifera	Dattero
Pinus pinea	Pinolo dolce
Pirus communis	Pero
Pistacia vera	Pistacchio
Pisum sativum	Pisello
Polygonum fagopyrum, Polygonum tataricum	Grano saraceno
Portulaca oleracea	Portulaca
Prunus amygdalus	Mandorla
Prunus armeniaca	Albicocca
Prunus domestica	Prugna (anche secca)
Prunus persica	Pesca
Punica granatum	Melograno
Raphanus niger	Ravanello nero
Raphanus sativus	Ravanello rosa
Rheum officinale, Rheum palmatum, Rheum rhaponticum	Rabarbaro
Ribes nigrum	Ribes nero
Ribes rubrum	Ribes
Rubus fruticosus	Mora selvatica
Rubus idaeus	Lampone
Rumex acetosa	Acetosa
Saccharomyces cerevisiae	Lievito di birra
Secale cereale	Segale
Setaria italica	Miglio
Soja hispida	Soia
Solanum lycopersicum	Pomodoro
Solanum melongena	Melanzana
Solanum tuberosum	Patata
Spinacia oleracea	Spinacio

Taraxacum officinale	Dente di leone o soffione
Tetragonia expansa	Tetragonia
Tragopogon pratensis	Barba di becco
Triticum vulgare	Frumento
Vaccinium myrtillus	Mirtillo
Valerianella olitoria	Dolcetta
Vitis vinifera	Vite, uva
Zea mays	Mais o granoturco

Capitolo VI
Studio particolareggiato su cereali, frutta e ortaggi

Acetosa

• ***Rumex acetosa, Poligonacee***

Parti usate

Foglie, radici.

Principali costituenti noti

Clorofilla, vitamina C, ossalati, fosfati, ferro.

Proprietà

– Rinfrescante.
– Rivitalizzante.
– Aperitiva.
– Digestiva.
– Depurativa, diuretica.
– Antiscorbutica.
– Lassativa.

Controindicazioni

– Affezioni polmonari, asma.
– Debolezza gastrica.
– Artritismo, gotta, reumatismo.
– Coliche nefritiche, calcolosi.
– Bevande alcaline.

Modo d'impiego

Uso interno

1. Brodo di erbe (lassativo):

acetosa .... 40 g
lattuga .... 20 g
porro .... 20 g
cerfoglio .... 20 g

burro .... 5 g
acqua .... 1,250 l

2. Brodo di acetosa (depurativo, foruncolosi):
acetosa .... 25 g
acqua .... 1 l

3. Decotto di radice (diuretico, depurativo, eruzioni cutanee):
radice di acetosa .... 25 g
acqua .... 1 l

4. Decotto (depurativo, leucorree) con:
radice di acetosa .... aa 30 g
radice di agrimonia .... aa 30 g
cime fonte d'ortica bianca .... aa 30 g
acqua .... 2 l

Fare bollire nell'acqua, finché sarà ridotta a metà.
Aggiungere 2 g di cannella macinata.
Lasciare riposare un'ora.
Tre o quattro tazze al giorno.

Uso esterno

1. Brodo di acetosa: una manciata per 1 l d'acqua per impacchi sulle dermatosi squamose infiammate.
2. Cataplasmi di foglie cotte: ascessi, foruncoli, tumori bianchi.
3. Punture d'ortica: frizioni con foglie di acetosa.

Altri usi esterni

1. Per pulire i metalli macchiati e i recipienti di alluminio: strofinarli con foglie e code di acetosa.
2. Per fare sparire le macchie d'inchiostro dai panni bianchi: strofinarli con foglie d'acetosa, insaponare e sciacquare. Ripetere se necessario.
3. Per pulire l'argenteria e gli articoli in vimini, mobili di bambù: utilizzare l'acqua di cottura dell'acetosa.

NOTA BENE

1. L'acetosa facilita la digestione delle insalate cotte, di

spinaci, e minestre. La si può consumare da sola, cotta col burro, panna fresca o olio, e anche cruda negli antipasti e nelle insalate.
Si userà, tuttavia con moderazione per la sua ricchezza di ossalati (prevenzione delle litiasi).

2. L'acetosa era un tempo consigliata durante le epidemie di difterite (la si faceva masticare ai bambini).
3. Le uova con tuorlo giallo scuro si ottengono dando ai polli molta verdura e soprattutto acetosa (ferro, fosfati).
4. Non fare mai cuocere l'acetosa in recipienti di rame.

Aglio

• ***Allium sativum, Liliacee***

Pianta da condimento nota fin dalla più remota antichità. Era la "triaca dei contadini" di Galeno.
Gli Egizi la elevarono al rango di divinità. Gli operai che costruivano le piramidi ricevevano ogni giorno uno spicchio d'aglio per le sue virtù tonificanti e antisettiche.
L'aglio era considerato una panacea dagli Ebrei, dai Greci e dai Romani.
Cresce spontaneamente in Spagna, Sicilia, Egitto, Algeria... Coltivato in Francia.

PARTI USATE

Bulbo in cucina e in diversi preparati medicinali, nonché la sua *essenza*... che non ho personalmente mai prescritto perché è aggressiva sia per il tubo digerente di chi lo usa che per gli scaffali dei farmacisti (infatti trasmette il proprio odore caratteristico a tutto ciò che si trova nelle vicinanze).

PRINCIPALI COSTITUENTI NOTI

Glucoside solforato, olio *volatile* mistura di solfuro e di ossido

TABELLA 1. COSTITUENTI IN 100 g DI AGLIO

costituente	contenuto
ACQUA	63,00 g
PROTIDI	6,70 g
LIPIDI	0,10 g
GLUCIDI	28,00 g
CELLULOSA	1,00 g
ZINCO	1,00 g
MANGANESE	1,30 g
VITAMINA C	18,00 mg
VITAMIINA B_1	0,18 mg
contenuto energetico	138,00 cal o 577,60 J

di allile quasi puri[1], zolfo, iodio, silicio, fecola... due principi antibiotici (allicina e garlicina[2]), allistatine I e II dalla potente azione sullo stafilococco.

La tabella 1 mostra la composizione, secondo L. Randouin e collaboratori, di 100 g di aglio (stranamente, lo zolfo, tanto importante, qui non è menzionato).

PROPRIETÀ

Uso interno

– Antisettico intestinale e polmonare (l'essenza viene eliminata parzialmente dal polmone).
– Batteriostatico e battericida (uso orale ed esterno[3]).
– Tonico (paragonato alla radice di china).
– Stimolante generale (cardiotonico) e degli organi digestivi.
– Stimolante operatorio.
– Ipotensivo (vasodilatatore delle arteriole e dei capillari[4]) nei casi di ipertensione.

1. Wertheim.

2. L. Binet.

3. Torotsev e Filatova.

4. Secondo Loeper.

– Rallentatore del polso.
– Antispastico.
– Riequilibratore ghiandolare.
– Antisclerotico (dissolve l'acido urico, fluidifica il sangue).
– Diuretico.
– Antigottoso, antiartritico.
– Aperitivo.
– Stomachico (attiva la digestione degli alimenti mucillaginosi e vischiosi).
– Carminativo.
– Vermifugo[5].
– Febbrifugo.
– Preventivo del tumore[6].

Uso esterno
– Callifugo.
– Cicatrizzante.
– Antiparassitario.
– Antalgico.
– Risolvente.
– Tonico generale.

INDICAZIONI
Uso interno
– Profilassi e trattamento delle malattie infettive (epidemie influenzali, tifo, difterite).
– Diarree, dissenterie[7].
– Affezioni polmonari: bronchiti croniche, tubercolosi[8], cancrena[9], influenza, raffreddore…

5. Ippocrate, Dioscoride, Galeno.
6. A. Lorand.
7. Marcovici.
8. Cuguillère.
9. Loeper e Lemaire.

– Asma ed enfisema (modificatore delle secrezioni bronchiali)
– Pertosse[10].
– Astenia, debolezza generale.
– Spasmi intestinali.
– Atonia digestiva.
– Ipertensione arteriosa[11].
– Affaticamento cardiaco.
– Alcune tachicardie.
– Spasmi vascolari, disturbi circolatori.
– Varici, emorroidi.
– Squilibri ghiandolari.
– Aterosclerosi, senescenza[12].
– Pletora, ipercoagulabilità del sangue.
– Reumatismi, gotta, artritismo.
– Oliguria.
– Edema delle gambe.
– Idropisia.
– Litiasi urinaria.
– Blenorragia.
– Disappetenza.
– Difficoltà digestive.
– Flatulenze.
– Parassiti intestinali (ascaride, ossiuri, tenia).
– Prevenzione del tumore (grazie alla sua azione antiputrida intestinale, spiegazione sulla base delle nostre conoscenze attuali).

Uso esterno

– Calli e verruche, duroni.
– Piaghe, piaghe infette, ulcere.
– Scabbia, tigna.
– Otalgie, nevralgie reumatiche.

10. H. Leclerc.

11. Pouillard.

12. prof. H. Thiersch.

– Sordità reumatica.
– Punture di vespe, di insetti.
– Ascessi freddi, tumori bianchi, cisti.

MODO D'IMPIEGO

Uso interno

1. Aglio nell'insalata e nell'alimentazione abituale (preferibilmente crudo).

2. 1 o 2 spicchi d'aglio ogni mattina (gotta, salute generale), e abitualmente ogni giorno ai pasti.

3. Sistema raccomandato: la sera, tritare 2 spicchi con qualche foglia di prezzemolo e aggiungere qualche goccia d'olio d'oliva. La mattina seguente farne una tartina per la colazione (preferibilmente su pane di segale).

4. Tintura di aglio all' $^1/_{50}$: da 10 a 15 gocce, 2 volte al giorno (giornalmente 30 gocce al massimo), per cure discontinue di qualche giorno.

5. Alcolaturo di bulbo fresco: da 20 a 30 gocce, 2 volte al giorno (bronchite cronica, enfisema, pertosse, ipertensione).

6. Contro i parassiti intestinali: 3-4 spicchi grattugiati in una tazza d'acqua bollente o di latte. Lasciar macerare tutta la notte. Bere la mattina seguente a digiuno, per 3 settimane.

7. O ancora: 25 g in decotto per 20 min in un bicchiere di latte o d'acqua; 2 bicchieri al giorno per 3-4 giorni, durante la luna calante. Ripetere ogni mese per 3 mesi.

8. Contro la tenia: grattugiare gli spicchi di una grossa testa d'aglio e far bollire per 20 min nel latte. Bere ogni mattina a digiuno fino all'espulsione del verme (non mangiare nulla prima di mezzogiorno).

9. Succo d'aglio: 20 g in 200 g di latte tiepido, a digiuno (vermifugo).

10. Sciroppo vermifugo:

spicchi d'aglio schiacciati .... 500 g
acqua bollente .... 1 l

Lasciare in infusione 1 ora e passare. Aggiungere 1 g

di zucchero. Assumerne da 30 a 60 g il mattino a digiuno (2-3 cucchiai da minestra).

• Per neutralizzare l'odore dell'aglio, masticare 2 o 3 chicchi di caffè, qualche seme d'anice o di cumino, di cardamone[13] oppure una mela o qualche foglia di prezzemolo.

Uso esterno

1. L'aglio, pestato con grasso e olio, dà un unguento chiamato *mostarda del diavolo* risolutivo per i tumori bianchi.
2. Disinfezione di piaghe e ulcere: soluzione di succo d'aglio al 10% con 1-2% di alcol o impacchi di aceto di aglio: 30 g d'aglio grattugiato macerato per 10 giorni in $^1/_2$ l d'aceto.
3. Scabbia e tigna: frizioni con un misto di 1 parte d'aglio e 2 di olio canforato o abluzioni con decotto d'aglio (6 spicchi per 1 l d'acqua).
4. Misto di 2 parti di olio canforato e 1 parte d'aglio, con frizioni (reumatismi) e lungo la colonna vertebrale contro la debolezza generale e l'astenia.
5. Contro la sordità di origine reumatica, ogni sera introdurre nell'orecchio un tampone imbevuto di succo d'aglio mescolato a olio.
6. Contro le otalgie: introdurre nell'orecchio una garza (abbastanza lunga per poter poi essere estratta) contenente mezzo spicchio di aglio grattugiato e mescolato a olio.
7. Callifugo (calli, verruche, duroni): pestare uno spicchio d'aglio, applicarlo la sera in cataplasma fresco, proteggendo con un cerotto la pelle sana: risultati in meno di 15 giorni.
   Oppure: applicare uno spicchio d'aglio caldo cotto al forno, molte volte al dì (proteggendo la pelle sana).

13. H. Leclerc.

O ancora: tagliare una rondella d'aglio, applicarla a lungo sul callo. Ripetere mattina e sera.

8. Punture di vespe o insetti: estrarre il pungiglione e strofinare con un pezzetto di aglio (o anche con cipolla, porro, salvia...).

NOTA BENE

1. L'aglio non è adatto ai soggetti affetti da dermatosi, dermatosi squamose, irritazioni di stomaco e d'intestino, né a chi allatta (altera il latte e provoca coliche al lattante).
   È controindicato nelle sindromi congestizie polmonari: tossi sanguinolente, tossi secche e forti, febbri[14].
2. Secondo un'antica usanza, spicchi d'aglio in un sacchetto legato al collo del paziente o applicati e tenuti sull'ombelico sono vermifughi e preventivi delle malattie infettive. Comportamento apparentemente strano, che induce sempre il sorriso nei sapientoni pseudoscientisti dal colletto rigido. Ma è efficace, e noi ne conosciamo ora la ragione: dipende dallo straordinario potere di penetrazione dell'essenza attraverso i tegumenti.
3. Alcuni bulbi d'aglio, pestati in cataplasma, possono sostituire la farina di mostarda. Il procedimento è impiegato anche in certi reumatismi per ottenere una flittena[15].
4. In alcune regioni (particolarmente nel Midi), si usa l'aglio in supposte per fortificare i bambini.
5. Nella febbre tifoidea è consigliato il seguente trattamento: avvolgere i piedi del malato con un cataplasma di aglio tritato, cui si aggiungeranno cipolle e or-

---

14. H. Leclerc.

15. Flittena: bolla di forma e grandezza variabili, con contenuto per lo più sieroso, tipica della lesione da ustione di secondo grado che si risolve senza produrre cicatrice. [N.D.R.]

tiche pestate. Coprire con una coperta calda, ripetendo ogni ora.

6. Nel 1914, al *Metropolitan Hospital* di New York, furono tentati esperimenti su più di 1.000 casi di tubercolosi. Dei 56 tipi di trattamenti applicati, i risultati ottenuti con l'aglio furono i migliori nell'ambito della terapia vegetale.

7. Tintura di aglio (preparazione):
   bulbilli di aglio .... 50 g
   alcol a 60° .... 250 g

   Togliere ai bulbi la parte fogliacea che li avvolge, tagliare a pezzi e far macerare 10 giorni nell'alcol, agitando spesso. Spremere. Filtrare.

   Impiego: per bocca come antisettico, vasodilatatore e ipotensivo, antisclerotico, antireumatico, antiasmatico (in quest'ultimo caso, qualche goccia su una zolletta di zucchero al momento della crisi).

8. **Ulteriori precisazioni.** L'aglio è di certo uno degli alimenti-medicamenti più studiati, empiricamente, clinicamente e scientificamente. Da un'ottima monografia del dott. G. Guierre (*Vie Naturelle*) ho tratto diverse nozioni, a volte dimenticate.

   – **A.** Il dott. Cuguillère ha pubblicato nel 1929 un libro edito da Maloine: *Guérison de la tuberculose par l'ail*. Poiché l'arte medica deve necessariamente essere un'armonia di sfumature, è certo che un medico – salvo che in qualche sindrome molto nota – farebbe male a trattare una malattia con un solo prodotto. Generalmente sono necessari trattamenti sinergici. Ma in questo caso è provato che l'aglio ha molto da dire.

   Ho sotto gli occhi una notizia sul "siero vegetale antitubercoloso del dott. Cuguillère", che risale, quasi sicuramente, a 70 o 80 anni fa.

   Composto di aglio, di sali di calce d'origine vegetale allo stato colloidale, di un polisolfuro di allile, di zolfo estratto da piante crocifere, tutto in soluzione glicerinata, questo prodotto è destinato a essere iniettato per via ipodermica profonda, ma può essere ingerito o somministrato per enteroclisma. Tutti questi elementi sono, in effetti, logici.

Dal 1904 sono stati condotti numerosi esperimenti su bovidi ed eseguiti molti esami anatomo-patologici. Dal 1908, furono anche date comunicazioni all'Accademia di Medicina. Tra i ricercatori ricordiamo Dujardin-Beaumetz, Loeper, Forestier, Robin, Netter, Iscovesco, H. Martin-Roux (di Bichat), Royo di Barcellona, i veterinari Fauré e Guittard e altri grandi nomi che i medici conoscono. In questo campo, come in molti altri, tutti questi trattamenti, trascurati a vantaggio della sacrosanta nuova molecola che porta più disastri che guarigioni (cfr. le statistiche... degne di fiducia), dovrebbero essere urgentemente riabilitati.

– **B.** Effetto ipoglicemizzante dell'aglio: esperimenti animali di Hoppe (1933), abbastanza soddisfacenti.

– **C.** Azione antitumorale: gli autori concordano sull'effetto preventivo. Ma Nigelle fa affidamento sugli esperimenti condotti negli Stati Uniti (Ohio): iniezioni di cellule fresche di sarcoma su topi. Precedentemente, i principi dell'aglio erano stati somministrati a un certo numero di topi che resistettero così bene agli effetti dell'inoculazione che, dopo 180 giorni di osservazione, erano ancora vivi, mentre gli altri, non trattati con l'essenza di aglio, erano morti entro 16 giorni.

Date queste poche nozioni, ci si dovrà ricordare che l'aglio è di tale potenza da dover essere impiegato con moderazione, secondo la tollerabilità personale. Non è conveniente seguire il metodo di chi pensa ancora di "fare meglio" moltiplicando le dosi prescritte per 5 o per 10 e talvolta anche di più. In effetti, le dosi eccessive non sono indicate in fito-aroma terapia così come in chemioterapia. Ci si dovrà anche ricordare che oltre una certa soglia gli effetti s'indeboliscono, annullandosi o addirittura invertendosi.

QUALCHE RICETTA UTILE

1. *Ricetta culinaria: la zuppa d'aglio*

Calcolare uno spicchio d'aglio a persona e metterlo in una casseruola con un po' d'acqua, di sale e di pepe. Far bollire a fuoco lento. Quando gli spicchi sono ben cotti, schiacciarli completamente. Prendere poi un uovo ogni 2 persone, romperlo e sbatterlo con un po' d'acqua. Incorporare lentamente una parte del passato di aglio e versare nella casseruola, continuando a mescolare. Aggiungere una quantità sufficiente d'acqua tiepida. Coprire e scaldare a fuoco lento. Mettere nella zuppiera qualche crostino fritto nel burro e versarvi il liquido, passandolo.
Questa zuppa si dimostra un tonico vascolare e del sistema nervoso. È indicata in inverno, contro affezioni respiratorie, asma, bronchiti e raffreddori...

2. *La zuppa aïgo-bouido*

"Alimento composto di brodo e di fette di pane" (è la definizione del dizionario Larousse), il nome "zuppa" evoca spesso, oggigiorno, un linguaggio superato, una parola d'infimo ordine e che, per quasi tutte le donne preoccupate per la loro linea, è responsabile di chili superflui... di cui invece pasticcini, cioccolato, alcol e salumi, così come l'abituale mancanza di esercizio fisico, sono in realtà i sicuri colpevoli.
La prova migliore? Le donne (o gli uomini) che vogliono dimagrire si tengono lontani dalla zuppa. Per questo, in mancanza di atteggiamento diverso, esse (o essi) non hanno mai perso un solo grammo.
Si è già più alla moda quando si parla di "*potage*" che, d'altronde, altro non è (Larousse in persona *dixit*) che un "brodo in cui è stato messo del pane, o qualche altra sostanza alimentare".
Ma quando si è una persona veramente moderna non si parla che di "*consommé*", (come nei menù più eleganti), siano essi al porro o al pomodoro, mentre si tratta solamente – sempre secondo il Larousse, che ho deciso di usare molto in questi ultimi tempi – di un "brodo ricco di carne".
Contrariamente a certi preconcetti molto accuratamente mantenuti, nessuna zuppa d'ortaggi ha mai fatto ingrassare. Ragio-

niamoci un attimo: dato che prezzemolo e cerfoglio, aglio e cipolla (vedere le pagine che sono state loro dedicate), timo, rosmarino, salvia, come carota, rapa, sedano e porro sono potenti diuretici, come potrebbe fare ingrassare un decotto di questi vegetali con il nome di "zuppa", dal momento che lo stesso decotto etichettato come "tisana" ha il potere di drenare le scorie e l'acqua trattenuta nel tessuti?

Dopo questa parentesi, ecco l'aïgo-bouido.

In 2 litri d'acqua, preparare un infuso con una decina di foglie di salvia pestate. Aggiungere sale, pepe, qualche spicchio d'aglio (secondo i gusti) e un bicchiere d'olio d'oliva. Far bollire 10 min e versare su fette sottili di pane casereccio (tipo pane Poilâne, al lievito, che si rivela migliore quando è raffermo).

Si potrà trovare, nel capitolo sulla salvia, il perché l'aïgo-bouido ha sempre più seguaci.

QUALCHE TRUCCO DA IMPARARE

1. Per proteggere i frutti dalla putrefazione: disporre nella fruttiera dei barattoli aperti contenenti spicchi d'aglio tagliati in 2 (si può anche usare la cipolla).
2. Per sostituire la colla, strofinare con uno spicchio d'aglio le parti da incollare. Spalmare e premere.
3. Per forare il vetro: diluire 50 g di acido ossalico in 25 g di essenza di trementina. Aggiungere 3 spicchi d'aglio tritati e lasciar macerare 8 giorni. Conservare in un flacone tappato e agitare ogni tanto. Nel punto desiderato, si versa una goccia lavorando con una punta, senza premere eccessivamente. Continuare a versare una goccia ogni tanto.

Albicocca

- ***Prunus armeniaca, Rosacee***

PRINCIPALI COSTITUENTI NOTI

Vitamina A (di cui è abbondantemente ricca), vitamina B, vitamina C, vitamina PP. Zuccheri (levulosio e glucosio: 10-13%) e una sostanza vicina alla carotina, protidi (0,43-1%), lipidi (0,12%). Sali minerali e oligoelementi: magnesio, fosforo, ferro, calcio, potassio, sodio, zolfo, manganese, fluoro, cobalto, bromo.

PROPRIETÀ

– Molto nutritiva (energetica e plastica), a completa maturazione è ben digeribile, eccetto che per alcuni dispeptici.
– Antianemica.
– Rigeneratrice di tessuti e nervi (equilibrante nervoso).
– Aumenta le reazioni naturali di difesa.
– Aperitiva.
– Rinfrescante.
– Astringente (allo stato fresco, quindi antidiarroica).
– Lassativa (allo stato secco).

INDICAZIONI

– Astenia fisica e intellettuale (stati depressivi).
– Anemia.
– Nervosismo, insonnia.
– Inappetenza.
– Convalescenze.
– Raccomandata a bambini (rachitismo, ritardo di sviluppo), adolescenti e anziani.
– Diarree, stipsi.

MODO D'IMPIEGO

1. Frutto al naturale, molto maturo.
2. Composta.
3. Succo.

NOTA BENE

1. Nell'anemia dovuta a un'emorragia si è sperimentato che la cura con albicocche dà risultati paragonabili alla cura con fegato di vitello[16]. E all'epoca, non si par-

16. Cfr. studi di E. Leclerc.

lava ancora di fegato di vitello agli ormoni...

2. Per applicazioni esterne, il succo d'albicocca tonifica le pelli normali (cura del viso).

3. La tabella 2 indica la composizione di 100 g di polpa di albicocca fresca secondo Randoin e secondo Witte Merill.

In generale, 100 g di albicocche forniscono circa:

– 45% della razione quotidiana di vitamina A necessaria a un adulto sano;

TABELLA 2. COSTITUENTI IN 100 g DI POLPA DI ALBICOCCA FRESCA

costituente	contenuto secondo Randoin	contenuto secondo Witt e Merill
ACQUA		35,4 g
PROTIDI	< 0,3 g	1 g
LIPIDI	0,1 g	0,1 g
GLUCIDI	12 g	12,9 g
in estratto secco		
CALCIO	15 mg	15 mg
POTASSIO	300 mg	
SODIO	5 mg	
FOSFORO	23 mg	23 mg
CLORO	2 mg	
FERRO	0,4 mg	0,5 mg
ZOLFO	6 mg	
MAGNESIO	11 mg	
ZINCO	0,04 mg	
RAME	0,12 mg	
vitamine		
VITAMINA A	1-7 mg	2790 UI
VITAMINA B_1	0,06 mg	0,03 mg
VITAMINA B_2	0,5 mg	0,05 mg
VITAMINA C	10 mg	7 mg
VITAMIINA PP	6,7 mg	
contenuto energetico	52,0 cal o 271,7 J	51,0 cal o 213,5 J

– 8% di vitamina C;
– 2-6 % di vitamina B_1;
– 3% di vitamina B_2.
È soprattutto la ricchezza di vitamina A che caratterizza l'albicocca.

Alghe marine

• Vedi anche Goemone (p. 277) e Laminaria (p. 279)

Non sono frutti né cereali, ma alcune sono consumate nell'alimentazione quotidiana, al posto delle verdure, da molte centinaia di milioni di esseri umani.
Le alghe, infatti, hanno sempre avuto una grandissima importanza per i popoli orientali e dell'Estremo Oriente, e anche per alcune popolazioni nordiche.
I Cinesi, i Giapponesi, gli Hawaiani consumano grandi quantità di alghe per equilibrare la loro dieta a base di riso e pesce secco. Dotate di proprietà toniche, le alghe sono anche apprezzate in questi paesi per le loro innumerevoli qualità.
I Giapponesi coltivano un'alga rossa tenuta in grande considerazione e consumata con il nome di "nori". Le *gelidium* sono usate per fare minestre, confetture e dolci.
Gli islandesi mangiano da secoli alcune varietà di alghe rosse o brune.
In Francia, i conoscitori possono trovarle soprattutto nei ristoranti cinesi, giapponesi e vietnamiti.
Ma le alghe sono usate anche in alcuni prodotti della nostra industria alimentare. Prodotti per la prima colazione, *entremets*, minestre o macedonie.
Le alghe marine possiedono una ricchezza insospettata, che non può sorprendere chi pensa, come P. Gloess, che esse sono «*la prima manifestazione della vita sul nostro globo*».
Contengono minerali e metalloidi in abbondanza: iodio (fino al'1% del loro peso secco), magnesio, potassio, calcio, ferro, alluminio, manganese, fosforo, zolfo, rame, nichel, oro, zinco, cobalto, stronzio, titanio, vanadio, stagno, rubidio, silicio.

Perciò sono definite a ragione "concentrati d'acqua di mare".
Esse contengono, inoltre, diastasi e vitamine (A, B, C, D_1, D_2, E, F, K, PP), aminoacidi (acido glutammico, cistina, metionina, leucina, valina, tirosina, lisina, acido aspartico), glucidi, materie grasse, molta clorofilla, mucillagini, sostanze antibiotiche[17] ecc.

PROPRIETÀ E INDICAZIONI

Le proprietà delle alghe, pertanto, sono molteplici.

Esse stimolano, favoriscono i ricambi, tonificano le ghiandole endocrine e quindi combattono l'invecchiamento.

Riequilibrando il terreno, esse rinforzano le nostre difese naturali.

Rimineralizzanti, circolatorie, dimagranti (solo per gli obesi), esse sono ricche di poteri antireumatici, antinfettivi, antiscrofolosi, antigozzo.

Non è dunque una sorpresa che le loro indicazioni siano numerose.

- Adeniti, linfatismo.
- Predisposizione generale alle malattie, cagionevolezza.
- Demineralizzazione, rachitismo, disturbi della crescita.
- Astenie fisiche e intellettuali.
- Anemia.
- Disturbi ghiandolari.
- Reumatismi cronici.
- Algie.
- Disturbi circolatori.
- Prevenzione e cura delle affezioni cardio-vascolari.
- Obesità, cellulite.
- Aterosclerosi, ipertensione.
- Senescenza e conseguenze abituali.
- Allergie.
- Alcune malattie cutanee.
- Rinofaringiti.

17. È la presenza di numerose alghe microscopiche nell'acqua di mare che, in parte, le conferisce le sue proprietà battericide e cicatrizzanti.

– Malattie polmonari.
– Postumi di fratture ecc.
Si comprende dunque come molte alghe, come d'altronde la carota, il prezzemolo, la cipolla e molti altri vegetali, possono figurare nella categoria degli *alimenti medicamentosi*.

Oltre a essere vendute secche o in barattoli per fini culinari, le alghe si trovano in farmacia sotto forma di complementi alimentari e nelle cliniche dietetiche sotto forma di compresse.
In quest'opera ho trattato le laminarie e i goemoni vescicolosi.
Molte altre alghe avrebbero meritato uguale considerazione e saranno esaminate in un prossimo lavoro.
Se nei nostri paesi l'uso delle alghe per via orale è ancora limitato, in compenso la pratica dei *bagni d'alghe* conosce da qualche anno a questa parte un fortuna crescente.
Le loro indicazioni sono quelle già elencate... a condizione, naturalmente, che le alghe siano state raccolte e seccate ad arte, e che abbiano conservato l'insieme delle loro proprietà, cosa che non sempre avviene.
Allo scopo di aumentarne l'efficacia, nel 1962 mi sono dedicato a un lungo esperimento su alcune centinaia di casi, associando, nello stesso bagno, alghe marine e un complesso di particolari essenze aromatiche.
Infatti, ricordando l'eccezionale potere di penetrazione degli oli essenziali attraverso la pelle e la loro rapida diffusione nell'organismo, e ricordando che le essenze trasportano i princìpi che sono loro associati, avevo formulato l'ipotesi che si potessero ottenere effetti migliori dai bagni d'alghe, associando loro essenze aromatiche.
Un ritorno indietro di 20 anni sembra aver dimostrato che non si trattava di una mera speculazione intellettuale.

• **Specialità**: complementi alimentari, compresse o *cachet* in farmacia e nelle cliniche dietetiche, Bagni Alg-essence[18].

---

18. Lab. Cosbionat, BP 38-78512 Rambouillet, Cedex.

TABELLA 3. COSTITUENTI PRINCIPALI DELL'ANANAS

costituente	contenuto %
ACQUA	74,70
MATERIE AZOTATE	0,68
MATERIE GRASSE	0,06
MATERIE ZUCCHERINE	18,40
DI CUI SACCAROSIO, 12,43 % E GLUCOSIO 3,21%	
MATERIE ESTRATTIVE	4,35
CELLULOSA	0,57
CENERI	1,24

Ananas

- ***Ananas sativus, Bromeliacee***

PRINCIPALI COSTITUENTI NOTI[19]

La tabella 3 li riassume quantitativamente (in %)

Acido citrico e malico, vitamine A, B, C (la metà del succo d'arancio). Un lievito e un fermento digestivo (bromelina) che fa digerire in qualche minuto 1.000 volte il suo peso di proteine, simile alla pepsina e alla papaina. Contiene anche: iodio, magnesio, manganese, potassio, calcio, fosforo, ferro, zolfo.

PROPRIETÀ

– Nutritivo (molto digeribile).
– Stomachico.
– Diuretico.
– Disintossicante.
– Aumenta, in alcuni individui, le possibilità sessuali.

INDICAZIONI

– Anemia.
– Crescita, convalescenza, demineralizzazione.

19. A. Balland.

- Dispepsia.
- Intossicazioni.
- Aterosclerosi.
- Artrite, gotta, litiasi.
- Obesità.

MODO D'IMPIEGO

1. Frutto al naturale (molto maturo).
2. In succo.

NOTA BENE

1. Il succo, per uso esterno, è consigliato per tonificare le pelli normali.
2. L'ananas fu un tempo raccomandato contro il raffreddore da fieno.
3. La cura dell'obesità rimane, in medicina, uno dei problemi più delicati. Esistono numerose ricette che appaiono più o meno efficaci, e spesso temporaneamente. Eccone una.

   Per 3 giorni, i pasti di mezzogiorno e della sera saranno composti esclusivamente da 2 costolette di agnello alla griglia e 2 grosse fette di ananas fresco. Nessuna bevanda durante i pasti. Niente prima colazione. Durante la giornata, da 1 a 2 l d'acqua (acqua distillata del farmacista) o un leggero infuso di Epatoflorina, o un infuso di foglie di ribes nero o di foglie di frassino, sempre da 1 a 2 l).

A proposito della papaina, , questo fermento estratto dalla papaia (il frutto commestibile della papaia, un albero dell'America tropicale), nella precedente edizione scrivevo che «*uno dei miei recenti viaggi negli Stati Uniti mi ha dato la possibilità di conoscere i lusinghieri risultati di studi eseguiti sulla papaina. È grazie a questo fermento che numerosi malati che soffrivano di atroci dolori alla colonna vertebrale in seguito a ernia del disco, hanno potuto evitare un intervento chirurgico che esige generalmente una lunga degenza ospedaliera e una convalescenza spesso molto prolungata*».

Il Dr. Max Negri, chirurgo-ortopedico, ha trattato l'argomento al Simposio medico del *Memorial Hospital* di Long Beach (USA) nell'aprile 1970: «*È noto che la papaina viene usata da tempo per ammorbidire le carni coriacee e come agente chiarificante della birra*».

Secondo il Dr. Negri, la papaina, «*miracolo commerciale, sta per entrare nell'Olimpo delle medicine miracolose. In effetti, iniettando la chimopapaina, il principio purificato della papaina, nel disco intervertebrale responsabile dei dolori, si agisce come per intenerire la carne, lisando (e dissolvendo) il nocciolo che comprime i nervi. Al suo risveglio il malato può essere completamente guarito*».

L'esperienza di Negri e dei suoi collaboratori si basava, nell'aprile 1970, su più di 2.000 casi. Secondo lui, l'intervento chirurgico tendente a decomprimere i nervi sezionando le lamine vertebrali, ottiene il 70% di successo e le iniezioni di chimopapaina l'88%.

C'è di che soddisfare chi crede nelle virtù insospettate del vegetale, tutto sta nello scoprirle.

Dopo il mio soggiorno negli Stati Uniti del 1970, non avevo più avuto occasione di leggere qualcosa su questo argomento e pensavo che il metodo forse non aveva mantenuto le sue promesse, a meno che non fosse stato soffocato da un trust o da una qualsiasi Scuola, processo ben noto e non eccezionale.

Deo gratias, niente di tutto questo, e gli ortopedici di Boston sono tornati sulla questione nel dicembre 1974.

Ecco quanto ha riferito A. Dorozynski nel "*Quotidien du médecin*" del 24 dicembre 1974: «*Un nuovo metodo di trattamento dell'ernia del disco è proposto dagli ortopedici del* Massachussetts General Hospital *(Boston), uno degli ospedali di ricerca più famoso d'oltre Atlantico: l'iniezione nel disco deteriorato di un enzima, la chimopapaina, che provoca il riassorbimento dell'ernia. L'enzima è estratto da un frutto tropicale, la papaia, e assomiglia a quello che è spesso usato per render tenera la carne.*

L'iniezione di enzima potrebbe rappresentare, secondo gli specialisti di Boston, una vera rivoluzione nel trattamento dell'er-

nia del disco perché permette, nella maggior parte dei casi, di evitare l'intervento chirurgico. L'enzima è iniettato nel disco erniato e si attacca in modo selettivo a una parte del corpo del disco. L'ernia si riassorbe e la sostanza "disciolta" dall'enzima è gradualmente riassorbita dall'organismo.

UNO STUDIO RIGUARDANTE 5.000 PAZIENTI

L'iniezione viene sempre fatta in sala operatoria, dopo che il paziente è stato anestetizzato e intubato. Queste precauzioni sono necessarie perché quasi 1 malato su 100 è allergico alla chimopapaina e bisogna essere pronti a intervenire in caso di shock anafilattico. La radioscopia permette la collocazione precisa dell'ago nel disco.

*L'intervento, chiamato "**chemonucleolisi**", è già stato realizzato su circa 5.000 pazienti in 2 anni e mezzo. Nell'80% dei casi, l'ernia e il dolore scompaiono. Secondo il dottor James Huddleston, del* Massachussetts General Hospital, *l'intervento è molto più semplice, più rapido, meno traumatico e meno costoso della laminectomia. Qualora la chemonucleolisi non riuscisse, non ci sono impedimenti per un eventuale intervento chirurgico successivo.*

Le modalità di azione della chimopapaina non sono totalmente conosciute e l'uso generalizzato di questa nuova tecnica non è stato ancora autorizzato dal Food and Drug Administration *americano.*

Secondo il dottor Huddleston, la chemonucleolisi è sicuramente adatta soprattutto ai soggetti giovani colpiti da lombaggine o da sciatica ribelle, quando si esiti davanti all'intervento chirurgico.

È noto che la composizione della sostanza del disco si modifica con l'invecchiamento e il dottor Huddleston ha osservato che, nelle persone al di sotto dei 30 anni, il dolore post-operatorio è più forte che nelle persone anziane. Il paziente rimane a letto 4 o 5 giorni di più.

Il dottor Huddleston insiste sul fatto che la nuova tecnica è ancora allo stadio sperimentale; deve essere decisa solo quando l'ernia è abbastanza importante da giustificare la laminecto-

mia. Egli ha appena creato, nel Massachussetts General Hospital, *una clinica specializzata nel trattamento dell'ernia del disco, dove la chemonucleolisi sarà perfezionata e le sue indicazioni definite*».

Così, a quanto pare, molti pazienti su cui poteva essere eseguito questo trattamento hanno già potuto beneficiarne. Altri ne seguiranno. Ma chi impediva ai congressisti di Boston di ricordare il nome di Negri e i suoi importanti studi?

Venendo meno a una cortesia elementare, avrebbero potuto far appello a quel celebre detto secondo cui bisogna dare a Cesare... Sarebbe stato riconosciuto loro almeno questo merito.

Il punto della questione nel 1980

Alle "*Giornate del rachide*" del settembre 1980 a Parigi, abbiamo appreso che il metodo è usato in Francia da 4 anni all'Ospedale Foch (Suresnes), dove sono stati curati 120 pazienti, e da oltre 2 anni all'ospedale Beaujon (Clichy), che vanta 60 casi. I vantaggi e gli inconvenienti sono stati precisati, così come i rischi di complicazioni, che non sono cosa da poco: incidenti o shock anafilattici possono essere molto gravi (la chimopapaina è molto allergizzante) e, nel caso in cui questo enzima aggressivo non fosse iniettato soltanto nel disco ma anche nel sacco meningeo, seguirebbero postumi irreversibili (paralisi, impotenza, incontinenza...).

Si comprende che se il metodo viene impiegato in Canada, attualmente è vietato negli Stati Uniti, e in Francia il prodotto non è sul mercato: gli interessati si devono rivolgere alla Farmacia centrale degli Ospedali[20].

---

20. **La situazione nel 2004**. Secondo Gunnar Andersson, del Dipartimento di chirurgia ortopedica presso il St-Luke's Medical Center di Chicago, «*negli Stati Uniti il mal di schiena (e conseguentemente agli arti inferiori) rappresenta la più comune causa di ridotta attività lavorativa nella popolazione al di sotto dei 45 anni, la seconda ragione di ricorso alla visita medica, la terza causa di procedura chirurgica e la quinta ragione di ricovero ospedaliero*». Non stupisce, perciò, che chi si occupa di lavoro o di assicurazioni abbia notevole interesse nella prevenzione e nella cura di queste patologie. Se la prevenzione è ancora agli inizi, la tecnologia chirurgica si è notevolmente evolu-

Arachide o nocciolina americana, o spagnoletta, o pistacchio di terra

• *Arachis hypogaea, Leguminose (Papilionacee)*

PRINCIPALI COSTITUENTI NOTI[21]

La tabella 4 riassume quantitativamente (in %) i dati relativi a 3 diverse specie di arachide.

TABELLA 4. COSTITUENTI PRINCIPALI DELL'ARACHIDE

costituente	contenuto %		
	NELL'ARACHIDE D'ALGERIA	NELL'ARACHIDE DEL MADAGASCAR	NELL'ARACHIDE DELLA NUOVA CALEDONIA
ACQUA	3,40	5,40	6,30
MATERIE AZOTATE	24,24	27,24	30,27
MATERIE GRASSE	51,80	45,90	47,15
MATERIE AMILACEE	17,16	17,11	8,33
CELLULOSA	1,90	1,85	3,75
CENERI	1,50	2,50	4,20

Tra le materie azotate: arachina e conarachina (6,55% d'azoto basico, la più alta percentuale trovata in una proteina vegeta-

---

ta. A seconda del tratto di rachide interessato dall'ernia, si applicano tecniche diverse, più adatte all'intervento: nelle ernie dei dischi cervicali e nelle spondilosi cervicali la discectomia chirurgica (laminectomia, laminotomia *open-door*) ha prodotto esiti clinici migliori alle altre tecniche, così come nelle ernie del disco lombari e nelle stenosi lombari (microdiscectomia o tecnica tradizionale, e discectomia videoassistita, in fase sperimentale). Altri interventi eseguiti per via percutana, come la chemonucleolisi e la nucleotomia percutanea (rimozione del nucleo polposo realizzata con uno speciale trituratore) trovano indicazione solo nei pochissimi casi di protrusione discale, e mai in presenza di una vera e propria ernia discale. Ampie casistiche relative alle ultime due metodiche, infatti, indicano che, applicate alle ernie vere e proprie, non hanno mostrato i risultati sperati. La chemonucleolisi resta più efficace del placebo e meno efficace della discectomia chirurgica. [N.D.R.]

21. A. Balland.

le) contenenti gli aminoacidi: arginina, cistina, istidina, lisina, betaina, colina.
Sostanze minerali diverse.
Diastasi (amilasi: 10-12%).

PROPRIETÀ
- Semi nutrienti ed energetici: il panello dà una farina, elemento essenziale ricostituente, il cui valore nutritivo, a parità di peso, è maggiore di quello della carne[22].
- Alimento di risparmio.
- Astringente intestinale (almeno per alcuni soggetti).

INDICAZIONI
- Astenie, superlavoro.
- Tubercolosi (?).

MODO D'IMPIEGO
1. Tostati, burro d'arachidi, preparazioni culinarie varie.

NOTA BENE
1. Si dice che calmi il desiderio sessuale (?).

• L'olio di arachide

È uno dei più consumati e dei più denaturati dai trattamenti industriali.
Si ottiene dai semi triturati e scaldati prima d'essere torchiati.
Il rendimento è di circa il 40-50%.

Esso contiene:
- acidi grassi non saturi (77-90%) dei quali:
  a. monoinsaturi: soprattutto acido oleico (50-75%);
  b. polinsaturi: acido linoleico (6-25%);

22. M. Boigey.

– acidi grassi saturi (10-15%), soprattutto acidi arachidico, palmitico e stearico.

La povertà di acidi grassi polinsaturi dell'olio di arachide corrente spiega la sua debole azione nei casi di ipercolesterolemia.
Molti studiosi, tuttavia, hanno attirato l'attenzione sulle proprietà anticolesteroliche dell'olio d'arachide a patto che sia stato ottenuto con una prima torchiatura a freddo.

Arancio

• ***Citrus aurantium* var. *dulcis, Esperidee***

Originaria della Cina e poi coltivata in tutte le regioni a clima mite, di questa pianta si conoscono almeno un centinaio di varietà.

PRINCIPALI COSTITUENTI NOTI

La tabella 5 riassume quantitativamente (in %) i dati relativi ai costituenti della polpa.

TABELLA 5. COSTITUENTI PRINCIPALI DELLA POLPA D'ARANCIO

costituente	contenuto %
ACQUA	90
GLUCIDI	4,6
CARBOIDRATI	0,7
ACIDI	2,5
PROTIDI	0,7
CELLULOSA	1
CENERI	0,5

Vitamina C (da 50-100 mg per 100 g di succo). Gli agrumi sono i frutti più ricchi di vitamina C; da tener presente che la dose quotidiana necessaria a un adulto è di circa 75 mg.
Vitamine B, C2, (protettrice vascolare), carotene o provitamina A. Sali minerali: calcio, potassio, magnesio, fosforo, sodio.
Oligoelementi: ferro, rame, zinco, manganese, bromo.
Acidi malico, tartarico e citrico.

L'essenza della SCORZA contiene: aldeide citrica, limonene (90%).
L'essenza dei FIORI: limonene, linalolo, geraniolo.
I FRUTTI NON MATURI contengono esperidina, aurantina, acido aurantianico, un'essenza.

PROPRIETÀ

- Uno dei migliori frutti invernali, supplisce alle carenze vitaminiche (antiscorbutico), molto nutritivo.
- Aperitivo.
- Rimineralizzante (aiuta il fissaggio dei minerali).
- Tonico muscolare e nervino.
- Antinfettivo.
- Rinforza le difese naturali.
- Disintossicante.
- Rinfrescante.
- Digestivo.
- Protettore vascolare.
- Antiemorragico e fluidificante del sangue.
- Diuretico.
- Lassativo.
- Ringiovanisce cellule e tegumenti.
- La SCORZA è febbrifuga.

INDICAZIONI

Uso interno:

- Crescita, convalescenza, invecchiamento.
- Anemia.
- Anoressia.
- Demineralizzazione, scorbuto.
- Astenia fisica e intellettuale.
- Epatismo.
- Dispepsia, flatulenze.
- Tendenze emorragiche (fragilità capillare).
- Trombosi, iperviscosità sanguigna[23] e sindromi relative (ver-

23. Klein.

tigini, intorpidimento degli arti, algie precardiali).
– Infezioni varie, prevenzione e cura delle malattie contagiose.
– Piressie, malaria.
– Intossicazioni.
– Stomatiti, gengiviti.
– Dermatosi, eczemi.
– Raccomandato ai diabetici (100 g di arance sbucciate contengono meno elementi glicogeni di 10 g di pane[24]).

Uso esterno:
– Mantenimento della pelle e delle mucose (previene le rughe).

MODO D'IMPIEGO

Uso interno:

1. Il FRUTTO al naturale.

2. Il SUCCO (50 mg di vitamina C per 100 g di succo, in media; ricordare che il fabbisogno medio di vitamina C di un bambino supera i 50 mg al giorno). Il succo deve essere consumato fresco, perché si deteriora rapidamente: 2 o 3 bicchieri al giorno prima dei pasti.
– Ai bebé nutriti artificialmente: da 1 a 3 cucchiaini da caffè di succo d'arancio ogni giorno.
– Contro l'influenza, i raffreddamenti: un succo d'arancio (o di limone) + 2 zollette di zucchero + 1 bicchierino da liquore di rum + acqua bollente. Bere prima di coricarsi.
– Obesità: fare bollire per 10 min in 0,5 l d'acqua un'arancio e 3 limoni tagliati a fette. Aggiungere 2 cucchiai da minestra di miele e rimettere a bollire per 5 min. Passare. Lasciare raffreddare: 3 bicchieri da vino al giorno.

3. Gelatine e marmellate: molto digeribili. Per disturbi gastrici, intestinali, epatici.

4. La SCORZA: come corroborante in una convalescenza influenzale, infusione con:

---

24. A. Martinet.

salsa d'alloro .... 15 g
scorze secche d'arancia .... 40 g

– Aperitivo: lasciare macerare le scorze di 6 arance in 0,5 l di acquavite per 15 giorni. Aggiungere 2 l di vino bianco nel quale si saranno sciolti 500 g di zucchero. Filtrare. Lasciare riposare 1 settimana. Migliora invecchiando.

– Digestivo: 1 cucchiaino da caffè di scorza secca ogni tazza d'acqua bollente. Tenere in infusione per 15 min.

– Contro la stipsi: fare bollire in acqua la scorza di 1 arancio fresco per mezz'ora. Gettare via l'acqua e far bollire di nuovo per 20 min in acqua leggermente zuccherata (20 g/l). Lasciare quindi seccare la scorza su un piatto.

La si mangerà la mattina dopo a digiuno (l'evacuazione dipende da un processo meccanico e colagogo[25] insieme).

Uso esterno:

1. Cure del viso: applicare la POLPA per 15-20 min (riposa i lineamenti, ritarda le rughe). La sua azione è paragonabile a quella della fragola (p. 256), della pesca (p. 356), del melone (p. 312).
2. Dopo aver tolto il trucco, sarebbe utile abitudine applicare con il palmo della mano la polpa della frutta schiacciata sul viso, il collo, le spalle.

NOTA BENE

1. È utile infilare le scorze d'arancio o di limone su una cordicella per poi seccarle al forno o al sole. Poi si taglieranno a pezzettini e si conserveranno in una scatola di metallo.

25. Stimolante della colecisti, che si risolve in un aumento della produzione di bile, facilitando la digestione dei grassi e accelerando il transito intestinale. [N.D.R.]

Serviranno per aromatizzare torte e composte. (A condizione che i frutti non siano stati irrorati con insetticidi).

2. Per ridare lucentezza alle calzature e alle valigie di cuoio: strofinarle con una scorza d'arancia e uno straccio morbido.
3. Per allontanare le tarme: appendere negli armadi un'arancio insacchettato con qualche chiodo di garofano.

Asparago

• ***Asparagus officinalis, Gigliacee***

Originario del Sud Europa, l'asparago selvatico cresce spontaneamente in diverse regioni della Francia (Rhône, Sud della Loira, ad esempio).
Varietà coltivate: asparagi di Argenteuil, asparagi verdi, bianchi dalla punta violetta…
Era già coltivato dai Greci e dai Romani.

PRINCIPALI COSTITUENTI NOTI

La tabella 6 mostra i dati approssimativi (in %): essi variano in base al luogo di coltura e alla grandezza della pianta.

TABELLA 6. COSTITUENTI PRINCIPALI DELL'ASPARAGO

costituente	contenuto %
ACQUA	90 - 95
GLUCIDI	1,7 - 3,50
LIPIDI	0,10 - 0,15
PROTIDI	1,60 - 1,90
CELLULOSA	0,65 - 0,70

Vitamine A, B_1, B_2, acido folico, C; manganese, ferro, fosforo, potassio, calcio, rame, fluoro, bromo, iodio…; asparagina, metilmercaptano (che dà alle urine il caratteristico odore)…

PROPRIETÀ

– Depurativo.
– Diuretico.
– Agisce sul drenaggio epatico e renale, dell'intestino, dei polmoni e della pelle.
– Rimineralizzante.
– Rende fluido il sangue.
– Calma l'eccitabilità cardiaca.
– Determina una diminuzione della glicosuria.
– Lassativo.

INDICAZIONI

– Astenie fisiche e intellettuali, convalescenze.
– Anemia.
– Demineralizzazione.
– Insufficienza epatica e renale.
– Litiasi urinaria.
– Artritismo, gotta, reumatismo.
– Bronchiti croniche.
– Dermatosi (alcuni eczemi).
– Viscosità sanguigna.
– Palpitazioni.
– Diabete.

MODO D'IMPIEGO

1. Come molte verdure: allo stato crudo, grattugiati negli antipasti, o in succo.

NOTA BENE

1. L'asparago è CONTROINDICATO in caso di cistite e, secondo alcuni studiosi, nel reumatismo articolare acuto.
In realtà, gli studiosi non sono affato concordi su tutti i punti: se alcuni prescrivono l'asparago agli artritici e perfino nelle litiasi renali, altri – sembra che siano i più numerosi – invitano alla prudenza in questi casi in quanto l'asparago irrita l'epitelio renale.

Inoltre, ricca di purine (24 mg/100 g[26]) questa verdura deve essere consumata con moderazione dai gottosi e Guierre ha giustamente ricordato queste parole di P. Oudinot: «*a condizione che sia diluito in due parti d'acqua, l'asparago può essere permesso agli artritici e a chi ha piccoli problemi renali*».

Avena

• ***Avena sativa, Graminacee***

PRINCIPALI COSTITUENTI NOTI

Sali minerali: potassio, calcio, magnesio, fosforo, sodio, ferro; carboidrati, grassi, un ormone simile alla follicolina; vitamine B_1 e B_2, carotene, vitamina PP, tracce di vitamina D.

PROPRIETÀ E INDICAZIONI

– Le sue proprietà energetiche – anche se leggermente eccitanti – ne fanno un alimento base per le popolazioni di alcune regioni fredde (Scandinavi, Scozzesi). Gli Anglo-Sassoni la consumano sotto forma di *porridge* a colazione.

– È anche un alimento adatto al bambino nel periodo della crescita. Raccomandata nelle astenie fisiche e intellettuali, giova perfettamente ai bambini.

– Rinfrescante, diuretica, giova agli azotemici ed è utile ai diabetici per le sue qualità ipoglicemiche. È uno stimolante della tiroide e quindi indicata per chi è affetto d'insufficienza di questa ghiandola.

Sembra possa agire sulla sterilità e l'impotenza.

– Con i fiocchi d'avena si possono ottenere squisite minestre.

– Secondo la dottoressa Randoin, 100 g di fiocchi d'avena contengono: 300 mg di fosforo, 90 mg di calcio, 180 mg di magnesio e 500 mg di potassio.

– Il *porridge* è un preparato a base di fiocchi d'avena, acqua, latte e zucchero.

---

26. Lederer.

– Facendo bollire per mezz'ora 20 g di fiocchi d'avena in 1 l d'acqua, si ottiene un decotto lassativo e diuretico.
– Si raccomanda di dare ai lattanti un biberon al giorno di brodo di verdure o di decotto di cereali. Quest'ultimo si prepara con avena, frumento (p. 259) e orzo (p. 338) in parti uguali. Si macinano 4 cucchiai da minestra della miscela. Si fa bollire adagio, senza coperchio, in 1,5 l d'acqua fino a ridurla a 1 l. Si passa e si zucchera.
– La paglia d'avena in infusione (una manciata in una ciotola d'acqua bollente) è indicata nella litiasi urinaria, in una cura coprendente, fra l'altro, una miscela d'olio di mandorle dolci (p. 302) e di noci (p. 327).
– La tintura d'avena sativa è indicata per la cura dell'insonnia. Inoltre, ha proprietà antiasteniche.
Insonnia: 40 gocce prima di coricarsi.
Astenia: 20 gocce 3 volte al giorno, prima dei pasti.

NOTA BENE

1. È preferibile consumare l'avena solo d'inverno. I bambini e i soggetti nervosi traggono giovamento dormendo su materassi di paglia d'avena.

Avocado

• ***Persea gratissima, Lauracee***

Dell'avocado, un albero che può raggiungere i 12-15 m d'altezza, originario dell'America latina, che cresce nelle Antille, in California (primo produttore mondiale), in Africa e in Israele (secondo produttore mondiale e primo esportatore in Europa), si usa il frutto. I tipi principali sono 3: il messicano, il guatemalteco e l'antillano. Dai primi 2 è stata creata la varietà *fuerte*, la più coltivata in Israele.

PRINCIPALI COSTITUENTI NOTI

La tabella 7 di p. 171 mostra il contenuto (in %) dei principali costituenti del frutto dell'avocado.

TABELLA 7. COSTITUENTI PRINCIPALI DEL FRUTTO DELL'AVOCADO

costituente	contenuto %
ACQUA	66,16
GLUCIDI	7,40
LIPIDI	20,10
PROTIDI	2,08
CELLULOSA	3,08
CENERI	1,26

Molto povero di minerali, contiene aminoacidi: cistina, triptofano, tirosina; diversi antibiotici di cui alcuni di recente scoperta. Vitamine A (200-300 UI/100 g); B; C (15-20 mg/100 g); acido folico. Inoltre, 100 g di avocado contengono 218 cal o 912,4 J (100 g di riso cotto contengono 322 cal o 1347,7J; 100 g d'uovo 166 cal o 694,8 J).

PROPRIETÀ

– Alimento quasi completo, molto digeribile, equilibratore nervoso.
– Anticolibacillare (aumenta l'acidità urinaria).

INDICAZIONI

– Crescita, convalescenza, gravidanza.
– Superlavoro, nervosismo.
– Colibacillosi.
– Affezioni gastriche, intestinali, epato-biliari.

MODO D'IMPIEGO

1. Frutto al naturale o preparato in vari modi: con granchio, macedonia, erbe fini, roquefort…
2. Un'insalata che piace sempre: lattuga, pomodoro, peperone, avocado, arancio, aceto di vino o di sidro, olio, sale, pepe, un po' di cerfoglio.
3. Due buoni antipasti: schiacciare la polpa dell'avocado tagliato in due mescolandovi sia qualche goccia di limone, sia 1/2 cucchiaino da caffè di senape.

4. Un buon dessert: schiacciare banana e avocado in quantità uguali. Aggiungervi zucchero in polvere e sbattere fino a ottenere una crema omogenea e untuosa.

Banano

- ***Musa paradisiaca e Musa sapientum, Musacee***

PRINCIPALI COSTITUENTI NOTI

La tabella 8 mostra il contenuto (in %) dei principali costituenti della banana acerba e matura.

TABELLA 8. COSTITUENTI PRINCIPALI DELLA BANANA

costituente	contenuto % nella banana acerba	contenuto % nella banana matura
ACQUA	70,92	67,68
AMIDO	12,06	tracce
ZUCCHERO D'UVA	0,08	20,45
ZUCCHERO DI CANNA	1,34	4,54
LIPIDI	0,21	0,56
MATERIE AZOTATE	3,04	4,72
FILAMENTI GREGGI	0,36	0,17
TANNINO	6,53	0,34
CENERI: OSSIDO DI FERRO	1,04	0,85
ALTRI MATERIALI	4,60	0,69

Vitamine: A (300 U.I.), B_1 (100,50 U.I.), B_2 (35 U.S.), acido folico, vitamina C (20 U.I.), un po' di vitamina E. Fosforo, magnesio, sodio, potassio, ferro, zinco, tannino (da notare: quando la banana scurisce qua e là, lo zucchero aumenta in proporzioni considerevoli).

PROPRIETÀ E INDICAZIONI

– Frutto molto nutriente (lo si ritiene più nutriente della patata e quanto la carne: 100 g forniscono 100 cal o 418,6 J) e digeribile purché consumato molto maturo, e non maturato con procedimenti artificiali.

– Raccomandato a chi fa lavori pesanti come agli intellettuali, ai bambini come agli anziani.
– Giova al sistema osseo, alla crescita, all'equilibrio nervoso. Si dice benefico anche per gli artritici.
– Gli astenici potranno consumarne ogni giorno, schiacciata con miele.
– La sua abbondanza di carboidrati non la rende consigliabile ai diabetici.

NOTA BENE

1. Riguardo la digeribilità, tenuto conto «*che le banane devono essere consumate mature (generalmente disdegnate e che i commercianti vendono a prezzi inferiori), ecco alcune precisazioni date da R. Busson che ha vissuto a Hankéou in Cina. Occorre passare il dorso della lama di un coltello per togliere quella specie di corazza che, al microscopio, sembra corallo. Allora si vede la polpa del frutto e, dopo un po', le papille gustative riconoscono che è più buona così*».

2. La polvere di banane non ancora mature e disseccate al Sole esercita un'azione protettiva e cicatrizza le ulcere sperimentali provocate dal fenilbutazone nella cavia[27].

3. Le macchie d'inchiostro sulle dita spariscono strofinandole con l'interno di una buccia di banana.

Barbabietola da orto (rossa)

• ***Beta rubra o Beta vulgaris rapa, Chenopodiacee***

Oltre a questa varietà, che entra nella composizione dell'alimentazione umana, ne esistono altre 2: la barbabietola da foraggio, destinata al bestiame, e la barbabietola da zucchero, da cui si ricavano lo zucchero e l'alcol.

27. A. K. Sanyai e coll., *Arch. Internat. Pharmacod, Thérap.*, 1964.

Tutte e 3 derivano, come la bietola (p. 175), dalla bietola marittima, comune sulle rive del Mediterraneo e dell'Atlantico.

PRINCIPALI COSTITUENTI NOTI

Vitamine A, B, C, PP, zuccheri in quantità, potassio, magnesio, fosforo, rubidio, silicio, calcio, ferro, rame, bromo, zinco, manganese; aminoacidi: asparagina, betamina, glutamina.

PROPRIETÀ E INDICAZIONI

– Molto nutritiva ed energetica, la barbabietola rossa è aperitiva, rinfrescante e molto digeribile.
– Si raccomanda agli anemici, ai demineralizzati, ai nervosi, e anche contro le nevriti, la tubercolosi e il cancro[28]. Molto utile nelle epidemie influenzali.
– È CONTROINDICATA per i diabetici.
– Si consuma generalmente cotta; ma sarebbe meglio aggiungerla cruda, grattuggiata finemente, al piatto di verdure crude. Si prenderà, con maggior profitto, un bicchiere di succo al giorno, puro o in una miscela.
– Alcuni la usano come caffè igienico: si raschiano le barbabietole, si tagliano a fettine di circa 3-4 cm di spessore, si fanno seccare al Sole su un graticcio o in corrente d'aria, infilate a corona. Poi si tostano al forno. Bisogna quindi spezzarle e macinarle in un macinacaffè.
La polvere ottenuta si conserverà in una scatola di legno.
Questo "caffè" migliora invecchiando.

NOTA BENE

1. Dopo il lievito di birra, la barbabietola rossa è il secondo alimento vegetale più ricco di potassio.
2. Il "rosso di barbabietola", con il numero E 162, è un additivo alimentare consentito.
3. Queste precisazioni vengono fornite dal dottor Guier-

28. prof. Perenczi, Ungheria.

re, che vorrebbe, non a torto, che certe proprietà medicinali fossero precisate attraverso verifiche accurate e controllabili.

Barba di becco

• ***Tragopogon pratensis, Composite***

PRINCIPALI COSTITUENTI NOTI

Carboidrati, inulina come il carciofo (p. 178), la cicoria selvatica (p. 224), il topinambur (p. 404); consigliato ai diabetici.

PROPRIETÀ

– Nutriente e digeribile.
– Favorisce il drenaggio sanguigno e cutaneo.
– Decongestionante epatico e renale.

INDICAZIONI

– Astenie, superlavoro, crescita.
– Dermatosi.
– Diabete.
– Gotta, reumatismi.

MODO D'IMPIEGO

Uso interno

1. Crudo in insalata o cotto.
2. Decotto: 35-50 g di radici a pezzetti per 1 l d'acqua. Bollire 1/2 ora; 3 tazze al giorno, fra i pasti.
3. Acqua di cottura della barba di becco: stessi usi.

Uso esterno

1. Il succo è usato contro le verruche.

Bietola o bietola a coste

• ***Beta vulgaris cycla, Chenopodiacee***

PRINCIPALI COSTITUENTI NOTI

Vitamine: A, B_9 (acido folico), C; ferro.

PROPRIETÀ E INDICAZIONI

– Rinfrescante, lassativa, diuretica. Si consuma cotta, sola o con pomodori. Si può aggiungere, in piccola quantità, al piatto delle verdure crude.

– La bietola sarebbe CONTROINDICATA ai diabetici (?).

– Il suo decotto: da 25 a 50 g/l d'acqua, giova nelle infiammazioni del sistema urinario, nella stipsi, nelle emorroidi, nelle dermatosi.

– Per *uso esterno*, le foglie cotte, ridotte in poltiglia, possono essere usate come cataplasma sulle emorroidi, sulle scottature, sugli ascessi, sui foruncoli, sui tumori.

Caffè

• ***Coffea arabica, Rubiacee***

Originaria dell'Abissinia, questa pianta si è acclimatata in Arabia, Africa tropicale, Brasile.
Fu introdotta e consumata in Francia sotto Luigi XIV.

PRINCIPALI COSTITUENTI NOTI

La tabella 9 di p.177 riassume il contenuto (in %) dei principali costituenti del caffè verde, variabili secondo le piantagioni e il terreno di coltura.

– I protidi contengono la maggior parte degli aminoacidi. Fra minerali e oligoelementi: magnesio, potassio, acido fosforico, fluoro, iodio. Vitamina PP (16-26 mg).

– Alcaloidi: caffeina, trigonellina.

– Sostanze aromatiche, solo nel CAFFÈ TOSTATO, raggruppate sotto il nome di *caffeolo* (acido caprico, acido oleico, acido linoleico, acido palmitico), circa 0,05%.
La torrefazione produce anche un elemento tossico complesso: la caffeo-tossina (0,07%).

– Nel caffè preparato come bevanda, non si trovano lipidi e rimangono solo tracce di protidi e di glucidi. La vitamina PP e gli oligoelementi, la caffeina (110 mg/100 cm^3) ne sono i principali componenti.

TABELLA 9. COSTITUENTI PRINCIPALI DEL CAFFÈ VERDE

costituente	contenuto %
PROTIDI	8 - 14
LIPIDI	12 - 14
GLUCIDI	6
MINERALI	4 - 5
CAFFEINA	0,7 - 3
oligoelementi	**contenuto per 100 g di materia secca**
MANGANESE	1,30 - 3,20 mg
RAME	1 - 3 mg
ZINCO	0,2 - 0,7 mg
RUBIDIO	4 mg

– Secondo l'informazione IERAM del maggio 1975, all'epoca, nel caffè erano stati trovati 468 composti. Oggi se ne conoscono oltre 600.

PROPRIETÀ

– Tonico nervino e cardiaco.
– Facilita il lavoro cerebrale e l'attività muscolare.
– Accresce la frequenza e l'ampiezza dei movimenti respiratori.
– Euforizzante.
– Diuretico.
– Valore alimentare praticamente nullo, ma favorisce la digestione agendo sulla peristalsi gastro-intestinale.

Secondo alcuni studiosi cinesi, migliorerebbe l'assimilazione degli alimenti.

In dosi esagerate, causa confusione d'idee, incoerenza muscolare, disturbi sensoriali, agitazione (ebbrezza caffeica).

La caffeo-tossina provoca a lungo andare un'azione depressiva sul sistema nervoso centrale e sui centri respiratori[29]. Solo l'ebollizione del caffè elimina questo tossico.

29. Perrot.

INDICAZIONI

– Fatica muscolare e intellettuale.

MODO D'IMPIEGO

1. Infuso con polvere di caffè.
2. Caffeina in terapia.

NOTA BENE

1. La caffeina, omologo superiore della teofillina e della teobromina, fu studiata nel 1823 da Dumas e Pelletier, e sintetizzata nel 1863. Nel caffè verde si trova allo stato libero e parzialmente associata all'acido coffico. La torrefazione, che avviene sui 200-220 °C, distrugge una notevole parte di caffeina, volatile a 200 °C. Con la torrefazione, inoltre, i protidi del caffè verde aumentano di circa il 2%, i minerali registrano un leggero aumento mentre il tasso dei glucidi diminuisce a circa lo 0,4%.
2. Il caffè – così come il tè (p. 403) – è stato per lungo tempo proibito ai soggetti con eccesso di acido urico. In realtà, le metilxantine che essi contengono non possono essere trasformate in acido urico.

Carciofo

• ***Cynara scolymus, Composite***

Originario di Cartagine e delle regioni mediterranee, il carciofo è stato coltivato dagli orticoltori del nuovo Rinascimento italiano e introdotto in Francia a seguito delle guerre d'Italia napoleoniche. Attualmente, questo ortaggio cresce in quasi tutti i paesi d'Europa. I carciofi più grossi provengono dalla Bretagna, che ne produce circa 90 milioni di kilogrammi l'anno[30]; esistono anche varietà chiamate di Laon, di Niort e di Provenza.

30. In Italia la coltura del carciofo è molto diffusa, soprattutto nell'Italia centromeridionale e insulare. [N.D.R.]

PRINCIPALI COSTITUENTI NOTI

Da 3 a 3,15% di protidi; da 0,10 a 0,30% di lipidi; da 11 a 15,50% di zuccheri (costituiti per lo più dall'insulina, perciò permesso ai diabetici); 82% d'acqua; manganese, fosforo, ferro. In 100 g: 300 UI di vitamina A; 120 mcg di vitamina B_1; 30 mcg di vitamina B_2; 10 mg di vitamina C. Diastasi.

100 g di carciofo forniscono 50-75 cal circa, cioè 209-314 J circa.

PROPRIETÀ

– Molto digeribile, soprattutto quando è consumato crudo.
– Energetico e costruttore.
– Stimolante.
– Aperitivo.
– Tonico epatico (colagogo).
– Tonico cardiaco.
– Depurativo del sangue.
– Antitossico.
– Diuretico (favorisce l'eliminazione dell'urea, del colesterolo in eccesso e dell'acido urico).
– Ostacola la secrezione lattea delle nutrici.

INDICAZIONI

– Astenia, superlavoro.
– Crescita.
– Congestione e insufficienza epatica. Insufficienza renale, oliguria, litiasi.
– Reumatismo, gotta, artrite.
– Intossicazioni.
– Infezioni intestinali.

L'acqua di cottura dei carciofi, molto ricca di sostanze minerali, dovrebbe essere usata nelle minestre, eccezion fatta per gli artritici, i gottosi e nei casi di affezioni urinarie (certamente a causa della sua concentrazione, poiché si rivela un ottimo depuratore del fegato e della vescichetta biliare)[31].

31. Studi di H. Leclerc, J. Brel, L. Tixier, M. Eck, Chabrol.

NOTA BENE

1. I carciofi teneri, consumati crudi, sono indicati nelle diarree croniche.
2. La RADICE del carciofo è diuretica (in decotto con vino bianco): contro reumatismi, gotta, calcolosi, idropisia e itterizia.
3. La FOGLIA di carciofo (e non la brattea che si consuma ai pasti) il cui estratto è un componente di moltissimi medicinali farmaceutici, possiede importanti proprietà soprattutto per quanto riguarda la circolazione e il sangue, il fegato e i reni[32].
4. Come la maggior parte degli ortaggi coltivati industrialmente, i carciofi sono in genere cosparsi di sostanze tossiche. Quando piove, questi veleni vengono dilavati, ma in periodi di siccità sono stati segnalati malesseri più o meno importanti fra i consumatori. Prima di cuocere i carciofi sarà dunque sempre consigliato lavarli in molta acqua.
   Nella *Vie naturelle*, il dottor G. Guierre ci fornisce le seguenti informazioni tratte dal *Dizionario degli inquinanti*:
   «*riguardo ai prodotti chimici eventualmente autorizzati per la coltivazione dei carciofi: molti prodotti sono trattenuti nel terreno, sulle piante; anticrittogamici, acaricidi, insetticidi diversi, per non parlare dei prodotti usati per le conserve...*
   Per riassumere, diremo soltanto che si trovano i seguenti prodotti, a noi ben noti come tossici accertati: Parathion, Lindane, Malathion, Nicotine... e ancora non abbiamo citato i diserbanti, così utili ma capaci, in alcune circostanze (per esempio un'intempestiva caduta di pioggia), di uccidere la pianta, dunque di intossicarla... e quindi di intossicare anche l'uomo...».

32. Cfr. Jean Valnet, *Fitoterapia*, in pubblicazione in questa stessa collana dal 2005.

Carota

• ***Daucus carota, Ombrellifere***

È uno degli ortaggi più preziosi per l'uomo.

PARTI IMPIEGATE

Polpa, succo (sugo di carota), foglie e gambo, semi.

PRINCIPALI COSTITUENTI NOTI

Vitamina A (in grande abbondanza), B (acido folico), C, provitamina A (carotene), zuccheri (3-7%): levulosio e destrosio direttamente assimilabili; numerosi sali minerali: ferro (fino al 7%), fosforo, calcio, sodio, potassio, magnesio, arsenico, manganese, zolfo, rame, bromo; un'essenza (carotina), asparagina, docarina.

PROPRIETÀ

– Tonica.
– Rimineralizzante.
– Anti-anemica. Aumenta il numero di globuli rossi e l'emoglobina[33].
– Fattore di crescita.
– Grande amica dell'intestino: regolatore intestinale (antidiarroico e lassativo insieme), antiputrido e cicatrizzante intestinale. Antiputrido e cicatrizzante gastrico.
– Depurativa.
– Fluidificante biliare.
– Pettorale.
– Diuretica.
– Favorisce la lattazione.
– Carminativa.
– Vermifuga.
– Ringiovanente tissulare e cutaneo.
– Cicatrizzante delle piaghe.

33. L. Binet e M. Strumza.

INDICAZIONI

Uso interno

– Astenie.

– Disturbi di crescita, demineralizzazione, rachitismo, carie dentarie.

– Anemie.

– alcune insufficienze di acuità visiva.

– Enterocoliti, infezioni intestinali.

– Diarree infantili e dell'adulto.

– Colibacillosi.

– Ulcere gastro-duodenali.

– Emorragie gastrointestinali.

– Stipsi.

– Affezioni polmonari (tubercolosi, bronchiti croniche, asma).

– Scrofolosi.

– Reumatismo, gotta, calcolosi.

– Aterosclerosi.

– Insufficienze epato-biliari.

– Itteri.

– Insufficienza lattea delle nutrici.

– Dermatosi.

– Parassiti intestinali (tenia).

– Prevenzione delle malattie infettive e degenerative.

– Prevenzione dell'invecchiamento e delle rughe.

Uso esterno

– Piaghe, ulcere, scottature, foruncoli.

– Dermatosi (eczema, dermatosi squamose, impetigine del viso).

– Geloni, screpolature.

– Ascessi e cancro del seno (trattamento d'integrazione).

– Epiteliomi (trattamento d'integrazione).

MODO D'IMPIEGO

Uso interno

1. SUCCO di carote crude: da 50 a 500 g al giorno (al risveglio e prima di coricarsi). Un bicchiere al giorno, a digiuno, sarebbe una dose soddisfacente.

– Per i bebè, diluire con acqua, come per il latte.
– Puro o con latte: ottimo espettorante (affezioni polmonari, asma, abbassamento della voce).

2. Contro la stipsi: minestra ottenuta con 1 kg di CAROTE bollite 2 ore in 1 l d'acqua e poi passate al setaccio.
– Diarree infantili: passato di carote. Raschiare la buccia di 1/2 kg di carote e tagliarle a pezzi. Farle bollire in 1 l d'acqua fino a cottura completa. Passarle al passapatate. Aggiungere acqua bollita fino a raggiungere 1 l, e 1/2 cucchiaino da caffè di sale marino. Conservare al fresco. Da sorbire durante le 24 ore, per 2-3 giorni. Si può dare con il biberon e, per la parte densa, con il cucchiaino. Si tornerà progressivamente al latte in 5-6 giorni, diminuendo la quantità di carote usate da 500 g a 100 g per 1 l d'acqua.
– Per i lattanti con l'intestino delicato, diluire il latte con il passato di carote preparato con 200 g per litro. Una parte di passato e una parte di latte fino a 3 mesi, poi, dopo questa età, una di passato e due di latte.
– Ai lattanti colpiti da diarrea si può anche dare SUCCO di carote crude al posto del passato di carote. Si taglierà il succo di carote con acqua esattamente come si fa con il latte e si tornerà all'alimentazione lattea quando i disturbi intestinali saranno scomparsi (in genere dopo 2-3 giorni).

3. Per una migliore mineralizzazione di lattanti e bambini, si possono preparare pappe di cereali con brodo di FOGLIE e GAMBI di carote, molto ricchi di sali minerali.

5. SEMI: infuso con 1 cucchiaino da caffè per una tazza d'acqua bollente: stimolante, aperitivo, diuretico, emmenagogo[34], galattogeno. Con dosi da 1 a 5 g, i semi sono carminativi[35].

34. Emmenagogo: che promuove le mestruazioni. [N.D.R.]

35. Carminativo: che facilita l'epulsione di gas aumentando le contrazioni della tunica muscolare dell'apparato digestivo [N.D.R.]

Uso esterno

1. Decotto di carote o applicazioni di CAROTE grattugiate, o cataplasmi di FOGLIE fresche triturate, o lozione di decotto di foglie fresche: su ascessi o cancri del seno, ferite recenti o atone, ulcerazioni alle gambe, scottature, foruncoli, dermatosi squamosi, impetigine.
2. Gargarismi di decotto di FOGLIE di carote: afte, ascessi della bocca; in bagni o lavaggi: geloni, screpolature.
3. Lozioni al SUCCO di carote: per le cure del viso e del collo, come il cetriolo (p. 223), la lattuga (p. 284), il pomodoro (p. 360), la fragola (p. 256). Donano morbidezza e freschezza, combattono le rughe.

NOTA BENE

1. Non pelare mai le carote, ma raschiarle o spazzolarle sotto un getto d'acqua fredda (la pelle è la parte più ricca e saporita).
2. Per aiutare la dentizione dei bebé, dare loro una carota cruda da mordere.
3. Qualche anno fa i Russi estrassero dalla carota una nuova sostanza: la docarina, elemento fortemente vasodilatatore, soprattutto a livello delle coronarie.
4. Secondo alcuni autori[36], la carota conterrebbe anche estrogeni che le permettono di agire sull'apparato genitale femminile.
5. I fautori delle minestre di verdure hanno sempre avuto ragione. Accanto a porro, cipolla, aglio, timo, rosmarino, rapa, chiodo di garofano, alloro, sedano, cerfoglio, prezzemolo, usati nella stessa preparazione o secondo ricette particolari, la carota, le sue foglie e i suoi gambi non dovranno mai essere dimenticati.
   Tonificanti, rimineralizzanti, disintossicanti, riequilibranti, queste zuppe (o queste minestre, se si preferisce questo termine), meravigliosi decotti vegetali, so-

36. L. Binet.

no vivamente consigliate anche agli obesi e alle donne che temono di ingrassare. Esse, infatti, sono diuretiche e favoriscono la circolazione. Agiscono anche sulle ghiandole endocrine.

6. Alcuni – e non tra i più sprovveduti – riconoscono una certa validità in alcuni detti antichi, anche se risultano spesso un po' oscuri. Se ci ricordiamo che la carota aumenta il numero dei globuli rossi e il tasso di emoglobina, che rinnova e ringiovanisce le cellule e i tessuti così come i liquidi interstiziali, che stimola le funzioni epatiche, combattendo inoltre le malefatte della gastrite e delle ulcere grastroduodenali, comprendiamo come essa rappresenti un potente fattore di equilibrio e come possa ridare a molti la gioia di vivere.
   Chi non ha sentito dire, almeno una volta, che la carota "fa le guance rosse e rende amabili"?
7. È evidente, nel caso di questo ortaggio come di molti altri, che gli errori di tanti agricoltori di oggi hanno fatto sì che la vendita di alimenti sia diventata una vendita di veleni, a causa dell'abuso di alcuni concimi e soprattutto di pesticidi. Così, alcuni membri dell'Accademia di Medicina si sono ribellati a queste pratiche e i loro ammonimenti sono stati riportati dalla grande stampa nel 1971.
   Non ci stancheremo mai di consigliare i consumatori di rifornirsi nei negozi di prodotti dietetici di qualità e soprattutto dai piccoli contadini o dai piccoli orticoltori, generalmente al mercato. Questi uomini perbene sono in fondo i nostri ultimi protettori. Cominciamo un po' alla volta ad accorgercene.

• ***Residui tossici nelle carote***

La carota è sempre molto usata in pediatria, in quanto costituisce da sola l'alimento esclusivo e ben tollerato nel caso di certi stati patologici.

Numerosi ricercatori si sono posti la domanda se questo ortaggio non sia suscettibile di contenere prodotti tossici, conseguenza del-

la tecnologia agraria moderna, come i nitrati e i nitriti (responsabili della metemoglobinemia[37]) o i residui di pesticidi.
Ecco il riassunto e le conclusioni di uno studio pubblicato sul *Bollettino dell'Accademia di Medicina*.

«*La carota è largamente usata nell'alimentazione del bambino sano o colpito da disturbi digestivi. All'igienista si pongono dunque molti problemi.*

1. *Una percentuale troppo alta di nitrati suscettibili di trasformarsi in nitriti, sia prima dell'ingestione, sia in seguito, a livello di tubo digerente, può condurre alla metemoglobinemia, un'affezione in via di diffusione. Le nostre analisi evidenziano tassi molto variabili di nitrati, che oscillano da 14 a 1.200 mg NO/kg secondo i lotti di carote e, in uno stesso lotto, secondo la carota, sia che si tratti di ortaggi comprati sfusi che acquistati in sacchetto di plastica. Sono stati osservati nitriti solo 3 volte e in sacchetto, eccettuate le tracce, fino a 48 mg NO/kg.*
   Le percentuali riscontrate nei vasetti preparati industrialmente per l'alimentazione infantile sono nettamente più basse e in essi non abbiamo trovato nitriti.
   Su 22 zuppe di carote preparate, 4 volte soltanto scopriamo meno di 50 mg NO/kg: ciò significa che solo il 18% risponde alle norme definite per la percentuale di nitrati nell'acqua di pozzo. I nitriti compaiono quando la zuppa è conservata in condizioni anormali di tempo e di temperatura, tanto che deve essere usata il giorno stesso della preparazione.
   La presenza di nitrati appare legata alla concimazione azotata organica o minerale, di cui sarebbe meglio definire condizioni di impiego più razionali. Senza dubbio, sarebbe utile precisare i tassi ammissibili di nitrati negli ortaggi.
2. *Nuovi studi devono precisare l'azione della microflora superficiale naturale; il numero di germi aerobici mesofili in una zup-*

37. Metemoglobina: pigmento derivato dall'emoglobina, incapace di fissare l'ossigeno. I globuli rossi normali ne contengono l'1%.
Metemoglobinemia: presenza nei globuli rossi di una quantità eccessiva di metemoglobina. Caratterizzata da cianosi della pelle e delle mucose, ansietà e affanno...

pa lasciata a temperatura ambiente s'innalza da 11 a 900 milioni/g in 36 ore. In un sacchetto di plastica, dopo molti giorni, sono stati rilevati 81,6 mg/kg di nitriti. Questa confezione favorisce il pullulare di germi, tra i quali alcuni riduttori di nitrati. Una volta è stato identificato un ceppo molto tossico, produttore di aflatossine. L'impiego di reticelle, che non impedisce l'essiccazione sembrerebbe più idoneo al posto dei sacchetti di plastica, o altrimenti i sacchetti dovrebbero essere più forati. Bisogna dunque condurre uno studio sulle condizioni ottimali d'imballaggio degli ortaggi che possono fermentare.

3. *Un terzo aspetto riguarda i residui dei pesticidi organoclorati. Un'elevata percentuale di carote (il 30% nelle nostre analisi) contiene residui dosabili di lindano, aldrin e dieldrin. Le dosi accertate sono, nell'insieme, basse. Questi pesticidi si concentrano soprattutto nelle parti periferiche della carota: una mondatura ne elimina la maggior parte, ma si tratta di insetticidi di grande resistenza e di elevata tossicità per i quali gli igienisti di tutti i paesi esprimono sempre maggiori riserve, arrivando perfino a chiederne la totale proibizione.*

In ogni modo, s'impone una regolamentazione più rigida. Si sa che la normativa francese, contrariamente a quella di alcuni paesi, si limita a imporre obblighi a livello dei trattamenti agricoli. È urgente prevedere anche aliquote massime ammissibili per ogni pesticida nelle derrate messe a disposizione dei consumatori, cosa che naturalmente comporta un rafforzamento del dispositivo di controllo e naturalmente dei laboratori.

Tutti questi fatti non devono indurre il medico a sconsigliare la zuppa di carote, che fa tanto bene, ma devono spingere a ricerche più complete. In realtà, si tratta di un problema ambientale a tutti gli effetti, che parte dalle campagne e arriva fino alla distribuzione e al consumo[38].»

Indubbiamente, da allora sono state prese alcune misure. Ma si sa con quale disinvoltura alcuni sfuggano alle leggi...

38. H. Gounelle e coll., *Problèmes hygiéniques posés par la carotte, particulièrement dans l'alimentation du jeune enfant*, Bull. Acad. Nle de Médecine, 1971, libro 155.

Castagna o marrone

• ***Castanea sativa, Cupulifere***

PRINCIPALI COSTITUENTI NOTI[39]

La composizione del frutto è vicina a quella del frumento. La castagna era già raccomandata da Galeno.

La tabella 10 a p. 189 elenca i principali costituenti di 100 g di castagna[40].

In 1 g di ceneri la metà è di potassio, più ferro, zinco, rame, manganese; anche: fosforo, magnesio, zolfo, sodio, calcio.

Vitamina B (soprattutto B_1 e B_2), C (50 mg/100 g: quanto nel limone).

Frutto di grande valore calorico: per 100 g 200 cal o 837,1 J.

PROPRIETÀ

- Molto nutriente.
- Energetico.
- Rimineralizzante.
- Tonico muscolare, nervino e venoso.
- Antianemico.
- Stomachico.
- Antisettico.

INDICAZIONI

– La castagna – frutto invernale per eccellenza – deve essere consumata matura e ben cotta. Se ne può fare il piatto forte. È raccomandata nelle astenie fisiche e intellettuali, agli anemici, a bambini, anziani, convalescenti, a coloro che vanno soggetti a varici ed emorroidi.

È un alimento economico, consigliabile a chi svolge lavori pesanti e agli sportivi. In purè, è eccellente per i dispeptici, i convalescenti, gli anziani.

– È CONTROINDICATA ai diabetici.

39. Studi di Lucie Randoin.

40. L. Randoin.

TABELLA 10. COSTITUENTI PRINCIPALI DELLA CASTAGNA FRESCA

costituente	contenuto per 100 g
ACQUA	52,64 g
PROTIDI	4,10 g
LIPIDI	2,59 g
GLUCIDI (AMIDO)	39,6 g
CENERI	1,03 g
FOSFORO	85 mg
CALCIO	40 mg
FERRO	1 mg
VITAMINA C	50 mg
VITAMINA B_1	0,30 mg
VITAMINA B_3	0,03 mg
VITAMINA PP	tracce

NOTA BENE

1. Per conservare le castagne fresche per molti mesi, si verseranno man mano che vengono raccolte in recipienti colmi d'acqua fredda. Si lasceranno a bagno per circa 20 ore, poi si faranno sgocciolare all'ombra. Si disporranno infine a strati nella sabbia asciutta.
2. Un tempo la castagna ha fatto parte della nostra farmacopea (figura nella prima edizione del 1818), ma la sua produzione in Francia è in netta diminuzione, ed è volta soprattutto alla preparazione dei *marrons glacés*, delle creme di castagna e delle castagne al naturale, usate prevalentemente a Natale per farcire i tacchini. È significativo che, su una produzione di 50 milioni di chili circa, la metà sia destinata all'alimentazione di maiali e pecore.Questo declino ha vari motivi: si mangiano sempre di meno castagne fresche, considerate un nutrimento da paesi "poveri" e rifiutate, perciò, nel nostro paese "evoluto"[41].

41. Ciò dimostra quanto l'uomo moderno abbia perduto la nozione dei valori essenziali. Fortunatamente ci sono ancora i bambini a chiedere le caldarroste.

Il loro prezzo di vendita alla produzione è particolarmente basso.
Nel Delfinato, gli alberi non sono stati rinnovati da secoli e sono spesso colpiti dalla malattia dell'inchiostro tanto che i castagneti si schiariscono e hanno un minor rendimento.
Sui pendii di Belledonne e nella vallata del Grésivaudan, le castagne sono piccole ma dolci e di buon sapore, mentre nel Basso Delfinato, regione fredda, le castagne, nettamente più grosse ma meno profumate, sono spesso impiegate nella confezione di *marrons glacés*.
Una volta la BUCCIA era usata come antidiarroico, grazie alla sua ricchezza di tannino[42] ed è ancora usata per la coltivazione dei mirtilli[43].

3. La brisolée

A proposito della castagna, i gastronomi saranno certamente interessati da ciò che in Svizzera gli abitanti del Vallese chiamano la *brisolée*. Si tratta di un piatto regionale a base di castagne abbrustolite, di formaggio, di vino novello (mosto) o, in mancanza di questo, di vino bianco del Vallese: specialmente il Fendant (chiedete quello di André Savioz).
La ricetta è molto facile da realizzare: si abbrustoliscono delle castagne, come i venditori di caldarroste fanno di solito; si prende poi una grande quantità di formaggio tipico della Franca Contea o altro formaggio a pasta molle: il Bagnes, il più famoso o anche il Conches, l'Orsière o il Simplon.
L'importante è abbinare le castagne, che sono di per sé secche, a un formaggio molto morbido. È conosciuta la preparazione delle castagne: vanno incise prima di essere arrostite, ma nel Vallese si spalmano leggermente d'olio perché siano più croccanti.

---

42. Greller.

43. prof. Pourrat, prof. Coeur, *Colloque sur les plantes médicinales*, Grenoble, Giugno 1974.

Alla fine, si mangiano accompagnando ognuna con un bel tocco di formaggio.
Dopo una mezz'ora, ci si sentirà rinfrancati.
Poi, per terminare, un buon caffè, un bicchiere di liquore di albicocca o di genepì.

4. Le castagne sbiancate

Ecco anche un'altra ricetta di castagne originaria del Limousin.
Levare la scorza alle castagne e metterle in un recipiente speciale di ghisa, la cui parte inferiore, rotonda e panciuta, è di diametro superiore a quello del collo. Ricoprire d'acqua e portare a ebollizione.
Togliere dal fuoco quando l'acqua "frigge". Poi introdurre nel recipiente la parte inferiore di una sorta di grande X in legno, chiamato *échouvadou*, e con movimenti rapidi e semicircolari cercare di staccare la buccia delle castagne strofinandole sul fondo del recipiente: le castagne risalgono in superficie tutte bianche.
Sciacquarle abbondantemente e coprire il fondo di un recipiente, precedentemente ben pulito, con patate non sbucciate ma lavate molto bene.
Deporvi sopra le castagne e far cuocere *senz'acqua* a fuoco vivo per 40 min.
Si mangia come aperitivo, prima del pasto: si versa il contenuto del recipiente sulla tovaglia e ognuno si serve a proprio piacere.

Cavolo

• ***Brassica oleracea, Crocifere***

Originario dell'Europa, coltivato da più di 4000 anni, questo ortaggio ha sempre avuto nel mondo una tale importanza che è opportuno ricordare un po' più a lungo le sue straordinarie proprietà per via esterna e interna, le sue indicazioni, i modi d'impiego, i risultati acquisiti dai nostri predecessori, quelli tratti dalla mia esperienza personale e da quella di numerosi utilizzatori di loro propria iniziativa.
L'uso medico del cavolo, empirico per millenni, si basa ora su un certo numero di precise considerazioni scientifiche. Non bisogna

vergognarsi di trarre dall'uso popolare ciò che può essere utile all'arte di guarire, diceva Ippocrate ai suoi tempi. Noi sappiamo ormai – con l'appoggio di numerose prove – che la medicina popolare era, anche allora, "nel vero".
Come introduzione sarà sufficiente riportare 3 esempi fra le centinaia descritti dai nostri predecessori.

1. Verso il 1880, un carrettiere di Mancenans, piccolo villaggio del Doubs, cadde dalla sua vettura e – caso molto frequente in quell'epoca – una delle ruote gli passò su una gamba. La gravità delle ferite era tale che due medici concordarono nel decidere che fosse necessario amputarla.
Chiamato a consulto, anche un chirurgo di Montbéliard confermò la necessità dell'operazione. L'intervento fu deciso per il giorno dopo.
Fu allora che il curato Loviat, di Saint-Claude, consigliò alla madre del ferito di ricoprire la gamba traumatizzata con foglie di cavolo. Erano le ore 17: calmato il dolore con questa semplice medicazione, il ferito si addormentò subito e dormì fino al mattino seguente.
Al suo risveglio, con grande meraviglia della sua famiglia e di uno dei medici arrivato poco dopo per i preparativi dell'operazione, era in grado di muovere la gamba.
Sotto le foglie di cavolo, impregnate di un'abbondante sierosità sanguinolenta, la gamba, sgonfiata, appariva di colore normale.
Otto giorni dopo, completamente ristabilito, il ferito poteva riprendere le sue occupazioni[44].

2. M. Z. ..., orologiaio di professione, soffriva da un anno di un doloroso eczema a entrambe le mani che gli impediva qualsiasi attività. Le lesioni erano molto estese, infiammate, le unghie si scarnificavano e minacciavano di cadere.
Due applicazioni di foglie di cavolo al giorno gli calmarono il dolore in pochi giorni. Un'abbondante sierosità impregnava ogni

---

44. Dr. Blanc, *Notice sur les proprieté, médicinales de la feuille de chou et sur son mode d'emploi*, Dodivez e C., Besançon, 1881.

medicazione. Con queste cure, il malato guarì in 2 mesi[45].
Ho potuto personalmente confermare più volte il valore di questo medicamento.

3. Nel 1875, M. S. ..., settantacinquenne, soffriva di una gangrena arteritica del terzo inferiore della gamba e del piede destro. I tegumenti erano di colore nerastro su tutta la circonferenza della gamba e per un'altezza di circa 20 cm. La parte anteriore della gamba era priva della sua epidermide per una superficie di 7-8 cm circa di lato. Sotto l'azione delle foglie di cavolo applicate localmente, i tegumenti passarono dal nero al bruno, poi al rosso e ripresero infine il colore normale.
Tre settimane dopo, scrive il dottor Blanc, si notava un considerevole miglioramento.

Sebbene abbiamo l'impressione di aver scandagliato un po' i misteri dell'azione curativa del cavolo e di aver trovato, attraverso lo studio dei suoi costituenti, una spiegazione ad alcune sue proprietà quando viene somministrato per via interna, tuttavia non siamo ancora riusciti a identificare i princìpi che spieghino tutta la stupefacente efficacia della foglia di cavolo nelle sue applicazioni esterne.

Tutto ciò che si può dire è che il cavolo sembra avere una particolare affinità per gli *umori corrotti* che obbliga a uscire dai tessuti. Sembra, inoltre, che sia sufficiente l'applicazione limitata ad alcuni punti dell'affezione estesa per guarirla interamente. Le tossine lontane sembrano essere *attirate* dal cavolo.

Così, depurando l'organismo, il cavolo partecipa all'eliminazione dei residui e dei veleni che causano o mantengono una malattia. Aiuta pertanto in modo notevole la *natura medicatrix* che spesso agisce da sola purché non venga ostacolata da medicazioni intempestive. Inoltre, il cavolo favorisce le cicatrizzazioni, prevenendo ogni conseguenza.

La scoperta e il dosaggio degli ormoni vegetali, degli elementi catalitici, dei diversi sali minerali, dei fermenti, ha già permesso di dare una spiegazione all'azione di numerosi vegetali fino ad al-

45. C. Droz, *Il cavolo*, Losanna.

lora usati empiricamente. Ciò significa che, in linea generale, occorre essere molto prudenti prima di formulare un giudizio negativo e drastico sul valore di medicine naturali consacrate da migliaia d'anni di esperienza, col semplice pretesto che allo stato attuale la scienza non ci ha ancora permesso di spiegarne esattamente l'azione.

Per quanto riguarda l'azione del cavolo nelle asciti somministrato per via orale, i ricercatori del XX secolo sanno bene che i nostri attuali mezzi di analisi non ci danno ancora la possibilità di scoprire o di comprendere tutto, in questo campo come in altri. Essi continuano a parlare di un "principio che agirebbe sulla permeabilità dei capillari peritoneali", di una "sostanza preservatrice" non ancora isolata. Quindi, ne sappiamo quanto gli Antichi, la cui "forza vitale" qualificava la stupefacente potenza curativa di alcuni vegetali o mezzi naturali.

Non ne sappiamo di più... e lo deploriamo. Ma ne conosciamo bene gli effetti e, in definitiva, non è ciò che più importa ai malati come ai medici?

Le guarigioni ottenute da numerosi secoli con il cavolo, questo mezzo estremamente semplice, potrebbero essere elencate all'infinito. Esse riguardano le più diverse affezioni: ferite semplici o complesse, dolori reumatici, nevralgie facciali, cefalee, ulcere alle gambe, antraci, flemmoni[46], e quante altre!

Inoltre, il cavolo mangiato crudo in insalata o sorbito come succo fresco, o ancora cotto al vapore, possiede virtù incomparabili per la cura delle affezioni più svariate.

Ci si potrebbe meravigliare che questo eccezionale mezzo terapeutico – noto fin dall'Antichità, giacché, dichiara Catone il Vecchio, è merito suo se i Romani poterono fare a meno di medici per 6 secoli – abbia potuto cadere nell'oblio.

Il fatto è che, come ha scritto il dottor J. Poucel[47], «*se l'uomo non*

---

46. Flemmone: infezione diffusa del connettivo sottocutaneo o del tessuto interstiziale di vari organi. È caratterizzato dalla mancanza di delimitazione del processo infettivo, e dall'abbondante ed estesa necrosi dei tessuti. [N.D.R.]

47. *Médicine officielle et médicines hérétiques*, Plon, 1951.

fosse divorato dalla sua incurabile smania di filosofare nell'astratto, l'uso, vecchio quanto il mondo, dei metodi naturali si sarebbe ben presto affermato».

Evidentemente, in campo terapeutico, la foglia di cavolo appare mezzo troppo volgare. Il dottor Blanc, che si dedica con passione al suo studio, ricordava con ragione «*che essere raro, venire da un paese lontano, portare un nome sconosciuto, strano, avere un valore venale sono tanti elementi che valorizzano un medicamento e dei quali la foglia di cavolo è completamente sprovvista*».

E tuttavia il Dr. H. Leclerc[48], che anche dopo la sua morte rimane un maestro incontrastato in materia, scriveva ancora qualche anno fa che «*l'uso del cavolo come topico non è una fantasia*». In realtà, come per la maggioranza delle piante, della frutta e degli ortaggi, le virtù curative del cavolo sono state, volta a volta vantate, esagerate, dimenticate o denigrate.

Eppure è facile trovare nella letteratura innumerevoli prove della sua azione, riconosciuta fin dalla più lontana Antichità. Ippocrate, Crisippo, Plinio, Galeno, Catone il Vecchio ne hanno trattato diffusamente. Il primo raccomandava ai cardiaci e ai malati di dissenteria di mangiare il cavolo cotto 2 volte con un po' di sale. Catone il Vecchio, "medico nemico feroce dei medicastri", curava col cavolo se stesso – e tutti i suoi – per ogni malattia, senza distinzione. Ne consigliava in particolare l'applicazione sulle eruzioni, le ferite, le artriti e le piaghe torpide. Lo impiegò anche contro la peste.

Per 6 secoli, i Romani usarono il cavolo – per via orale o in applicazioni esterne – per tutte le loro malattie. Lo usavano come purgante, depurativo, nella preparazione di cataplasmi. I soldati se ne servivano per medicare le loro ferite. A quei tempi era considerato una panacea.

In un tempo a noi più prossimo, l'olandese Rembert Dodens, medico degli imperatori di Germania Massimiliano II e Rodolfo, scriveva nel 1557, nella sua *Histoire des Plantes*: «*Il succo di cavolo ammorbidisce il ventre e fa andar di corpo. Pulisce e guarisce le*

48. *Précis de phytothérapie*, Masson edit., 1954.

vecchie ulcere. Il succo di cavolo, mescolato a miele, dà uno sciroppo che guarisce la raucedine e la tosse... Le foglie cotte e applicate sulle ulcere erose le modificano e le guariscono. Le foglie verdi triturate a lungo e applicate sulle piaghe e i tumori, li guariscono».

Gaspare Bauhin di Basilea – che visse dal 1550 al 1624 – nella sua *Histoire des Plantes* ci indica che il cavolo modifica e pulisce, esplica un'azione benefica sui tremori nervosi delle membra. Cotto poco e preso col brodo, agisce come lassativo. Cotto a lungo, restringe. È anche diuretico. L'applicazione delle sue foglie è consigliata contro la gotta.

Il benedettino Nicolas Alexandre (1654-1728) dichiara[49] che le foglie di cavolo sono essiccanti e cicatrizzanti, sia col loro succo usato su piaghe e ulcere, sia applicate allo stato naturale. Lassativo appena bollito, il cavolo diventa astringente facendolo cuocere a lungo. Il cavolo rosso è pettorale, indicato nella tisi e nelle pleuriti. L'emulsione di cavolo si somministra nei casi d'asma. La salamoia di cavoli conservati è indicata nelle scottature. La semenza è un rimedio contro i vermi.

Il dottor Lemery[50] e il dottor Gilibert[51] confermano tutti questi dati. Il secondo assicura che il cavolo «*costituisce una delle migliori provviste di mare per preservare l'equipaggio dallo scorbuto*».

Nel suo *Abrégé des plantes usuelles* (1782), il dottor Chonnel raccomanda il brodo di cavolo con aggiunta di miele bianco a tutti i "malati ai polmoni". Le foglie cotte nel vino bianco leniscono il dolore e l'infiammazione della gotta. Egli descrive il modo di realizzare un cataplasma per i reumatismi: si tratta di una specie di unguento preparato in un recipiente d'argilla con cavolo bianco, terra da vasaio e una quantità d'acqua sufficiente a stemperarli. Dopo la cottura, quando il cavolo è ridotto completamente in poltiglia, si fanno applicazioni con questo unguento caldo.

---

49. *Dictionnaire botanique et pharmaceutique*.

50. *Dictionnaire universel des drogues simples* (1759).

51. *Demonstration élémentaire de botanique*.

Il *Dictionnaire botanique*, redatto nel 1802 da una società di medici, farmacisti e naturalisti, dice che il cataplasma preparato con foglie di cavolo bianco è un rimedio familiare ai contadini nei casi di pleurite. Lo si usa anche contro i reumatismi. Le foglie bollite nel vino combattono le malattie della pelle. Alcuni casi di scorbuto putrido sono completamente guariti con brodo di cavolo. Infine, il decotto di semi di cavolo è usato con successo come vermifugo nei bambini.

I dottori Mérat e Lens, della facoltà di Medicina di Parigi, scrivono nel 1829[52]: «*Il cavolo è una delle più preziose conquiste dell'uomo... È un antiscorbutico, previene la gotta... Le foglie tenere si mettono sulle piaghe e i suoi semi sono indicati contro i vermi*».

«*Il cavolo è stato trattato con un certo disprezzo dai medici* – dichiara il dottor Roques nel 1832[53] – *tuttavia, è uno dei migliori antiscorbutici conosciuti: con 118 uomini di equipaggio, il capitano Cook ha compiuto un viaggio di 3 anni in tutti i climi senza perdere un solo uomo per malattia. Egli ammette di dovere al cavolo e all'estrema pulizia della sua nave, la salute del suo equipaggio*». Contro i raffreddori, i catarri e le laringiti, il dottor Roques consiglia questo trattamento: 1 libbra (= 450 g circa) di succo chiarificato di cavolo rosso, 3 g di zafferano, $^1/_2$ libbra (= 225 g circa) di miele e zucchero, il tutto bollito fino a ottenere uno sciroppo. Bisogna prenderne 1 cucchiaio da minestra in 1 tazza di tè come pettorale, 3-4 volte al giorno. «*Morgagni, ci dice, preservò se stesso e i suoi, per molti anni, dalle forme catarrali epidemiche che infierivano ogni inverno a Padova, mangiando tutte le sere a cena un'insalata di cavolo cotto*».

Così, l'abate Neuens poteva scrivere[54]: «*Ci sono pochi rimedi tanto semplici e alla portata di tutti, e possiamo affermare che ci sono pochi rimedi tanto utili, benefici ed efficaci in terapia quanto il nostro modesto cavolo*».

In tempi molto più recenti, il dottor Blanc, medico dell'ospizio di

---

52. *Dictionnaire universel de matière médicale.*

53. *Nouveau traité dei planter usuelles.*

54. *La médicine naturelle scientifique.*

Romans, nella Drôme, riprese l'argomento del cavolo nella sua totalità. La sua *Notice sur les propriétés médicinales de la feuille de chou et sur son mode d'emploi* [Nota sulle proprietà medicinali delle foglie del cavolo e sul modo d'impiegarle] ci riferisce i risultati della sua lunga esperienza. «*Il cavolo* – afferma – *potrebbe essere in terapia ciò che è il pane nell'alimentazione. È il medico dei poveri ed è un medico provvidenziale*».

Il dottor A. Blanc riferisce nella sua opera di un centinaio di guarigioni ottenute con questo semplice mezzo, scegliendo intenzionalmente affezioni «*gravissime e che nessun'altra medicina era riuscita a guarire*».

«*Che l'incredulo ne faccia la prova* – si azzarda a scrivere – *nulla di più facile. L'applicazione del vegetale è esterna e facile. L'azione è rapida, d'una assoluta innocuità. Si può constatare e seguire a vista d'occhio. Le ragioni per mettere la pianta alla prova sono numerose e io sfido chiunque a produrne una sola contraria*».

Gli esempi che ora vado a citare, quindi, nonostante il loro carattere particolare, non dovranno suscitare meraviglia. Per non appesantire questo capitolo, mi limiterò a qualche caso significativo[55].

Si tratta d'un uomo anziano, sofferente di violenti dolori lombari accompagnati da grande difficoltà di minzione. Si diagnostica una calcolosi, poi catarro alla vescica (siamo nel 1877).

Il sondaggio è impossibile per un forte spasmo del collo e dell'infiammazione prostatica. Dopo varie medicazioni rimaste senza effetto, si applicano foglie di cavolo sui lombi e sul basso ventre.

Due giorni dopo, compare una secrezione sierosa così abbondante che le foglie, le bende e la biancheria del letto ne sono impregnate. Sopra le foglie applicate sulla regione lombare, si nota la presenza di una polvere biancastra simile a un precipitato di sale. L'addome è ricoperto di un rossore intenso, come in seguito all'applicazione di un senapismo. Quattro giorni dopo, la minzione diviene meno dolorosa e più facile. La guarigione si verifica in 3 mesi.

---

55. Dottor Blanc.

Il secondo esempio concerne una crisi emorroidale eccezionalmente dolorosa, accompagnata da enterite. Da 1 mese, il malato non può stare in piedi, né seduto, né coricato. Si iniziano le applicazioni di foglie di cavolo sui lombi e sull'ano. Fin dalla prima applicazione si produce un'abbondante secrezione nauseabonda. La guarigione è ottenuta in 48 ore.

È il caso, questa volta, di forti dolori conseguenti a lacerazioni vaginali dopo il parto. Dodici coagulazioni rimangono senza effetto. Le applicazioni di foglie di cavolo provocano una secrezione sanguinolenta e la guarigione nel giro di 15 giorni.

Un bambino di 2 anni presentava un'adenite cervicale e ascellare diagnosticata "scrofola". Le applicazioni di foglie di cavolo portarono in 3 mesi alla guarigione senza alcuna cicatrice.

Da parte sua, C. Droz – già citato – riporta un certo numero di casi da cui ho tratto, per la loro gravità, i 3 esempi seguenti:

1. M. Y. ..., calcio di un cavallo al basso ventre. Fistola purulenta consecutiva. Si prospetta un intervento. Alcune applicazioni di foglie di cavolo e una tisana depurativa portano alla guarigione in 3 settimane.

2. La signora B. ..., 50 anni: affezione gastro-epatica di natura indefinita. La malata è abbandonata a se stessa. Applicazione permanente di foglie di cavolo su regione epatica, lo stomaco, le regioni lombari. Ingestione di tisane diuretiche. Entra in convalescenza 3 mesi dopo.

3. La signora X ..., ulcerazione sospetta al seno. Guarigione in 6 mesi per le applicazioni quotidiane di foglie di cavolo.

Da parte mia, *ho spesso usato il cavolo nelle più diverse malattie*. I risultati che mi ha permesso di ottenere non mi hanno quasi mai deluso. Una cura che, attraverso i secoli, supera vittoriosamente la prova del tempo non può essere semplice fantasia.

• ***Il cavolo nell'uso esterno***

Applicazioni di foglie di cavolo sono consigliate in caso di:

– screpolature e geloni;
– contusioni;
– piaghe diverse, comprese le più gravi, piaghe atone, torpide;
– ulcere alle gambe dette "varicose";

– gangrene e necrosi;
– scottature;
– herpes, febbri eruttive;
– eczemi, alcune dermatosi squamose, acne;
– adeniti, sifilide, tumori bianchi;
– linfangiti, capillariti, affezioni vascolari;
– emorroidi;
– infezioni d'ogni natura: ascessi, flemmoni, foruncoli, antraci, paterecci, igroma;
– nevralgie reumatiche (lombaggini, sciatiche), dentarie, facciali, gottose;
– coliche nefritiche;
– emicranie, cefalee;
– affezioni gastro-intestinali, vescicolari, epatiche;
– affezioni pleuro-polmonari: raffreddori, bronchiti, pleuriti, asme;
– morsi di animali;
– tumori.

Nei casi di ulcere alle gambe, eczemi, piaghe torpide o infette, le applicazioni di foglie di cavolo provocano, a volte, la recrudescenza momentanea della suppurazione o la ricomparsa di dolori più o meno forti. Sono fenomeni che attestano l'azione disintossicante e rigeneratrice dei tessuti della terapia. In questi casi, si adotterà per qualche giorno un ritmo discontinuo di applicazioni della durata di 1-2 ore, separate da intervalli di 6-12 ore.

Si sono potuti constatare anche alcuni fenomeni localizzati di intolleranza. Allora è necessario sospendere momentaneamente le applicazioni di foglie di cavolo e sostituirle, secondo i casi, con applicazioni d'olio d'oliva vergine o d'olio di mandorle dolci o di pasta all'acqua di Codex. Riassorbita l'infiammazione, sarà possibile riprendere la cura riducendo, se necessario, la durata delle applicazioni,

Questi casi d'intolleranza non possono sorprendere e, in nessun caso, possono pregiudicare la validità della terapia. Poiché, se si conoscono i numerosi casi di gravi incidenti dovuti a certe terapie aggressive, gli eventuali disturbi dovuti alle terapie naturali (non parliamo di piante la cui tossicità è nota, come la digitale)

sono sempre eccezionali e benigni. Sono dovuti alla particolare sensibilità degli interessati e, allo stato attuale della scienza, generalmente non possono essere previsti. Come sarebbe possibile immaginare che un infuso di tiglio possa impedire il sonno a un individuo quando, invece, migliaia di altri beneficiano – com'è ben noto – delle virtù di questo fiore?
Chiusa questa parentesi, per quanto riguarda alcune intolleranze cutanee alle foglie di cavolo, penso possano esserne responsabili alcuni prodotti chimici diffusi per errore su terreni destinati all'orticoltura.
Per una migliore azione terapeutica, si sceglieranno foglie molto colorate e carnose (di cavolo rosso o, meglio ancora e più semplicemente, di cavolo verde, della varietà detta di Milano o cavolo verza). S'intende che agiranno tanto più attivamente quanto minore sarà il tempo trascorso dalla loro raccolta.
La preparazione è di una semplicità senza uguali. È sufficiente lavare le foglie con acqua corrente (alcuni consigliano di lasciarle immerse qualche minuto in acqua e succo di limone, ma questa precauzione non è certo indispensabile). Si asciugheranno. Con l'aiuto di un paio di forbici o di un coltello si toglierà la grossa costa centrale e, se l'applicazione deve essere fatta su un'ulcera o una piaga sensibile, si leveranno anche le nervature secondarie. Conviene allora schiacciare le foglie – una a una – con l'aiuto di un mattarello o di una bottiglia. Il succo apparirà alla superficie delle foglie che saranno così pronte per l'applicazione. Secondo i casi, si useranno 1, 2 o 3 strati di foglie. Si ricoprirà con un tessuto spesso e si fascerà, senza comprimere, con una benda di crespo.
L'applicazione continuerà diverse ore, generalmente tutta la notte (o tutta la giornata, se i dolori provocati rischiano d'impedire il sonno).
In inverno, se il malato è freddoloso, si possono scaldare le foglie esponendole a una sorgente di calore, mettendole ad esempio sul coperchio di una pentola calda per qualche istante.
Per una piaga molto sensibile, si tufferanno le foglie per 1-2 secondi nell'acqua bollente prima di usarle. Il procedimento ammorbidisce le foglie e le rende perfettamente tollerabili.

È possibile e raccomandabile, in caso di ulcere dai bordi edematizzati, sclerotizzati, screpolati "a picco", lasciar macerare le foglie di cavolo da 1/2 ora a 1 ora in un bagno d'olio d'oliva. Oltre al suo potere ammorbidente l'olio d'oliva (p. 336) possiede considerevoli e ben note virtù antitossiche e cicatrizzanti, dovute ai suoi ricchi componenti.

Su una piaga infetta, un'ulcera o un eczema umido, generalmente è indicato procedere con applicazioni di piccole strisce di foglie di cavolo embricate come le tegole di un tetto. Le sierosità coleranno facilmente fra le striscioline e non potranno, di conseguenza, impedire l'azione diretta e permanente del cavolo.

Dopo l'uso, le foglie sono a volte disseccate, ma molto spesso appaiono umide, coperte di sierosità semplici o sanguinolente, emananti – prova dell'assorbimento delle tossine – un odore forte e francamente nauseabondo.

In casi di lombalgie, nevralgie reumatiche e d'altro genere, affezioni vescicolari o altre dolorose, i CATAPLASMI a base di foglie di cavolo hanno arrecato, in tutti i tempi e anche al giorno d'oggi, un rapido sollievo ai malati.

Per prepararli, è sufficiente far cuocere una ventina di minuti 2, 3 o 4 foglie di cavolo e 2 cipolle (il tutto tritato) con 3-4 manciate di crusca e un poco d'acqua. Dopo l'evaporazione dell'acqua, si spalma il cataplasma su una garza e lo si applica caldo. Lo si lascerà così 1-2 ore oppure tutta la notte. Questo miscuglio, anacronistico per il nostro secolo, farà probabilmente sbalordire certi luminari del nostro tempo. È un nuovo risultato positivo che va ad aggiungersi agli innumerevoli e comprovati successi di questo prezioso ortaggio.

Coloro che soffrono ne prendano in considerazione le virtù decongestionanti, di attivazione circolatoria, di revulsione delicata, il potere di assorbire diverse tossine, le proprietà profondamente cicatrizzanti.

Occorre ricordare che in nessun caso si dovranno fare applicazioni calde su un addome dolorante per causa ignota. Il medico rimane il solo qualificato per fare la diagnosi di una lesione (appendicite, annessite) che il calore farebbe infiammare pericolosamente.

• ***Il cavolo per uso interno***

Oltre alla sua azione per via esterna, il cavolo – l'abbiamo visto – è da molto tempo consigliato per uso interno sotto forma d'insalate o di succo fresco.

Le sue indicazioni sono molteplici e gli antichi studiosi lo usavano per le più svariate malattie: affezioni respiratorie, gastriche, intestinali (coliti ulcerose, parassitosi), debolezza generale, anemia.

Più recentemente, l'americano Garnett-Cheney, professore alla scuola di Medicina di Stanford, ha pubblicato i risultati che il succo di cavolo gli aveva permesso di ottenere sulle ulcere gastriche. Su 65 casi trattati, 62 furono guariti e nel giro di 3 settimane.

Da parte loro, L. Binet, Tanret e Bour hanno sottolineato l'interesse di ingerire il cavolo per la cura delle cirrosi e delle asciti. Essi consigliano un consumo quotidiano di 400 g di cavolo (metà crudo, metà cotto) e segnalano un notevole aumento della diuresi, seguita da un sensibile miglioramento dello stato generale, risultati confermati da Henri Leclerc. Il dottor Henri Leclerc aveva già pubblicato nel 1953, in *La Presse Médicale* un lavoro che precisava come il cavolo è stato uno dei migliori rimedi contro lo scorbuto. E.-B. Hart lo raccomandava per guarire l'anemia degli animali sottoposti a un regime esclusivamente latteo, azione che Remington e Shiver attribuiscono all'elevato tasso di ferro, manganese e rame del cavolo.

Il dottor W. Shive, ricercatore dell'Università del Texas, ha estratto dal cavolo un prodotto che ha chiamato "glutamina" e che ha usato nella cura dell'alcolismo. Ha anche ottenuto eccellenti risultati nella cura di alcune ulcere gastriche o duodenali, soprattutto nell'ulcera peptica.

Il cavolo potrebbe anche classificarsi tra gli antibiotici da quando Paderson e Fisher hanno dimostrato che esso contiene una sostanza battericida capace, in piccole proporzioni, di uccidere alcuni germi microbici (gram negativi).

Inoltre, secondo S. Ederer, nell'estratto del cavolo ci sarebbe un principio acqueo capace di determinare una iperglicemia, seguita da ipoglicemia. L'uso del cavolo sarebbe perciò indicato anche nel diabete.

Naturalmente si è cercato di spiegare le straordinarie e tanto variate proprietà del cavolo attraverso l'analisi dei suoi costituenti. La tabella 11 mostra il contenuto (in %) di alcuni dei principali costituenti del suo succo di cavolo[56].

TABELLA 11. COSTITUENTI PRINCIPALI DEL SUCCO DI CAVOLO

costituente	contenuto %
FECOLA VERDE	0,63
ALBUMINA VEGETALE	0,29
RESINA	0,05
ESTRATTO GOMMOSO	2,89
ESTRATTO SOLUBILE IN ACQUA E ALCOL	2,84

E poi solfato e nitrato di potassio, ossidi di ferro, zolfo (essenza solforata).
La tabella 12 di p. 205 mostra il contenuto(per 100 g) di alcuni dei principali costituenti del cavolo dati dall'Istituto Nazionale d'Igiene.
Secondo alcuni studiosi[57], il cavolo conterrebbe, come tutti i vegetali esposti alla luce, la vitamina D_2 antirachitica.
Le proprietà cicatrizzanti del succo di cavolo messe in pratica nella cura delle coliti ulcerose sembrano dovute alle sue mucillagini, al suo zolfo, ai suoi sali di potassio, alla vitamina U che contiene (protettrice delle mucose) e alla vitamina K antiemorragica. La cottura distrugge la vitamina U, quindi è opportuno consumare il cavolo sotto forma di succo fresco poiché sembra che la sua azione diminuisca quando viene preparato troppo tempo prima del consumo. Si può anche usare il cavolo come antipasto crudo, tagliato a strisce sottili.
Occorre rilevare inoltre che, contrariamente a tenaci pregiudizi, il cavolo è estremamente prezioso per lo stomaco e l'intestino, sia che venga assunto sotto forma di succo, sia che venga mangiato

56. Schrader.

57. Rapporto del Medical Research Council, 1931.

TABELLA 12. COSTITUENTI PRINCIPALI DEL CAVOLO

costituente	contenuto in 100 g
PROTIDI	3 g
LIPIDI	0,3 g
GLUCIDI	6 g
minerali	
FOSFORO	50 mg
CALCIO	50 mg
ZOLFO	100 mg
FERRO	1 - 3 mg
vitamine idrosolubili	
VITAMINA C	80 mg
VITAMINA B_1	0,15 mg
VITAMINA B_2	0,12 mg
ACIDO FOLICO	0,12 mg
VITAMINA PP	0,6 mg
vitamine liposolubili	
PROVITAMINA A	0,5 mg
VITAMINA A	2183 UI

crudo come antipasto, o ancora cotto al vapore. È tollerato da tutti gli organismi. L'ho riscontrato centinaia di volte, raccomandandolo a malati e a sani che si sono meravigliati di tollerarlo così facilmente. È la cottura nell'acqua, usanza a torto abituale nei nostri paesi, che, privandolo di alcuni dei suoi elementi – cioè distruggendo la sua armonia – rende il cavolo spesso indigesto e a volte inaccettabile.

Contrariamente all'opinione comune, i CRAUTI ottenuti con procedimenti naturali fanno bene. Grazie ai loro fermenti, che contribuiscono alla digestione della cellulosa e dei grassi, sono facilmente digeribili. Ciò che rende indigesti i crauti sono i salumi che li accompagnano spesso con esagerazione. I fermenti lattici dei crauti, potenti disinfettanti del tratto intestinale, devono essere conservati intatti. Così conviene non lavare i crauti e anche consumarli crudi con gli antipasti.

La ricchezza del cavolo in zolfo (100 mg/100 g), arsenico, calcio, fosforo, rame, iodio può spiegare le sue virtù aperitive, rimineralizzanti e ricostituenti.
Abbondantemente provvisto di vitamine, è un antiscorbutico, rivitalizzante, riequilibratore generale, d'incontestata utilità per il buon funzionamento organico.
Con la sua vitamina A nutre i tessuti e ritarda la comparsa dei segni esteriori d'invecchiamento.
Grazie al suo contenuto di vitamina B_1, è un fattore di equilibrio nervoso. Favorisce l'assorbimento dell'ossigeno attraverso le cellule così come il metabolismo dei glucidi.
Partecipa alla respirazione cellulare grazie alla sua vitamina B_2.
Deve allo zolfo che contiene la sua particolare azione (disinfettante e tonificante) nelle affezioni dell'apparato respiratorio, in alcuni eczemi, nella seborrea e la protezione cutanea.
Il suo magnesio, il suo potassio, il suo calcio appaiono come potenti mezzi di difesa contro la malattia, compreso li cancro.
La sua clorofilla, permettendo la produzione di emoglobina, combatte gli stati anemici, ma la cottura distrugge questo elemento.
Le sue proprietà antianemiche sono dovute anche al ferro che contiene e al rame che, inoltre, interviene nella normale fissazione del calcio.
Per i suoi protidi e i suoi glucidi, è energetico e costruttore.
È facile comprendere perciò come un alimento del genere costituisca spesso un rimedio polivalente di rara efficacia. Il rimedio naturale, equilibrato, appare inoltre incomparabilmente superiore ad alcune preparazioni di laboratorio spesso incomplete: come abbiamo già detto, la scienza moderna non è ancora in grado di realizzare la sintesi del "volgare" cavolo.
Così si spiega facilmente il valore del cavolo crudo per le donne incinte, gli anemici, gli astenici, i malati di infezioni, gli affetti da parassiti intestinali, i litiasici, gli artritici ecc. Ma si comprendono allo stesso tempo le ragioni per le quali, se si vuole conservare al cavolo tutto il suo potenziale, occorre trasformarlo il meno possibile. Ogni trasformazione, per quanto minima, non potrà portare che a una diminuzione, uno squilibrio che faranno perdere al cavolo una parte delle sue proprietà.

Il miglior modo di usare il cavolo, dunque, sarà – lo ripetiamo ancora una volta – consumarlo come antipasto, condito con un buon olio, sale marino, limone o aceto di vino[58], prezzemolo, aglio. Naturalmente può anche essere aggiunto ad altre verdure crude.
Si trarrà beneficio anche dal succo di cavolo estratto con la centrifuga elettrica al momento dell'uso: la dose di 1 bicchiere al giorno procura un rapido miglioramento dello stato generale, un recupero di vitalità, l'attenuazione o la scomparsa di disturbi intestinali, urinari, respiratori.
Il succo di cavolo non ha un sapore molto gradevole. Così sarà bene aggiungervi del succo di carote e qualche goccia di limone.

INDICAZIONI E MODO D'IMPIEGO. FORMULARIO

Un giorno, un eminente collega mi ha rimproverato di non aver selezionato abbastanza le indicazioni sul cavolo, usato sia per via interna che per via esterna. Ebbene, malgrado la lunga lista ricordata, è esattamente ciò che ho fatto, riportando solo le indicazioni verificate sia da me che dai miei numerosi corrispondenti, che hanno periodicamente l'impegno di inviarmi i risultati delle loro esperienze. Mi sarebbe molto difficile, perciò, cambiare qualcosa. Tanto più che noi, sia gli uni che gli altri, non facciamo che confermare fatti già da tempo ben noti.

- ***Acne***: lozione con succo di cavolo appena estratto. Applicazioni di foglie di cavolo. Per via orale: cavolo o il suo succo.
- ***Adeniti***: applicazioni di foglie di cavolo (→ ascessi). Per via orale: succo di cavolo.
- ***Affaticamento generale***: succo di cavolo, 1-2 bicchieri al giorno. Aggiungono valore a una buona alimentazione, a un'igiene bene intesa; nella genesi e nel mantenimento di questa sindrome occorre far rilevare il danno delle preoccupazioni continue.
- ***Afonia***: succo di cavolo con miele, per gargarismi e ingestione. Alcuni attori e cantanti usano correntemente questo prepara-

58. L'aceto di vino prodotto con un sistema tradizionale da un vino "franco e leale", possiede un'azione antisettica nella profilassi delle infezioni tifiche e colibacillari. Gli aceti industriali attuali non hanno questa proprietà (prof. Piéchaud).

to a titolo preventivo, o anche un tuorlo d'uovo sbattuto in un brodo di cavolo non salato.

- ***Alcolismo***: ingestione di cavolo crudo o cotto al vapore, o succo di cavolo.
- ***Anemia***: succo di cavolo, 1-2 bicchieri al giorno.
- ***Angine***: le applicazioni di foglie di cavolo calmano i dolori e aiutano l'eliminazione delle tossine. Sono anche indicate nelle laringiti e nelle diverse infiammazioni. In caso di sensazione di forte calore locale, le applicazioni andranno rinnovate più spesso. I gargarismi con succo di cavolo hanno un'azione detergente e cicatrizzante.
  Ricordiamo tuttavia il trattamento classico e utile delle supposte di bismuto. E così i gargarismi con un decotto di foglie di rovo o con un miscuglio aromatico chiamato Tégarome (prodotto per l'igiene): 20 gocce in un bicchiere d'acqua tiepida. È inteso che stiamo parlando solo di angine banali, non certo dell'angina difterica o di altre varietà gravi[59].
- ***Antrace*** (→ ascessi).
- ***Arterite o sindromi arteritiche***: 3-4 strati di foglie di cavolo applicate sulle gambe per tutta la notte calmano i dolori, favoriscono la ripresa della circolazione. È evidente che nessuna arterite può essere guarita da questo semplice trattamento, ma ho potuto constatarne personalmente l'incontestabile utilità.
- ***Artritismo***: succo di cavolo, 2 bicchieri al giorno.
- ***Ascessi, antraci, foruncoli***: applicazioni di foglie crude, lavate e preparate come già detto, in 2-3 strati. La medicazione sarà mantenuta *in loco* per 2, 3, 4 ore o per tutta la notte. In caso di sensazione insopportabile di calore, rinnovare le medicazioni con foglie fresche. Continuare così fino a che i fenomeni infiammatori si siano calmati o fino alla totale eliminazione della suppurazione.
  Per via orale: cavolo crudo o al vapore, succo fresco.
  Una trentina d'anni fa, in un villaggio della Franche-Comté, mi si presentò un bambino di 8 anni con un grosso flemmone

59. Lab. Cosbionat, BP 38-78512, Rambouillet, Cedex.

all'avambraccio. Temperatura 39,5 °C, viso terreo. Gli feci praticare applicazioni di foglie di cavolo ogni 6 ore, compresa la notte: 48 ore più tardi il flemmone si era aperto e il bambino non aveva più febbre. Spremendolo, feci uscire dal flemmone circa mezzo bicchiere di pus. Semplici medicazioni d'acqua salata completarono la guarigione, ottenuta 3 giorni dopo. Ho spesso l'occasione di rivedere questo "bambino" ormai trentasettenne, alto 1,87 m e padre di famiglia. Non ha dimenticato che gli ho fatto "un po' male", ma sa anche che gli ho evitato delle noie infinite non imbottendolo di antibiotici.

- ***Ascite***: ingestione di cavolo crudo o al vapore, succo di cavolo.
- ***Asma, bronchiti***: 3-4 strati di foglie di cavolo applicate sul petto e la gola, sulle basi polmonari o le scapole, secondo la localizzazione del disturbo o del dolore. Lasciare almeno 4 ore, meglio tutta la notte.
  Per via orale: decotto con 60 g di cavolo cotto per 1 ora in 0,5 l d'acqua, con aggiunta di 70 g di miele (bronchiti croniche). Oppure: succo di cavolo, 1-2 bicchieri al giorno.
- ***Astenie*** (→ affaticamento generale).
- ***Blefariti*** (→ occhi).
- ***Bronchiti*** (→ asma).
- ***Calcoli urinari*** (→ litiasi).
- ***Capillariti***: applicazioni di foglie di cavolo.
  Per via orale: succo di cavolo (1/2 bicchiere al giorno).
- ***Catarri*** (→ asma).
- ***Cefalee*** (→ testa).
- ***Cirrosi***: ingestione di cavolo crudo o al vapore, succo di cavolo[60].
- ***Cistifellea*** (→ fegato).
- ***Cistiti*** (→ vescica).
- ***Coliche epatiche*** (→ fegato).
- ***Coliche nefritiche***: applicazioni di foglie di cavolo sulle regioni doloranti. (Tra i più potenti calmanti di queste crisi eccezionalmente violente, citiamo la belladonna o l'atropina e la chellina, tutti derivati da vegetali.)

---

60. Testo del prof. L. Binet, Parigi.

- ***Coliti ulcerose o no***, la cui diagnosi è stata effettuata: esternamente, 3-4 strati applicati sul ventre. Ricoperti di un panno di lana e lasciati tutta la notte.
  Per via orale: 1, 2 o 3 bicchieri di succo al giorno, tra i pasti. Occorre estrarre il succo preferibilmente man mano che si utilizza. Continuare così fino a che è necessario. Se la durata della cura supera il mese, sospendere ogni mese per qualche giorno. La mescolanza di succo di cavolo e succo di carote in parti uguali è ancora preferibile.
  Segnaliamo, in questi casi, il valore del mirtillo (p. 315), della papaina (p. 342), di alcune essenze aromatiche e del polline.
- ***Congestione cerebrale e insolazione***: 3-4 strati a casco e sulla nuca, per periodi di 3-4 ore separati da intervalli di 2-3 ore. In questi casi, l'assenza di un medico può essere tragica. Ragione di più per non restare inattivi... evitando tuttavia gli interventi che uccidono.
- ***Congiuntivite*** (→ occhi).
- ***Contusioni***: applicazioni locali di foglie di cavolo. Uno dei miei malati, vittima di un incidente d'auto nel 1961, presentava un'enorme ecchimosi che copriva tutta la gamba destra. Naturalmente, non poteva camminare. Il riposo e le ripetute applicazioni di foglie di cavolo determinarono la guarigione in 1 settimana.
- ***Coriza*** (→ sinusite).
- ***Cuore, affezioni***: le applicazioni locali di foglie di cavolo decongestionano e ristabiliscono la circolazione. Tre strati, semplicemente schiacciati, lasciati qualche ora. Questa cura, naturalmente, non potrà essere che integrativa.
- ***Demineralizzazione***: succo di cavolo da 1-2 bicchieri al giorno.
- ***Depressione o stati depressivi***: succo di cavolo, 2 bicchieri al giorno.
- ***Dermatosi*** (→ dermatosi squamose, eczemi, impetigine).
- ***Dermatosi squamose***: applicazioni di foglie di cavolo durante la notte. Lozione di succo al mattino (spesso è necessario consultare un medico).
- ***Diabete***: succo di cavolo, 1-2 bicchieri al giorno. Cura che non esclude il regime, l'eucalipto, il geranio, la cipolla (p. 229)... e

molti altri medicamenti, né la supervisione del medico.

- ***Diarree, dissenterie***: applicazioni di foglie di cavolo su tutto l'addome, compresa la regione epatica. Durante la giornata, 1-2 strati, per non impedire i movimenti. La sera, 3-4 strati. Conservare tutta la notte.
  Per via orale: cavolo cotto a lungo nell'acqua (bere anche l'acqua di cottura).
  Pensare anche al mirtillo (p. 315), alla salicaria, alla simaruba, a numerose altre piante e al polline.
- ***Digestioni difficili***: crauti crudi per antipasto (2- 3 cucchiai da minestra al giorno).
- ***Dissenterie*** (→ diarree).
- ***Distorsione***: applicazione di 3-4 strati di foglie. Ricoprire con ovatta e fare un bendaggio non troppo stretto. Rinnovare mattino e sera. Questo trattamento decongestiona e facilita l'eliminazione del versamento. Conviene ricordare tra le numerose possibili cure di distorsioni, quella che consiste in iniezioni intramuscolari quotidiane di scopolamina levogira (0,125 mg) per 3-4 giorni[61].
- ***Dolori grastrici o intestinali***: come per le diarree. L'applicazione di foglie dopo i pasti non ostacola la digestione.
- ***Dolori muscolari, reumatici, gotta***: applicazioni di 3-4 strati di foglie. Coprire con un panno di lana. Rinnovare 3 volte al giorno.
  Oppure cataplasmi di foglie cotte nel vino bianco.
  Per via orale: cavolo crudo o succo di cavolo (1-2 bicchieri al giorno).
- ***Ebbrezza, ubriachezza***: brodo di cavolo, o zuppa di cipolle (p. 229); o brodo di porro (p. 366).
- ***Eczemi***: iniziare con applicazioni di breve durata (1 ora). Continuare se ben sopportate. Per un eczema secco, ungere con olio d'oliva la foglia che sarà a contatto. Ma non tutte le forme di eczema sono ugualmente influenzate dall'applicazione di foglie

61. Dr. J. Valnet: *La scopolamine-lèvogyre dans le traitement des entorses et de certaines lésions traumatiques*, L'Hopital, aprile 1954.

di cavolo. Per via orale: cavolo crudo o al vapore, succo fresco.

- ***Edemi***: via orale, 1-2 bicchieri di succo al giorno. Le applicazioni di foglie di cavolo sono soltanto un trattamento d'integrazione, ma efficace.
  Rinnovare fino a che è necessario.
- ***Emicranie***: 2-3 strati applicati sulla parte dolorante. Applicazioni anche sul fegato o il basso ventre secondo l'origine dell'emicrania.
- ***Emorroidi***: applicazioni semplici di foglie di cavolo.
- ***Enterite***: succo di cavolo (→ coliti, diarree).
- ***Epatismo*** (→ fegato).
- ***Erpes, Herpes zoster***: le applicazioni di foglie di cavolo attenuano i dolori. Rinnovarle 3-4 volte ogni 24 ore.
  Questo sistema ha già ottenuto molte guarigioni in tale patologia. Tuttavia, lo menziono solo per amore di verità scientifica perché, da oltre 20 anni, il trattamento è diventato per me di una semplicità esemplare: 2 applicazioni al giorno di un complesso di oli essenziali, sia allo stato puro che in impacchi[62].
  Per completare, prescrivo del magnesio, anch'esso antivirale.
  Ogni erpes – sul corpo oppure oftalmico – osservato durante le 3 prime settimane, è guarito nel 95% dei casi in 5-7 giorni, secondo le mie statistiche che si basano su centinaia di casi dal 1954. Ho potuto anche presentare ai Congressi un certo numero di diapositive relative a erpes oftalmici tra i più mostruosi.
  Alla fine di questo panegirico, evidentemente meritato a giudicare dalle osservazioni di ogni tempo e confermato da quanto abbiamo potuto riscontrare da parte nostra, devo aggiungere ancora una volta questo concetto: anche se tutte le indicazioni citate sono vere, ciò non significa che il cavolo da solo sia sempre sufficiente.
  Chi potrebbe dubitarne? Ma da questo ad affermare spudoratamente, come ha osato fare un tal medico svizzero ai microfoni della Radio Svizzera Romanda a Ginevra, che noi pretendiamo di guarire la tubercolosi con gli ortaggi, ce ne passa!...

62. Tégarome, Lab. Cosbionat, BP 38, 78512 Rambouillet, Cedex.

Il poveretto aveva il mio libro tra le mani, ma non aveva capito niente. Questo accadeva il 7 ottobre 1976, in diretta, per un'ora e mezzo. La relazione integrale della trasmissione fu fatta con la partecipazione del prof. Geisendorf – ex-preside della Facoltà di Medicina di Ginevra – di due medici francesi, tra cui l'autore di questo libro. Il collega imprudente ha poi dovuto rimangiarsi le sue battute al microfono.

- ***Fegato***: le foglie di cavolo hanno un'azione revulsiva, decongestionante. Contribuiscono a calmare il dolore e a eliminarlo. Da usare nei casi di colica epatica, di congestione del fegato, di problemi alla cistifellea, d'insufficienza epatica, 2-3 strati durante la giornata, 3-4 la notte. Da rinnovare ogni 4 ore di giorno, da conservare tutta la notte.
  Oltre alle foglie di cavolo è facile poter disporre anche di un certo numero di piante "epatiche": ravanello nero (p. 383), verga aurea, boldo, foglie di carciofo (p. 178) ecc. Conviene allora pensarci.
- ***Ferite*** (→ piaghe).
- ***Foruncoli*** (→ ascessi, e applicazioni di Tégarome).
- ***Gambe, affezioni; varici, flebiti, arteriti***: traggono giovamento dall'azione decongestionante delle foglie di cavolo. Analogamente le gambe gonfie e la cianosi dei tegumenti.
  Applicare 2-3 strati coricandosi e tenerli tutta la notte. Occorre oltrepassare largamente il limite della lesione. Si ricopre con ovatta e si fascia senza stringere troppo. Questo trattamento decongestiona, attiva la circolazione, rivitalizza i tessuti, assorbe le impurità che bloccano i capillari.
  Conviene continuare questa cura con perseveranza, ma le varici considerevoli richiedono un trattamento chirurgico.
- ***Gangrena*** (→ piaghe e necrosi).
- ***Gastriti*** (→ ulcere gastriche).
- ***Geloni***: applicazioni di foglie di cavolo.
- ***Gotta*** (→ dolori reumatici).
- ***Igroma***: un uomo di cinquant'anni soffriva di igroma, cioè di un'infiammazione delle borse sierose a livello dei gomiti. Venne preso un appuntamento con un chirurgo, ma l'intervento dovette essere rimandato a causa di un brusco aumento della

pressione arteriosa a 24. Uno dei suoi amici gli consigliò allora di fare delle applicazioni di foglie di cavolo scottate per qualche minuto in acqua bollente (3-4 strati). Quattro giorni più tardi, l'infiammazione si era riassorbita. Cinque anni dopo (1979), non si era più ripresentata.

Questi risultati, in effetti, tenuto conto delle nostre conoscenze in materia, non sono niente di stupefacente, e numerosi malati hanno potuto farne buon uso.

Da notare che la pressione arteriosa di quel paziente è passata da 24 a 14 a seguito di una cura a base di succo di pompelmo (p. 419). In un'epoca in cui, nel mondo occidentale, l'ipertensione crea gravi problemi, la ricetta potrebbe essere riproposta in ambito ospedaliero… e nella pratica comune.

- ***Impetigine***: lozione di succo di cavolo.
- ***Infezioni intestinali***: succo di cavolo, crauti crudi: 2 cucchiai da minestra ogni mattino (→ enteriti, coliti, diarree).
- ***Influenza***: succo di cavolo, 1-2 bicchieri al giorno. Importante come preventivo. Non dimenticare le essenze aromatiche (Climarome, prodotto igienico).
- ***Insonnia***: coricandosi, 3-1 strati sulla nuca, qualche volta sulle gambe.
- ***Invecchiamento, senescenza***: succo di cavolo, cavolo crudo o al vapore oltre a varie altre medicazioni.
- ***Ipoacusia***: (→ sordità).
- ***Laringiti*** (→ afonia e raffreddore).
- ***Linfangite***: applicazioni di foglie di cavolo.
- ***Litiasi urinaria***: succo di cavolo, 1-2 bicchieri al giorno.
- ***Lombaggine***: applicazioni di 3-4 strati di foglie di cavolo. Conservare *in loco* 4-5 ore o tutta la notte. Prolungare fino alla completa cessazione del dolore. Se nei paraggi c'è un medico, consultarlo subito poiché le lombalgie possono, secondo i casi, richiedere cure speciali[63].
- ***Maschera di bellezza***: le foglie rivitalizzano i tessuti e as-

63. Dopo la prima edizione di questo libro (1967), numerosi malati mi hanno comunicato i risultati soddisfacenti ottenuti con l'uso esterno del cavolo. Alcuni non hanno recidive da più di 10 anni.

sorbono le impurità. Le applicazioni, anche brevi (1/2 ora), contribuiscono a rigenerare il derma. Si raccomanda di mantenere le applicazioni per l'intera notte: esse detergono, ristabiliscono la circolazione, riassorbono i cuscinetti di grasso o cellulitici, tonificano i tessuti.
Pensare anche alle applicazioni di pesche (p. 356), fragole (p. 256), cetriolo (p. 223), argilla (p. 427) ecc.

- ***Mestruazioni dolorose***: applicazioni di foglie di cavolo sul basso ventre per 2-3 ore o più.
- ***Metrite***: le applicazioni di foglie di cavolo sul basso ventre contribuiscono a calmare i dolori e a decongestionare la pelvi. Sono consigliate anche in caso di mestruazioni dolorose.
Numerose piante sono raccomandate per iniezioni vaginali nel trattamento di questi problemi. Lo stesso dicasi di alcuni oli essenziali. Ma bisogna consultare un medico appena possibile.
- ***Morsi***: applicazioni di foglie di cavolo[64].
- ***Necrosi***: applicazioni di foglie di cavolo[64].
- ***Nervosismo***: succo di cavolo, 2 bicchieri al giorno.
- ***Nevralgie dentarie, facciali, reumatiche; sciatiche***: le applicazioni di foglie di cavolo sul tratto dei nervi doloranti calmano progressivamente il dolore. In questi casi non scaldare mai le foglie. Appoggiare 3 strati e lasciare sulla parte da 4 ore a tutta la giornata o tutta la notte. In questi casi, occorre perseverare fino a ottenere il risultato... che comunque è lungi dall'essere sempre completamente acquisito.
- ***Occhi***: per gli occhi irritati, lacrimanti, arrossati, poche gocce di succo fresco di cavolo, la sera prima di coricarsi, costituiscono un rimedio facile e molto attivo.
Segnaliamo anche i lavaggi e i colliri a base di camomilla, fiordaliso, piantaggine, petali di rosa, acqua salata (1 cucchiaino da caffè di sale marino per 500 g d'acqua) e limone: 1 goccia in ogni occhio 2-3 volte la settimana.
- ***Oligurie***: succo di cavolo, 2 bicchieri al giorno.

64. In questi casi, numerose piante e alcune essenze aromatiche sono altrettanto indicate.

- ***Parassiti intestinali*** (→ vermi).
- ***Paterecci*** (→ ascessi).
- ***Pelle, affezioni***: le applicazioni di foglie e di lozioni di succo di cavolo presenteranno sempre un certo interesse per la revitalizzazione dei tessuti e l'eliminazione delle parti necrotiche.
- ***Pertosse***: procedere come per l'asma.
- ***Piaghe banali, atone, gangrenose***: le applicazioni di foglie di cavolo attirano le impurità e provocano all'inizio una suppurazione molto benefica. Occorre allora pulire il pus e il sangue nero attirato alla superficie della piaga con acqua bollita addizionata di sale marino (1 cucchiaino da caffè in 1 bicchiere d'acqua).
  Le medicazioni devono debordare dai limiti della piaga ed essere ripetute fino a completa cicatrizzazione. All'inizio si rinnoveranno le applicazioni ogni 2 ore, poi ogni 4. La medicazione della sera sarà lasciata tutta la notte, eccetto in casi gravi in cui si rinnoverà più spesso.
- ***Pleurite, pleurite secca***: la revulsione dolce della foglia di cavolo è molto utile in questi casi. Si applicheranno 3-4 strati che debordino abbondantemente oltre la zona affetta. Passato il periodo critico, continuare le medicazioni durante la notte fino alla completa sparizione di ogni disturbo e per prevenire postumi dolorosi.
  Per via orale: 1-2 bicchieri di succo al giorno. (Si tratta, naturalmente, di una cura integrativa).
- ***Prostatite***: applicazioni di foglie di cavolo a sere alterne sul basso ventre e sul perineo, giorno e notte se occorre. Si tratta di una cura d'integrazione molto apprezzabile in certi casi che ho avuto occasione di osservare molte volte.
- ***Punture d'insetti***: strofinare, il più presto possibile dopo la puntura, con una foglia di cavolo schiacciata. Applicare poi una foglia di cavolo come medicazione.
  Ricordiamo l'uso – ormai classico in numerose regioni – del porro (p. 366), della cipolla (p. 229), dell'aglio (p. 140), della salvia o della lavanda, per non parlare che di alcuni vegetali. È più facile avere un flacone di Tégarome che, sebbene prodotto per l'igiene, costituisce una cura eccellente contro le punture d'in-

setti grazie alla sua composizione di essenze aromatiche[66].

- ***Rachitismo***: succo di cavolo, 1-2 bicchieri al giorno.
- ***Raffreddore*** (→ asma) e:

succo di cavolo rosso	500 g
zafferano	3 g
miele	250 g

  Bollire fino a ottenere uno sciroppo: 1 cucchiaio da minestra in un infuso pettorale, 3-4 volte al giorno. È altrettanto utile lo sciroppo di ràvanello nero (p. 383) e Climarome (prodotto per l'igiene) da inspirare attraverso una garza[65].
- ***Raffreddore da fieno*** (→ asma).
- ***Rene, affezioni***: coliche nefritiche, ritenzione urica, litiasi, infiammazioni varie traggono giovamento da applicazioni di foglie di cavolo. Conservare 4 ore circa durante il giorno, e tutta la notte l'applicazioni serale.
- ***Reumatismi*** (→ dolori reumatici).
- ***Salpingite*** (→ nevralgie).
- ***Scorbuto***: succo di cavolo per via orale (1-2 bicchieri al giorno), cavolo crudo in insalata.
- ***Scottature, bruciature, ustioni***: tempestive applicazioni di foglie di cavolo preventivamente ben schiacciate. Incontestabile potere antalgico e cicatrizzante. Si può dire altrettanto dei cataplasmi a base di fecola di patata (p. 345) e delle applicazioni di carota (p. 181) grattugiata.

  È inutile dire che le scottature gravi (3° grado) ed estese sono di competenza del medico.

  Ma per quel che riguarda le scottature di 1° grado (tipo colpo di Sole) o di 1° e 2° grado limitate, usiamo e raccomandiamo da oltre 20 anni un miscuglio aromatico attualmente venduto sotto il nome di Tégarome (un prodotto per l'igiene, → angine).

  Applicazione del prodotto puro su una scottatura recente; in impacchi diluiti su una scottatura vecchia.
- ***Screpolature***: applicazioni di foglie di cavolo imbevute d'olio d'oliva.

65. Lab. Cosbionat, BP 38, 78512 Rambouillet Cedex.

- ***Seborrea***: succo di cavolo per via interna ed esterna.
- ***Sinusite***: applicazioni di 3 strati sui seni frontali o mascellari. Lasciare qualche ora e tutta la notte dopo la medicazione serale. Mattino e sera, introdurre 1/2 cucchiaino da caffè di succo di cavolo fresco in ogni narice.
  Analogamente, inalare una soluzione di diverse essenze aromatiche naturali: aghi di pino, timo, lavanda, eucalipto.
  Oppure inalazioni con Climarome a base di essenze aromatiche naturali (prodotto per l'igiene): 20 gocce in una ciotola d'acqua calda.
  Nel frattempo, respirare attraverso un fazzoletto o una garza.
- ***Sordità***: alcuni ricevono beneficio dalla seguente miscela, succo di cavolo e succo di limone in parti uguali, con rinnovate istillazioni nelle orecchie.
- ***Stipsi***: primo brodo del cavolo cotto (2-4 bicchieri al giorno).
- ***Stomaco*** (→ ulcera gastrica).
- ***Tensione arteriosa***: quale trattamento d'integrazione alla cura di fondo, si faranno applicazioni di foglie di cavolo sui polpacci, sulle regioni lombari, sulla nuca.
  Conservare 2-3 ore, e tutta la notte dopo l'applicazione serale.
- ***Testa, cefalee***: 1-2 strati sulla fronte e 3-4 sulla nuca. Lasciare qualche ora o tutta la notte.
  Curare contemporaneamente il fegato (applicazioni sulla regione epatica).
- ***Tosse*** (→ asma).
- ***Tubercolosi*** (→ pleurite).
- ***Tumori***: applicazioni di foglie di cavolo.
  Per via orale: succo di cavolo.
- ***Tumori bianchi***: applicazioni di foglie di cavolo.
  Per via orale: succo di cavolo (1-2 bicchieri al giorno).
- ***Ulcera gastrica***: succo di cavolo 2-3 bicchieri al giorno fra i pasti. Risultati nell'80% dei casi in 3 settimane.
  Analogamente, decotto di radice di liquirizia o di succo di patata (p. 346), cura ben nota ai medici che hanno familiarità con le terapie naturali.
- ***Ulcere alle gambe***: il cavolo è il rimedio principe, come per ogni piaga atona. Nella maggior parte dei casi, qualunque sia

l'estensione e la profondità, le applicazioni prolungate di foglie di cavolo portano un'alta cicatrizzazione. Applicazioni ripetute di foglie di cavolo per 3-4 ore, o tutta la notte se non procurano dolori eccessivi che impediscono il sonno. È indicata una cura generale.

- ***Varici*** (→ gambe).
- ***Vene*** (→ gambe).
- ***Vermi***: 1/2-1 bicchiere di succo di cavolo, 3 mattine di seguito, iniziando con la Luna calante, costituisce da tempo una cura classica contro i parassiti intestinali (20-30 g per i bambini). Si completerà, se occorre, con applicazioni di foglie di cavolo sul basso ventre durante la notte.
  Si raccomanda di ripetere la cura ogni mese, per 3-4 mesi o più.
  Inoltre: decotto di semi di cavolo; → zucca (p. 413) e aglio (p. 140).
- ***Vescica***: 3 strati sul basso ventre la notte, e il giorno, se occorre (ritenzione d'urina con spasmi).

Cece

- ***Cicer arietinum, Leguminose***

Pianta erbacea originaria dell'Asia.

PARTI USATE

Semi.

PRINCIPALI COSTITUENTI NOTI

Lipidi, sostanze azotate, amido, zuccheri, sali minerali: fosforo, potassio, magnesio, calcio, sodio, silicio, ossido di ferro, arsenico; asparagina; vitamine C e B.

PROPRIETÀ

– Energetico.
– Diuretico, elimina l'acido urico e dei cloruri[66].

66. Cazin e H. Leclerc.

– Antisettico urinario.
– Stomachico.
– Vermifugo.

INDICAZIONI
– Lavori pesanti, astenie.
– Oliguria.
– Litiasi urinaria.
– Insufficienza digestiva.
– Parassiti intestinali.

MODO D'IMPIEGO

1. Brodo diuretico, raccomandato da H. Leclerc:

ceci .... 100 g
orzo perlato .... 150 g

Fare bollire per 1/2 ora in 1 l d'acqua e aggiungere 50 g di prezzemolo fresco. Lasciare in infusione 10 min; 3 bicchieri al giorno.

Cerfoglio

• ***Anthriscus cerefolium, Ombrellifere***

PARTI USATE

Tutta la pianta.

PRINCIPALI COSTITUENTI NOTI

Vitamine, ferro, essenza, un principio estrogeno.

PROPRIETÀ

Uso interno:
– Stimolante.
– Depurativo.
– Diuretico.
– Aperitivo.
– Stomachico.
– Colagogo.

– Lassativo.
– Antisettico respiratorio; anticancro (?): Scuola di Salerno.

Uso esterno:
– Antioftalmico.
– Antilatteo.
– Risolvente.

INDICAZIONI

Uso interno
– Scorbuto.
– Gotta, reumatismo.
– Litiasi renale.
– Epatismo.
– Ittero.
– Ingorghi linfatici.
– Bronchiti, affezioni polmonari croniche.
– Asma umida.
– Laringite.
– Idropisia, edemi.
– Stati cancerosi (?).

Uso esterno
– Dermatosi, pruriti.
– Cancri esterni.
– Emorroidi.
– Blefarite.
– Affezioni oculari.
– Cure del viso.

MODO D'IMPIEGO

Uso interno

1. Usarne in abbondanza negli antipasti, le minestre, le insalate.
2. Infuso: 1 manciata in 1 l d'acqua. Tenere in infusione per 10 min; 3 tazze al giorno.
3. Brodo di erbe (stipsi ostinata e oliguria): 1 manciata di

cerfoglio, 1 di acetosa (p. 138), 1 di bietola (p. 175), 1 di lattuga (p. 284) in 1 l d'acqua. Fare cuocere e aggiungere 2 g di sale da cucina e un po' di burro fresco. Raccomandato per le diete idriche. Calma la sete.

4. Il succo preparato con cerfoglio, cicoria selvatica (p. 224), lattuga (p. 284) e dente di leone (p. 244) in parti uguali sarà somministrato in dosi da 100-120 g contro le coliche epatiche.
5. Succo: 60-80 g al giorno (idropisia).

Uso esterno

1. Succo di cerfoglio fresco: 2 gocce in ogni occhio, 3 volte al giorno, contro le oftalmie ostinate.
2. Infuso: 1 manciata per 1 l d'acqua, in impacchi nelle affezioni oculari, e nelle abluzioni per pelli grasse e rugose (ritarda anche la comparsa delle rughe), per gargarismi contro le ulcere della gola.
3. In cataplasmi: contro le emorroidi, sulle piaghe cancerose. Alle nutrici sui seni, per far cessare la lattazione.
4. Contro contusioni, geloni, piaghe atone, ulcere.
5. Le foglie schiacciate, strofinate sulle punture d'insetti, calmano il dolore e neutralizzano le reazioni.

NOTA BENE

1. *La minestra al cerfoglio*

È una benedizione per i conoscitori. Ecco una ricetta che ci viene dall'Olanda. Per 0,5 l d'acqua salata, occorrono da 50-60 g di fiori di cerfoglio, 3 cucchiai da minestra di cerfoglio finemente tritato, 50-70 g di burro e 1-2 uova. Scaldare il burro con i fiori di cerfoglio, mescolando continuamente fino a che il miscuglio sia sul punto di bollire. Mescolando sempre, versare l'acqua salata in piccole quantità. Lasciare cuocere a fuoco lento per 5 min. Aggiungere il cerfoglio tritato e versare sulle uova sbattute in una zuppiera.

2. Il decotto di cerfoglio sarà usato per lavare le natiche arrossate dei lattanti.
3. Per liberarsi delle formiche, disporre nella dispensa fili di cerfoglio e foglie di pomodoro.

Cetriolo

• ***Cucumis sativus, Cucurbitacee***

PRINCIPALI COSTITUENTI NOTI

Vitamine A, B, C, zolfo, manganese, calcio, mucillagini.

PROPRIETÀ

- Rinfrescante.
- Depurativo.
- Dissolvente dell'acido urico e degli urati, diuretico.
- Leggero ipnotico.

INDICAZIONI

Uso interno

- Stati subfebbrili.
- Intossicazioni.
- Coliche e irritazioni intestinali.
- Temperamenti biliosi e sanguigni.
- Gotta, artrite.
- Calcolosi.
- Colibacillosi.

Uso esterno

- Prurito, dermatosi squamose.
- Cure della pelle.

MODO D'IMPIEGO

Uso interno

1. Cotto: indicato nelle irritazioni intestinali; giova ai temperamenti biliosi e sanguigni.
2. Crudo: è, per alcuni, piuttosto indigesto. Se occorre, farlo scolare 24 ore con sale marino (il procedimento, però, fara perdere al cetriolo il suo prezioso succo).

Uso esterno

1. Pelli grasse: lozione per il viso con acqua di cottura non salata.

2. Rughe: applicazioni di fettine di cetriolo.
3. Lentiggini: lozione con latte crudo nel quale si sono fatte macerare fettine di cetriolo.
4. Pori dilatati del viso: prendere una quantità uguale di semi di cetriolo, di zucca comune (p. 413) e di melone (p. 312). Polverizzarli separatamente in un macinapepe. Diluire 1 cucchiaio da minestra di ogni polvere in un po' di latte o panna. Mescolare per ottenere una maschera che si applicherà per 30 min. Lavarsi, quindi, con acqua di rose tiepida.
5. Cure del viso: latte di cetriolo. Schiacciare in un mortaio 50 g di mandorle dolci decorticate. Versare lentamente 250 g di succo di cetriolo bollito e raffreddato. Passare attraverso una garza. Aggiungere 250 g di alcol + 1 g di essenza di rose. In lozione.
6. Pomata ammorbidente (dermatosi superficiali, screpolature delle labbra, cure del viso, infiammazioni dei piedi):

succo di cetriolo filtrato	300 g
strutto non salato	250 g
grasso di vitello	150 g
acqua di rose	3 g
balsamo di Tolu	0,50 g

Tritare in un mortaio. Applicazioni locali.

Cicoria selvatica, o occhi di gatto, o bruttona

• ***Ciclorium intybus, Composite***

PARTI USATE

Foglie, radice.

PRINCIPALI COSTITUENTI NOTI

Calcio, potassio, fosforo, sodio, ferro, magnesio, manganese, rame; un principio amaro; materie zuccherine; vitamine B, C, K, P; aminoacidi liberi essenziali; protidi, lipidi, amido. La radice, inoltre, contiene inulina.

PROPRIETÀ

- Tonico generale[67].
- Rimineralizzante.
- Antianemico.
- Aperitivo.
- Stomachico[68].
- Depurativo (soprattutto per i bambini, come sciroppo).
- Coleretico e colagogo[69].
- Diuretico.
- Lassativo leggero.
- Vermifugo.
- Febbrifugo.

INDICAZIONI

- Anoressia.
- Astenie.
- Anemia.
- Insufficienza biliare, epatismo, ittero, coliche epatiche.
- Congestioni epatiche e della milza.
- Atonia gastrica e digestiva.
- Dermatosi.
- Gotta, calcolosi, artritismo, litiasi.
- Infezioni urinarie.
- Idropisia.
- Stipsi.
- Malaria.

MODO D'IMPIEGO (cicoria selvatica = sangue puro)

1. **FOGLIE** in insalata, anche con altre meno amare.
2. **INFUSO** di foglie: 30 g di foglie, preferibilmente fresche, per litro d'acqua; 1 tazza prima dei pasti, o 2 tazze la mattina (stipsi).

67. F. Decaux, Miller.

68. Abullani.

69. Galien, E. Chabrol e G. Parturier.

3. Decotto di radice: 15-30 g per 1 l d'acqua. Bollire 5 min. Tenere in infusione 15 min; 1 tazza prima dei pasti.
4. Succo: 50-250 g al giorno.
5. Estratto: 1-5 g al giorno, in pillole.
6. Succo d'erba del *Codice*: in parti uguali, foglie fresche di cicoria, foglie fresche di crescione (p. 240), foglie fresche di fumaria (p. 13), foglie fresche di lattuga (p. 284), 60-120 g al giorno.
7. La radice seccata e tostata è abitualmente impiegata come caffè. Tonico intestinale, leggermente lassativo, che stimola l'appetito, questo alimento è raccomandato agli epatici (1 tazza mattina e sera d'infuso di 50 g per 1 l d'acqua).
8. Sciroppo di cicoria (depurativo per bambini e neonati): in parti uguali, succo di cicoria e zucchero bianco. Lasciar cuocere fino alla consistenza di sciroppo; 1 cucchiaino da caffè 3 volte al giorno.

NOTA BENE

1. «*Per ristorarmi, mi occorrono olive, malve leggere e cicoria*», avrebbe scritto Orazio.
2. L'uso della cicoria selvatica è raccomandato ai diabetici: gli effetti ipoglicemici sarebbero del 20-40%[70].
3. L'indivia, la cicoria riccia, la scarola "derivano" dalla cicoria selvatica. Hanno proprietà simili, benché minori.

Ciliegio

- ***Cerasus vulgaris, Rosacee***

PRINCIPALI COSTITUENTI NOTI

La tabella 13 a p. 227 riassume il contenuto medio dei principali composti in 100 g di ciliegie, fresche e conservate[71].

70. Lavoro di Baelden.

71. L.Randoin.

TABELLA 13. COSTITUENTI PRINCIPALI IN 100 g DI CILIEGIE

costituente	contenuto nelle ciliegie fresche	contenuto nelle ciliegie conservate
ACQUA	80,5 g	
PROTIDI	1,2 g	0,6 g
GLICIDI	1,7 g	12 g
LIPIDI	0,5 g	0,2 g
CELLULOSA	0,3 g	0,2 g
sali minerali, oligoelementi e vitamine		
ZOLFO	21 mg	9
FOSFORO	3	12
CLORO	3	
SODIO	250	
POTASSIO	12	
MAGNESIO	16	
CALCIO	0,40	12
FERRO	0,15	2,30
ZINCO	0,13	
RAME	0,06	
MANGANESE	0,002	
IODIO	17	
VITAMINA C	0,05	4 - 9
VITAMINA B_1	0,06	0,02
VITAMINA B_2	0,30	0,06
VITAMINA PP	0,40	0,08
VITAMINA A	0,40	0,50
contenuto energetico	77 cal o 322 J	54 cal o 226 J

Fra gli oligoelementi anche il cobalto. Zucchero: levulosio (assimilato dai diabetici).

PROPRIETÀ

– Potente depurativo, disintossicante.
– Rimineralizzante.
– Energetico muscolare e nervino.

– Antinfettivo.
– Aumenta le reazioni naturali di difesa.
– Rinfrescante.
– Sedativo nervino.
– Regolatore epatico e gastrico.
– Diuretico.
– Antireumatico, antiartritico.
– Lassativo.
– Ringiovanente tissutale.

INDICAZIONI

– Pletora, aterosclerosi, obesità.
– Demineralizzazione, ritardi di crescita.
– Epatismo.
– Reumatismo, gotta.
– Artritismo.
– Litiasi urinaria e biliare.
– Fermentazioni intestinali.
– Stipsi.
– Previene l'invecchiamento.

MODO D'IMPIEGO

Uso interno

1. 1-2 giorni di cura esclusivamente a base di ciliegie costituisce un'eccellente depurazione per l'organismo e favorisce l'eliminazione dei residui e delle tossine. Si può anche fare una cura a base di succo di ciliegia.

Uso esterno

1. Impiastri di ciliegie schiacciate sulla fronte contro le emicranie, sui viso e sul collo per le cure della pelle (tonifica i tegumenti affaticati).

NOTA BENE

1. Essendo la ciliegia un frutto relativamente povero di principi nutritivi, fatta eccezione per gli zuccheri, se ne può mangiare in abbondanza. È un "inganna fame" sa-

lutare per i pletorici e gli obesi e anche diabetici.

2. Per i dispeptici, gli organismi delicati, i vecchi, i bambini, la ciliegia cotta (composte, marmellate) sarà più indicata del frutto crudo.
3. Sembra che l'olio estratto dalla mandorla del nocciolo sia attivo contro le algie reumatiche, le verruche, le macchie cutanee.

Cipolla

• ***Allium cepa, Gigliacee***

Alimento apprezzato fin dall'antichità per le sue proprietà diuretiche (Dioscoride, Plinio...), toniche e antinfettive, la cipolla è fattore di salute e di longevità. Tra i Bulgari, che ne mangiano in quantità, i centenari sono numerosi.
Da segnalare, o ricordare, le cipolle bianche (dolci) di Tournon, nell'Ardèche, una delle capitali di questo ortaggio-condimento-medicamento, con le sue fiere annuali, e le grosse cipolle rosa di Toulouges (Pirenei orientali).

PARTI USATE

Il bulbo e il suo succo.

PRINCIPALI COSTITUENTI NOTI

Zucchero; vitamine A, B, C; sali minerali: sodio, potassio, fosfati e nitrati calcarei, ferro, zolfo, iodio, silicio; acido fosforico e acetico; disolfuro di allile e di propile; olio volatile; glicochinina; ossidasi; diastasi (queste ultime due sterilizzate dal calore); principi antibiotici.

PROPRIETÀ

Uso interno

- Stimolante generale (del sistema nervoso, epatico, renale...)
- Diuretico potente, che dissolve ed elimina urea e cloruri.
- Antireumatico.
- Antiscorbutico.

– Antisettico e antinfettivo (antistafilococcico: la cipolla agisce in questo caso come un antibiotico[72]).
– Secretorio, espettorante.
– Digestivo (aiuta la digestione dei farinacei).
– Equilibrante ghiandolare.
– Antisclerotico e antitrombosico.
– Afrodisiaco[73].
– Ipoglicemizzante.
– Antiscrofoloso.
– Vermifugo.
– Ipnotico leggero.
– Curativo della pelle e del sistema pilifero.

Uso esterno
– Emolliente e risolutivo.
– Antisettico.
– Antalgico.
– Tiene lontane le zanzare.

INDICAZIONI
Uso interno
– Astenie, sovraffaticamento fisico e intellettuale, crescita.
– Deficienze dei ricambi
– Oligurie, ritenzione di liquidi (edemi, asciti, pleuriti essudative, pericarditi).
– Idropisia.
– Azotemia, cloruremia.
– Reumatismi, artritismo.
– Litiasi biliare.
– Fermentazioni intestinali (diarree).
– Infezioni genito-urinarie.
– Affezioni respiratorie (raffreddori, bronchiti, asma, laringiti).

72. L. Binet.

73. Vecchi studi ripresi da H. Hull Walton.

– Influenza.
– Atonia digestiva.
– Squilibri ghiandolari.
– Obesità.
– Aterosclerosi, prevenzione delle trombosi.
– Prevenzione dell'invecchiamento.
– Prostatismo.
– Impotenza.
– Diabete.
– Adeniti, linfatismo, rachitismo.
– Parassiti intestinali.

Uso esterno
– Ascessi, paterecci, foruncoli, punture di vespe.
– Geloni, ragadi.
– Emicranie.
– Congestione cerebrale.
– Sordità, ronzii.
– Nevralgie dentarie.
– Verruche.
– Piaghe, ulcere, scottature.
– Efelidi.
– Zanzare (per allontanarle).

MODO D'IMPIEGO
Uso interno

1. Cipolla cruda al naturale o macerata per qualche ora in olio d'oliva. Nelle insalate, verdure crude, antipasti, in tutte le minestre.
– Tritata finemente e messa nel latte o nel brodo oppure spalmata su una tartina imburrata o cosparsa d'olio.
– Una cipolla tritata, macerata per qualche ora nell'acqua calda. Bere la macerazione al mattino, a digiuno, con qualche goccia di limone.
– Contro l'influenza: lasciar macerare 2 cipolle affettate sottilmente in $^1/_2$ l d'acqua. Bere 1 bicchiere del-

la macerazione tra i pasti e 1 prima di andare a dormire, per una quindicina di giorni.

– Contro la diarrea: un pugno di veli di cipolla per 1 l d'acqua. Lasciar bollire per 10 min; berne $^1/_2$ l al giorno.

– Contro la diarrea dei lattanti: mettere 2 ore in infusione 3 cipolle tagliate in 1 l d'acqua bollente. Zuccherare.

– Contro i parassiti intestinali: lasciar macerare per 6 giorni una grossa cipolla tagliata a fette sottili in 1 l di vino bianco; 1 bicchiere ogni mattina al risveglio, per 1 settimana, con la Luna calante. Ripetere 2-3 mesi.

– Contro i reumatismi: decotto di 3 cipolle tagliate e non pelate in 1 l d'acqua. Bollire per 15 min. Passare; 1 bicchiere al risveglio e 1 al momento di andare a letto.

– Contro la litiasi biliare: far soffriggere una grossa cipolla tagliata sottilmente in 4 cucchiai d'olio d'oliva. Aggiungere 150 g d'acqua e 40 g di strutto non salato. Lasciar bollire 10 min, bere molto caldo, per diverse sere di seguito.

Al momento di andare a dormire, 2 ore più tardi, prendere 1 tazza di decotto di frangola (2-5 g di scorza secca per 1 tazza; dopo l'ebollizione, lasciare in infusione fredda per 4-6 ore).

Cura da effettuare 1 volta l'anno.

2. Alcolaturo: macerare per 10 giorni cipolla fresca nel corrispettivo del suo peso di alcol a 90°; da 3 a 5 cucchiaini da caffè al giorno (1 cucchiaino da caffè = 5 g di cipolla).

3. Alcol al 20%: 5-10 g, 2 volte al giorno ai pasti, in acqua zuccherata.

4. Vino[74]:

74. P. Carles.

cipolla tagliata finemente .... 300 g
miele bianco liquido .... 100 g
vino bianco .... 600 g

Lasciar macerare 48 ore. Filtrare: 2-4 cucchiai da minestra al giorno (50 g = 15 g di cipolla).

Uso esterno

1. Senapismi con cipolle crude (anche con aglio, p. 140): reumatismi.

– Contro la congestione cefalica, la meningite: come cura ausiliaria, si sfregano le tempie con una cipolla e si ricoprono i piedi con 1-2 kg di cipolle tritate (lasciare per 8-10 ore).

– Contro le emicranie: cataplasmi di cipolle crude sulla fronte.

– Contro la ritenzione urinaria, l'oliguria: cataplasmi di cipolle crude sul basso ventre.

– Contro le verruche: miscuglio di cipolla + sale marino + argilla in parti uguali.

Oppure: tagliare 1 cipolla e riempirne la cavità con sale grosso. Strofinare la verruca, mattina e sera, con il liquido ottenuto.

O ancora: strofinare le verruche con 1/2 cipolla rossa.

– Contro le punture di vespe e di insetti: strofinare la parte 1-2 min con un pezzo di cipolla (non dimenticare di togliere il pungiglione).

– Contro ascessi, foruncoli, emorroidi: cataplasmi di cipolla cotta; 1 cipolla cotta al forno, calda, fa maturare ascessi, flemmoni, foruncoli…

– Paterecci: avvolgere con un velo di cipolla.

– Contro geloni, screpolature, sbucciature: impacchi di succo di cipolla.

– Contro piaghe, tagli, ulcere, scottature: la sottile pellicola che separa ogni strato della cipolla costituisce una sorta di protezione asettica.

Applicarla sulla lesione, ricoprire con una garza e completare la fasciatura.

– Contro le efelidi[75]: frizioni con aceto in cui sono state messe a macerare cipolle tritate.
Oppure, frizioni con succo di cipolla.
– Contro i ronzii dell'orecchio: inserire nell'orecchio del cotone imbevuto di succo di cipolla.
– Contro la sordità: mescolare 30 g di succo di cipolla e 30 g di acquavite e scaldare; 3-4 gocce nell'orecchio, 3 volte al giorno, di cui una prima di andare a dormire.
– Contro le nevralgie dentarie: inserire nella cavità un tampone di cotone imbevuto di succo di cipolla.
– Una cipolla divisa in due, a fianco del letto, allontana le zanzare.

NOTA BENE

1. La cipolla è ipoglicemizzante per la sua glicochinina [76]. L'azione è più tardiva sulla glicemia rispetto a quella dell'insulina, ma più durevole.
2. La cipolla cruda ha un'azione selettiva sul sistema urinario, quella cotta sul tubo digerente.
   Il potere diuretico della cipolla non dovrà essere preso – se mi si consente l'espressione – sottogamba. Uno dei nostri ex ministri, un mattino, ebbe la malaugurata idea, "per vedere che effetto potesse fare", di bere alcune sorsate di decotto di cipolle prima di partecipare a una Commissione. Non è stato il solo a rendersi conto degli effetti perché, stranamente infastidito da un eccezionale stimolo a orinare, ha dovuto abbandonare precipitosamente la sessione di lavoro 5 o 6 volte in meno di 2 ore . Nel frattempo (effetti secondari della cura a base di cipolla applicata a terzi), anche i suoi in-

75. Altro metodo consigliato (non l'ho sperimentato, ma ha comunque il merito di avere un profumo gradevole) è il latte verginale: tintura di benzoino, 10 g in $^{1}/_{2}$ l d'acqua di rose. Questa preparazione può essere impiegata per l'igiene personale quotidiana.

76. J. P. Collip, 1923, e sperimentazione di Laurin nel 1934, sul coniglio, mediante iniezioni sottocutanee di estratti acquosi.

terlocutori "se la facevano addosso"... ma dalle risate.

3. La cura di cipolla a primavera è indicata esattamente così come le cure a base di dente di leone (p. 244), di uva (p. 408) o le cure minerali. Mangiare, sempre in primavera, le foglie di cipolle novelle (crude o nelle minestre).

4. Contro le difficoltà digestive, le flatulenze, la zuppa di cipolla fa benissimo, soprattutto dopo i giorni di festa (far imbiondire appena le cipolle e, ovviamente, mangiarle).

5. Contro il raffreddore, lo sciroppo di cipolle. Tagliare le cipolle a rondelle, porle su un piatto, zuccherarle. Lasciar macerare per 24 ore; 2-5 cucchiai da minestra al giorno.

6. Contro l'idropisia è raccomandato il trattamento seguente: come alimento esclusivo, 3 zuppe di latte al giorno, con una cipolla cruda tritata. Il miglioramento si avverte entro 1 settimana. La diuresi è abbondante per 15 giorni.

7. Tagliata in due e aspirata profondamente, la cipolla può frenare una crisi di nervi.

8. Una cipolla cotta al forno, posta sotto la pianta dei piedi prima di andare a dormire, è indicata per gli asmatici e i cardiopatici.

9. Il succo di cipolla è stato decantato dalla Scuola Salernitana contro l'alopecia. I medici arabi raccomandavano un miscuglio di cipolla, sale e pepe in applicazioni locali contro la caduta dei capelli.

10. Per purificare l'alito dopo aver mangiato cipolla: masticare 2 o 3 chicchi di caffè, qualche foglia di prezzemolo o una mela. Oppure sciacquarsi la bocca con acqua cui sia stato aggiunto alcol di menta. Per far sparire l'odore dalle mani: lavarsi con acqua salata o con acqua e ammoniaca (2 cucchiai da minestra per 1 l d'acqua tiepida).

11. Si dice che più le pellicole che avvolgono le cipolle sono spesse e numerose, più l'inverno sarà rigido.

Alcuni suggerimenti utili

1. Per eliminare le tracce di dita su porte e finestre, strofinarle con una cipolla (o una patata, p. 344) divisa in due.
2. Per distruggere i tarli del legno: strofinare le parti colpite, ogni giorno per 10-15 giorni, con una cipolla divisa in due.
3. Per preservare l'ottone dalle macchie delle mosche, passarvi un pennello imbevuto di succo di cipolla.
4. Per preservare dalla ruggine fornelli o oggetti in nichel, strofinarli con un pezzo di cipolla.
5. Per pulire l'ottone: il miscuglio di terra umida + cipolla tritata dà eccellenti risultati.
6. Per pulire vetri e coltelli, anche leggermente arrugginiti, usare un pezzo di cipolla.
7. Per ridare brillantezza a una borsa o a una cintura di vernice, strofinarle con un pezzo di cipolla.
8. Per assicurare la permanenza di etichette sulle scatole di latta, strofinare la scatola con un pezzo di cipolla.
9. È famoso l'"inchiostro simpatico", che altro non è che succo di cipolla: la scrittura, invisibile, appare allorché si espone la carta a una fonte di calore.

Cipolla d'inverno o cipolletta

• ***Allium fistulosum, Gigliacee***

La cipolla d'inverno è una gigliacea come l'aglio (p. 140), la cipolla (p. 229) e il porro (p. 366)...
Si deve sottolineare che tutte contengono un'essenza solforata, oltre a molti altri costituenti, cosicché le loro proprietà si possono considerare analoghe o paragonabili.

Principali costituenti noti

Silicio, essenza sulfurea.

Proprietà

– Antiputrida.

– Digestiva.
– Anticancro (?).

INDICAZIONI

– Non precisate.
Questo condimento sembrerebbe utile nei casi di dispepsia e di fermentazioni intestinali.

MODO D'IMPIEGO

Nelle insalate, gli antipasti.

Cipollina

• ***Allium schoenoprasum, Gigliacee***

Ha le stesse proprietà della cipolla d'inverno.

Cocomero

• ***Cucurbita citrullus, Cucurbitacee***

PROPRIETÀ:

– Depurativo.

MODO D'IMPIEGO

Da consumarsi all'inizio dei pasti.

Cotogno

• ***Cydonia vulgaris, Rosacee***

PRINCIPALI COSTITUENTI NOTI

La tabella 14 a p. 238 riassume i contentuti di costituenti principali di 100 g di cotogne.
Inoltre: magnesio, fosforo, calcio, potassio, ferro, rame, zolfo, tannino, pectina (l'associazione tannino-pectina rende la cotogna preziosa quando occorre esercitare un'azione emolliente e

TABELLA 14. COSTITUENTI PRINCIPALI IN 100 g DI COTOGNE

costituente	contenuto in 100 g
ACQUA	71 g
PROTIDI	0,5 g
LIPIDI	0,2 g
GLUCIDI	7,5 g

astringente sulle mucose digestive); vitamine B_1, B_2, C, PP, provitamina A.

PROPRIETÀ

– Astringente.
– Stomachico.
– Aperitivo e fortificante.
– Epatico.

INDICAZIONI

Uso interno

– Diarree, dissenterie (soprattutto nei soggetti delicati, convalescenti, bambini, vecchi).
– Vomito.
– Tubercolosi (emottisi).
– Scialorrea[77].
– Catarri.
– Leucorree.
– Inappetenza.
– Insufficienza epatica.

Uso esterno

– Prolasso rettale e uterino, fistole anali.
– Ragadi dei seni, screpolature, irritazioni.

77. Scialorrea o ptialismo: abnorme secrezione salivare che compare, fra l'altro, negli stati infiammatori della bocca, durante la gravidanza. [N.D.R.]

MODO D'IMPIEGO

Uso interno

1. Composte.

2. Creme.

3. Gelatine: bambini cagionevoli, enteriti, affezioni polmonari, tubercolosi.

4. Sciroppo di succo (50-100 g in un infuso di menta o di salvia).

5. Apozema: tagliare una cotogna non pelata a fette sottili e bollire in 1 l d'acqua finché questa si sia ridotta a metà. Passare spremendo. Aggiungere 50 g di zucchero. Come bevanda contro le enteriti acute, le digestioni difficili, nelle tubercolosi polmonari (tannino).

6. Frutto seccato: 40 g per 1 l d'acqua. Bollire 10 min. A volontà.

9. Ratafia:

succo di cotogna	1,50 l
acquavite	0,50 l
cannella	2 g
chiodi di garofano	0,80 g
mandorle amare	0,50 g
mais in polvere	1 pizzico

Lasciare macerare 2 mesi. Preparare uno sciroppo di zucchero, lasciarlo raffreddare e aggiungerlo. Filtrare e imbottigliare. Contro indigestioni, flatulenze, acidità di stomaco.

Uso esterno

1. L'apozema descritto (**5**) per lavande vaginali (prolasso uterino), e clisteri (prolasso rettale).

2. Emulsione mucillaginosa calmante: un pugno di semi di cotogna pelati, macerati in 1/2 bicchiere d'acqua tiepida.
Per applicazioni contro geloni, emorroidi, ragadi al seno, screpolature, scottature, irritazioni diverse. (Un tempo, questa mucillagine veniva usata per tenere a posto i capelli.)

3. Cure del viso (antirughe): macerare per 15 giorni bucce di cotogna in un po' d'acquavite. In lozione.

NOTA BENE

1. L'infuso di fiori: 30 g/l (o di foglie: 50 g/l) calma la tosse (pertosse).Con un po' d'acqua di fiori d'arancio, favorisce il sonno. Utile ai neuropatici.

Crescione, o salute del corpo

• ***Nasturtium officinale, Crocifere***

PRINCIPALI COSTITUENTI NOTI

Ferro, fosforo, manganese, arsenico, rame, zinco, iodio (15-45 mg/100 g), calcio (200 mg/100 g); olio solfoazotato; vitamine C (140 mg/100 g), A, B, PP, E, carotene; estratto amaro.

PROPRIETÀ

– Aperitivo.
– Tonico.
– Rimineralizzante.
– Antianemico.
– Antiscorbutico (come coclearia e rafano ecc.).
– Stomachico.
– Depurativo.
– Diuretico.
– Ipoglicemico.
– Espettorante.
– Sudorifero.
– Vermifugo.
– Anticancro (le iniezioni di estratto di crescione bloccano i cancri sperimentali[78]).
– Antidoto della nicotina.
– Stimola la vitalità del bulbo pilifero[79].

78. L. Binet.

79. Dr. H. Brel.

INDICAZIONI

Uso interno:

- – Inappetenza.
- – Astenia.
- – Linfatismo.
- – Scorbuto.
- – Anemia.
- – Tubercolosi.
- – Bronchiti, affezioni polmonari.
- – Dermatosi (eczema, scabbia, dermatosi squamose).
- – Litiasi biliari, affezioni epatiche.
- – Litiasi urinarie, affezioni urinarie (ritenzione d'urina).
- – Reumatismo.
- – Parassiti intestinali.
- – Idropisia.
- – Diabete.
- – Cancro.

Uso esterno

- – Alopecia, affezioni del cuoio capelluto.
- – Piaghe atone, ulcere.

MODO D'IMPIEGO (deve essere usato fresco)

Uso interno

1. Succo di crescione: 60-150 g al giorno, in acqua o brodo freddo, 1 bicchiere da vino al risveglio: vermifugo. Cura disintossicante e di bellezza.
2. Ritenzione d'urina: 1/2 bicchiere di succo + olio di mandorle dolci o olio d'oliva in parti uguali.
3. Decotto diuretico: una manciata di crescione, 3 cipolle, 2 rape per 1 l d'acqua; 3 bicchieri al giorno tra i pasti.

Uso esterno

1. Alopecia: frizioni con il succo (fortifica, arresta la caduta dei capelli).
2. Piaghe atone: applicazioni di foglie fresche tritate (cicatrizzante). Anche per ascessi, flemmoni, antraci.

3. Lentiggini: 3 parti di succo e 1 parte di miele. Agitare. Passare la lozione con un tampone d'ovatta mattina e sera. Lasciare seccare e lavare con acqua.

NOTA BENE

1. La ricca composizione del crescione rivela le sue diverse proprietà e indicazioni.
Sarà ugualmente facile constatare che questo alimento-medicamento possiede proprietà comuni ad altri vegetali grazie agli stessi costituenti. Così, la sua essenza solfoazotata, che condivide con altre crocifere – ravanello nero (p. 383), rafano (p. 378), cavolo (p. 191), gli conferisce un'azione analoga a livello del fegato, dell'intestino, dell'apparato polmonare, di tegumenti e fanere, delle articolazioni... (è nota da tempo l'azione dello zolfo assimilabile).
Per Rancoule, coltivando il crescione in acqua ricca di ferro e iodio si dovrebbe poter aumentare questi elementi nella sua costituzione e, in questo modo, anche la sua efficacia in certe sindromi. È quasi sicuro che questo accada, come nel caso di molti altri vegetali.
Si noterà, d'altra parte, che il crescione – in dosi eccessive – può essere difficilmente tollerato da lcuni stomaci e può causare pertanto fenomeni di cistite. In tal caso, ridurre le dosi.
2. Il crescione selvatico, infettato dalle deiezioni degli ovini, può trasmettere la fasciola epatica: diffidare del crescione di ruscelli che attraversano i pascoli.

Dattero

• ***Phoenix dactylifera, Palme***

Se ne conoscono più di 200 varietà.

PRINCIPALI COSTITUENTI NOTI

La tabella 15 a p. 243 riassume i contentuti (in %) dei princi-

TABELLA 15. Costituenti principali dei datteri

costituente	contenuto % nel dattero algerino	contenuto % nel dattero tunisino
Acqua	24,50	33
Materie azotate	1,96	20,6
Materie grasse	0,06	0,34
Materie zuccherine	51,30	55,35
Materie estrattive	20,86	7,43
Materie minerali	1,32	1,62

pali costituenti di due varietà di datteri[80].
Inoltre: cumarina; vitamine A, D, B_1, B_2, C; fosforo (50 mg/100 g), calcio (71 mg/100 g), ferro (3,6-5 mg/100), magnesio (63 mg/100 g).

Proprietà

– Molto nutriente ed energetico (in 100 g 350 cal o 1465 J).
– Tonico muscolare e nervino.
– Rimineralizzante.
– Previene l'invecchiamento e il cancro (?).

Indicazioni

– Crescita, convalescenza, gravidanza.
– Astenia fisica e intellettuale.
– Allenamento sportivo.
– Demineralizzazione.
– Tubercolosi.
– Anemie.
– Prevenzione del cancro (454 g di datteri = 300 mg di magnesio, per un fabbisogno giornaliero di 250 mg) (?).
– Invecchiamento.

80. A. Ballard.

MODO D'IMPIEGO

1. Frutto al naturale.
2. Polvere di nocciolo in *cachets* da 0,50 g: da 8 a 10 al giorno[81].

NOTA BENE

1. È uno dei "4 frutti espettoranti" insieme al fico (p. 250), l'uva secca (p. 409), e la giuggiola.
2. La polvere del dattero dà una farina usata dai nomadi. Il succo, o miele di dattero, sostituisce il burro e lo zucchero nelle preparazioni culinarie.
3. Il nocciolo, frantumato e rammollito nell'acqua bollente, serve come mangime per cavalli, cammelli, asini, capre.

Dente di leone, o soffione, o piscialletto, o pisciacane, o insalata delle talpe, o testa di monaco

• ***Taraxacum officinale*, Composite**

Si trova allo stato selvatico in tutta Europa, in India, in Cina, in America, nell'Africa del Nord, in Iran.

PARTI USATE

Radici, foglie.

PRINCIPALI COSTITUENTI NOTI

Clorofilla, tarassacina, inulina, acido idrossicinnamico, levulosio, mannitolo, colina, steroli, un olio essenziale, carotene, acido folico, acidi grassi, alcaloidi, un pigmento; vitamine A, B, C; calcio, potassio, ferro, magnesio, fosforo, silicio, sodio, zolfo, manganese; diastasi.

81. H. Leclerc, che consiglia la "polvere di endocarpo di *Phoenix dactylifera*".

PROPRIETÀ

Pianta biliare, amica del fegato, assicura[82] *«il lavaggio del filtro renale e l'asciugarsi della spugna epatica»*.

– Tonico amaro.
– Aperitivo.
– Drenante epato-biliare[83].
– Decongestionante.
– Depurativo sanguigno.
– Diuretico azoturico.
– Antiputrescibile.
– Antiscorbutico.
– Circolatorio.

INDICAZIONI

Uso interno

– Angiocolite cronica.
– Congestione del fegato, insufficienza epatica, ittero.
– Litiasi biliare e renale.
– Ipercolesterolemia.
– Ateromatosi.
– Dermatosi degli epatici, dermatosi squamose, eczema, acne, foruncolosi.
– Reumatismi, gotta, calcolosi.
– Azotemia.
– Oliguria, insufficienze renali.
– Stipsi, fermentazioni intestinali (enterocoliti).
– Disturbi circolatori (cianosi, varici).
– Emorroidi.
– Anemia, astenia.
– Scorbuto, piorrea.
– Obesità.
– Cellulite.
– Pletora.

82. Secondo J. Brel.

83. Rutheford e Vignal.

Uso esterno

– Albugine della cornea.
– Verruche.
– Lentiggini

Modo d'impiego

Uso interno

1. Infuso: un pugno (50 g) di radici e foglie tagliate per 1 l di acqua. Bollire 2 min, tenere in infusione 10 min; 3 tazze al giorno, prima dei pasti[84].
2. Succo di radice raccolta in autunno:

succo di radici fresche	100 g
alcol a 90°	18 g
glicerina	15 g
acqua	17 g

   1 o 2 cucchiai da minestra al giorno[85].
3. Estratto leggero: pillole da 0,20 g (2-6 al giorno, ai pasti).
4. Tintura: 15-20 gocce, 2-3 volte al giorno.

Uso esterno

1. Il succo (bianco come il latte) come collirio e contro le verruche.
2. Decotto di gambi, foglie e gemme, contro le albugini della cornea. Per schiarire gli occhi.
3. Acqua distillata, lavaggi contro le macchie del viso[86].

Nota bene

1. Non dimenticate di effettuare una cura di insalata ogni anno per tutta la stagione e soprattutto non gettate le gemme che, così come le bacche di ginepro, vanno unite ai crauti.
2. Il dente di leone è stata un tempo una pianta classifi-

84. J. Brel.

85. Brissemoret.

86. Tragus.

cata fra i diuretici "freddi", come la cicoria (p. 224), la pianta della fragola (p. 256), il nenufaro, l'acetosa (p. 138), in contrapposizione a quelli "caldi": appio, finocchio (p. 255), cipolla (p. 229), prezzemolo (p. 369).

Dolcetta

• ***Valerianella olitoria, Valerianacee***

PRINCIPALI COSTITUENTI NOTI

Clorofilla, mucillagine, sali minerali; vitamine A, B, C.

PROPRIETÀ

– Rivitalizzante.
– Emolliente.
– Lassativa.
– Pettorale.
– Diuretica.
– Depurativa.

INDICAZIONI

– Affezioni respiratorie.
– Affezioni intestinali, enteriti, stipsi.
– Artritismo, arteriosclerosi.
– Colibacillosi.
– Anemia.
– Litiasi urinaria.
– Pletora.

MODO D'IMPIEGO

1. In insalata.

Faggio

• ***Fagus silvatica, Fagacee***

PARTI USATE

Frutto (faggiola).

PRINCIPALI COSTITUENTI NOTI

La tabella 16 mostra (in %) i principali costituenti della mandorla di faggiola.

TABELLA 16. COSTITUENTI PRINCIPALI DELLA MANDORLA DI FAGGIOLA

costituente	contenuto %
ACQUA	4,74
PROTEINE GREZZE	14,34
MATERIE GRASSE	23,08
MATERIE ESTRATTIVE NON AZOTATE	32,27
FIBRE	21,99
CENERI	3,58

Essa fornisce un ottimo olio (contenente: oleina, un po' di stearina e palmitina) che può sostituire l'olio di oliva o di noce.
La buccia del seme contiene fagina, sostanza moderatamente tossica.
La faggiola è molto nutritiva. Si mangia arrostita, come le castagne (p. 188).

Fagiolino

• ***Phaseolus vulgaris, Leguminose (Papilionacee)***

PRINCIPALI COSTITUENTI NOTI

Vitamine A, B_9 (acido folico), C; inosite soprattutto nei "fili", sali minerali (fosforo, silicio, calcio), clorofilla, carboidrati, oligoelementi (nichel, rame, cobalto).

PROPRIETÀ

- Ricostituente, stimolante nervoso.
- Diuretico.
- Depurativo.
- Antinfettivo.
- Tonico epatico e del pancreas.

INDICAZIONI

– Convalescenze, crescita, superlavoro.
– Litiasi renale.
– Oligurie.
– Albinuria.
– Reumatismo, gotta.
– Diabete.
– Carenze.

MODO D'IMPIEGO

1. Succo dei baccelli verdi: 1/2 bicchiere al giorno.

NOTA BENE

1. A. Brissemoret studiò le proprietà tonicardiache dell'inosite contenuta nei "fili" del fagiolino.
   H. Leclerc prescrisse l'alcolaturo in dosi da 70 a 120 gocce al giorno, da prendersi in 4 volte, per intervallare cure digitaliche e di strofanto.
2. Qualche anno fa, un laboratorio molto noto ha commercializzato un prodotto estratto dal fagiolino che aveva il potere di opporsi alla diminuzione dei globuli bianchi che tanto spesso si riscontra nella pratica medica (soprattutto in seguito alla somministrazione di alcuni prodotti tossici).

Fagiolo

• ***Phaseolus vulgaris e Phaseolus coccineus, Leguminose (Papilionacee)***

PARTI USATE

Seme, baccello.

PRINCIPALI COSTITUENTI NOTI

Protidi; fosforo, potassio, ferro, calcio; vitamine B, C. Acido urico: 45 mg/100 g, cosa che non ne impedisce il consumo ai gottosi, se assunto in quantità ragionevoli.

Proprietà

– Nutriente.
– Energetico.
– Ricostituente.
– Riparatore del sistema nervoso.

Bisogna mangiarlo con la sua buccia (che contiene fermenti), sia novello, sia durante l'anno. È più digeribile se mescolato al fagiolino e condito con erbe aromatiche (prezzemolo, → p. 369; cerfoglio, → p. 220; aglio, → p. 140; timo, rosmarino, santoreggia, basilico, lauro, salvia).

• *In fitoterapia*, i baccelli s'impiegano contro:

– alcune albuminurie (verificato con le mie cure);
– diabete;
– insufficienza epatica.

Modo d'impiego

1. Una manciata o due di baccelli freschi per 1 l d'acqua. Bollire 2 min, lasciare macerare tutta la notte. A volontà. Oppure: una manciata di baccelli secchi da tenere a bagno 6 ore prima di preparare il decotto

Nota bene

1. Perle a base di polvere di baccelli di fagioli: dimagranti o un nuovo gadget? I pareri sono contrastanti.
2. I semi cotti e schiacciati possono essere usati contro scottature, erisipele, dermatosi squamose.
3. L'acqua di cottura dei fagioli sgranati è utile per lavare stoffe di cotone colorate o stampate senza alterare i colori.

Fico

• ***Ficus carica, Moracee***

È uno dei più antichi frutti conosciuti: se ne parla nella Bibbia e gli Egizi lo usavano in terapia. I principali produttori sono: l'Asia Minore (Smirne), l'Iraq, l'Africa del Nord, la Dalmazia, l'Italia, la Spagna, la Francia meridionale. Commercialmente, si distinguono i gialli o fichi *grassi*, i bianchi o *marsigliesi* e i violetti o medicinali. In Francia, ne esistono numerose specie: fico d'Argenteuil, di Marsiglia, fico pera (di Bordeaux), Bellonnes violetti, Coucourelles...

PRINCIPALI COSTITUENTI NOTI

La tabella 17 mostra i principali costituenti di 100 g di fichi freschi e di fichi secchi.

TABELLA 17. COSTITUENTI PRINCIPALI DEI 100 g DI FICHI

costituente	contenuto in g nel fico fresco	contenuto in g nel fico secco
ACQUA	79	4,21
PROTIDI	1	62
LIPIDI	0,1	
GLUCIDI	18	34
CELLULOSA	1	116
sali minerali, oligoelementi, vitamine, in mg		
ZOLFO	10	55
FOSFORO	30	17
CLORO	16	983
SODIO	5	72
POTASSIO	235	170
MAGNESIO	21	3
CALCIO	98	0,86
FERRO	1,5	0,35
ZINCO	0,25	0,35
RAME	0,06	
MANGANESE		0,16
VITAMINA C	5	0,12
VITAMINA B_1	0,06	
VITAMINA B_2	0,05	
VITAMINA PP	0,50	1,7
VITAMINA A	0,05	0,09
contenuto energetico	100 cal o 418,6 J	250 cal o 1046 J

Inoltre: bromo; lattice, contenente una lipodiastasi analoga al succo pancreatico, un'amilasi e una proteasi; acidi, un principio irritante allo stato verde.

PROPRIETÀ

– Molto nutriente e digeribile.
– Tonificante (raccomandato agli sportivi).
– Lassativo.
– Diuretico.
– Pettorale.
– Topico emolliente.

INDICAZIONI

Uso interno

– Raccomandato a bambini, adolescenti, convalescenti, vecchi, sportivi, donne incinte.
– Astenia fisica e nervosa.
– Irritazioni gastro-intestinali (gastriti, coliti).
– Stipsi.
– Stati febbrili acuti.
– Infiammazioni polmonari e urinarie.

Uso esterno

– Angine, infiammazioni della bocca (stomatiti, gengiviti).
– Ascessi, foruncoli, piaghe atone.

MODO D'IMPIEGO

Uso interno

• ***del frutto***

1. Decotto: 40-120 g di fichi ogni litro d'acqua, per bronchiti croniche, strascichi di raffreddori, laringiti, tracheiti.
Raccomandato come dieta idrica nei casi febbrili.

2. Marmellate, composte: eccellente per i dispeptici, gli stitici.

– *Rimedi contro la stipsi*:

a. Cuocere in una ciotola di latte 3-4 fichi freschi tagliati in 4 con una dozzina d'acini d'uva passa. Consumare il tutto al mattino a digiuno.

b. Tenere a bagno per tutta la notte, in un po' d'acqua, 6 fichi precedentemente lavati con acqua tiepida. Mangiarli la mattina dopo a digiuno.

– In succo o triturati per i lattanti.

– Bevanda casalinga (molto comune nelle campagne, una cinquantina d'anni fa): mettere 1 kg di fichi in un bariletto, aggiungere qualche seme di ginepro e 10 l d'acqua.

Lasciar macerare 1 settimana. Mettere in bottiglie a chiusura ermetica.

La bevanda è pronta in 5-6 giorni.

• ***dei rametti e delle foglie***

1. Decotto di rametti teneri: lassativo per bambini, e diuretico.

2. Infuso di foglie: 25-30 g ogni litro d'acqua; contro la tosse e i disturbi circolatori. Emmenagogo qualche giorno prima delle mestruazioni.

Uso esterno:

1. Il decotto qui sopra (**1**) serve anche per gargarismi (angine) e lavaggi della bocca (infiammazione delle gengive).

2. Cataplasmi maturativi: fichi cotti in acqua o latte, tagliati in 2 e applicati: foruncoli, ascessi, scottature, ascessi dentari.

3. Contro verruche e calli: tagliare rametti giovani e toccare verruche e calli, mattina e sera, con il lattice che ne fuoriesce.

Il succo delle foglie ha le stesse proprietà.

NOTA BENE

1. Fra gli antichi, il lattice del fico era usato per la preparazione dei formaggi.

Lo si adoperava anche per intenerire la came (come la

papaia d'Africa).

2. Con la mandorla (p. 300), l'uva passa (p. 409) e la nocciola (p. 325), il fico rientra nella categoria dei "4 questuanti".
3. Le foglie del fico puliscono perfettamente pentole e utensili diversi.

Fico d'India, o fico di Spagna

• ***Opuntia ficus indica, Cactacee***

Principale alimento estivo dei Nordafricani.

PRINCIPALI COSTITUENTI NOTI

Zucchero (mescolanza di glucosio e levulosio): 12,8 g/100 g, acidi malico e tartarico, mucillagine, pectina, tannino.

PROPRIETÀ

– Nutriente.
– Astringente.

INDICAZIONI

– Diarree, dissenterie.

MODO D'IMPIEGO

Uso interno

1. Il FRUTTO al naturale. Ma per evitare l'azione astringente dei semi, si raccomanda di consumare solo il SUCCO.

Uso esterno

1. Le FOGLIE del cactus (liberate dalle spine e triturate): topiche, in cataplasmi, contro fratture, algie reumatiche, ascessi, dissenterie.

NOTA BENE

1. Il fico d'India ingerito colora le urine di rosso.

Finocchio o anice dolce

- ***Foeniculum vulgare o Anethum graveolens, Ombrellifere***

PARTI USATE

Bulbo, foglie, semi e radici.

PRINCIPALI COSTITUENTI NOTI

Vitamine A, complesso B(B_8-B_9), C; calcio, fosforo, potassio, zolfo, ferro; essenza aromatica (anetolo, derivati terpenici…).

PROPRIETÀ

– Tonico.
– Antispasmodico.
– Diuretico.
– Aperitivo.
– Vermifugo.
– Emmenagogo.
– Galattogeno.

INDICAZIONI

– Astenia.
– Reumatismi.
– Emicranie.
– Vertigini.
– Tosse (asma, pertosse).
– Vomiti nervosi.
– Dolori gastrici, digestione lenta.
– Flatulenze, spasmi intestinali.
– Mestruazioni insufficienti e dolorose.

MODO D'IMPIEGO

1. Bulbo crudo, come antipasto, in primavera (finocchio dolce).
2. Crudo o cotto, durante l'estate, come i gambi del sedano (finocchio dolce).
3. Aggiungendo FOGLIE triturate gli alimenti pesanti – fa-

gioli (p. 249), fave – li si rende più digeribili;
– INFUSO di foglie (30 g/1 l d'acqua): 1 tazza dopo i pasti;
– infuso di SEMI (1 cucchiaino da caffè in 1 tazza, bollire per 30 secondi, tenere in infusione per 10 min): 1 tazza dopo i pasti (asma, pertosse, digestioni lente, spasmi intestinali);
– decotto di RADICI (30 g/l d'acqua): stesse dosi (mestruazioni dolorose).

NOTA BENE

1. Palpebre gonfie al risveglio: secondo un'antica ricetta, suffumigi con un decotto di semi di finocchio pestati.

Fragola

• ***Fragaria vesca, Rosacee***

PRINCIPALI COSTITUENTI NOTI

La tabella 18 mostra la quantità media (in g) dei principali costituenti in 1 kg di fragole.

TABELLA 18. COSTITUENTI PRINCIPALI DELLA FRAGOLA

costituente	contenuto in 1 kg
ACQUA	89,5
SALI SOLUBILI	1,146
CALCIO E FERRO	0,137
SOSTANZE PROTEICHE	0,8
ZUCCHERO	5,8
CELLULOSA E GRASSI	2,463
MATERIA OLEOSA	0,152
ACIDO SALICILICO	0,01

Sali minerali: ferro, sodio, fosforo, magnesio, potassio, zolfo, calcio, silice, iodio, bromo; le vitamine: B, C (60-80 mg/100 g),

E, K; lo zucchero della fragola è il levulosio, e quindi questo frutto è permesso ai diabetici.

PROPRIETÀ

Uso interno

- Nutriente.
- Tonico.
- Rimineralizzante.
- Rinfrescante.
- Diuretico.
- Antigottoso (eliminatore urico).
- Ipotensivo.
- Depurativo, disintossicante.
- Favorisce le difese naturali.
- Lassativo.
- Regolatore epatico, del sistema nervoso, delle ghiandole endocrine.
- Battericida.

Uso esterno

- Astringente, rivitalizzante.

NOTA BENE

1. La fragola può, per alcuni, essere indigesta. È sconsigliata in casi di dermatosi e può provocare orticaria.

INDICAZIONI

Uso interno

- Astenia.
- Demineralizzazione (tubercolosi)
- Artritismo, reumatismo, gotta[87].
- Litiasi urinaria.
- Aterosclerosi, pletora, ipertensione[88].

87. Linné.

88. Gley.

– Autointossicazone.
– Stipsi.
– Epatismo, litiasi biliare.
– Temperamenti biliosi e sanguigni.

Uso esterno

– Cure del viso.

MODO D'IMPIEGO

Uso interno

1. Le fragole devono essere mangiate a digiuno, come aperitivo. Durante la stagione, si consiglia di consumarne da 250 a 500 g al giorno (Fontenelle, che morì centenario, attribuiva la sua longevità al suo grande consumo di fragole).
2. Il SUCCO della fragola è battericida: con 1 parte di succo di fragola per 19 parti di brodo di coltura, il bacillo del tifo non si sviluppa. Il bacillo di Eberth versato nel succo di fragola diluito a $^1/_4$ sparisce in qualche ora.
   – Per sterilizzare le fragole è sufficiente lavarle e tenerle a bagno nel vino rosso per 1 ora. Il vino stesso potrà poi essere consumato senza pericolo[89].
3. Contro gli ossiuri: mangiare 500 g di fragole fresche il mattino a digiuno. Non mangiare altro fino a mezzogiorno.
4. Le FOGLIE e la RADICE della fragola sono ugualmente ricche di proprietà molto utili sotto forma di infusioni (astringenti, antireumatiche e gottose, indicate nei casi d'insufficienza epatica).

Uso esterno

1. Mantenimento della pelle del viso.
   – La sera prima di coricarsi, schiacciare qualche fragola e impiastricciarsene abbondantemente il viso. Lasciare seccare durante la notte e lavare, il mattino do-

89. Esperienze di E. Sacquépée.

po, con acqua di cerfoglio (→ p. 220). Riposa i tratti, combatte le rughe, schiarisce la carnagione.
– Spremere il succo di 5 grosse fragole attraverso un lino fino e mescolarlo a bianco d'uovo sbattuto a neve. Aggiungere 20 gocce d'acqua di rose e 10 gocce di tintura di benzoino. Agitare. Applicare sul viso con un pennello o un batuffolo d'ovatta. Tenere 1 ora e lavare con acqua e bicarbonato (15 g di bicarbonato di sodio per 1 l d'acqua).

NOTA BENE

1. ***Ricetta della marmellata dei quattro frutti***

Prendere 1 kg di fragole, 1 kg di ciliegie (p. 226), 1 kg di lamponi (p. 282), 1 kg di ribes (p. 386) e 5 kg di zucchero in polvere. Far bollire dolcemente 5-6 min; riempire dei recipienti e coprirli. Metterli in una stufa o in forno a calore moderato per 3-4 ore. Conservare in luogo asciutto.

Frumento, o grano

• ***Triticum vulgare, Graminacee***

PRINCIPALI COSTITUENTI NOTI

Numerosi sali minerali ed elementi catalitici: calcio, magnesio, sodio, potassio, cloro, zolfo, fluoro, silicio, zinco, manganese, cobalto, rame, iodio, arsenico; grasso fosforato, amido; vitamine: A, complesso B, E (germe), K, D, PP; fermenti, diastasi.

L'olio di germe di grano contiene vitamine A, D, E (molto ricco), K... da 85 a 90% di acidi grassi insaturi. Difficile da ottenere con spremitura a freddo, viene necessariamente lavorato. È usato in farmacologia.

PROPRIETÀ E INDICAZIONI

– È stato detto che il chicco del grano è un vero "uovo" vegetale. Esso contiene tutti gli elementi necessari al buon funzionamento del nostro organismo. Per numerosi secoli ha costituito la base dell'alimentazione nei nostri paesi. Ma era usato integralmente, o, tutt'al più, leggermente abburattato (85-90%). Il pane fatto con queste farine, con lievito naturale o con il lievito del fornaio (che non ha nulla di chimico) e cotto a legna è ancor oggi il migliore secondo numerosi studiosi e molti consumatori.

Il frumento germinato sarà sempre somministrato con vantaggio in tutte le forme di demineralizzazione, anemia, astenia fisica o intellettuale, crescita, rachitismo, tubercolosi, gravidanza, allattamento.

La germinazione, infatti, produce stupefacenti trasformazioni nel chicco, come mostra la tabella 19 che paragona i contenuti medi di 3 minerali di 100 g di grano, grano germogliato e pane bianco.

TABELLA 19. CONTENUTO DI MINERALI IN 100 g DI GRANO E DI PANE

costituente	contenuto (mg) nel grano intero	germogliato	nel pane bianco
FOSFORO	423	1050	86
MAGNESIO	133	342	0,5
CALCIO	45	71	14

La sua preparazione è facile: è sufficiente lavare il grano e metterlo in un recipiente pieno d'acqua tiepida. Lasciarlo 24 ore a bagno, quindi sciacquarlo e metterlo in un piatto fondo avendo cura che rimanga sempre umido. Lo si sciacquerà ogni giorno. Il frumento germinerà – appare un piccolo punto bianco – in 2 giorni (d'estate), o 4 giorni (d'inverno).

Il grano germinato non si conserva: occorre quindi prepararlo ogni giorno.

Da 1 a 3 cucchiaini da caffè al giorno, sgranocchiati o mescolati agli alimenti, è una quantità da non superare (per 15 o 20 giorni ogni 2-3 mesi). Eccezionalmente energetico, è sconsigliato ad alcuni ipertesi.

Per coloro che non hanno il tempo di preparare il frumento germinato, esistono diversi preparati in commercio, tra cui uno dei più famosi è la Germalyne, preparata dai frati dell'Abbazia di

N.D. de Sept-Fons[90]. Oltre che come pane al lievito naturale e come frumento germinato, il grano può essere consumato con vantaggio in forma di farinate e gallette. Diversi libri insegnano come si confezionano le "scaloppe" di frumento.

Il ritorno a una alimentazione più ricca di frumento ridurrebbe – secondo alcuni studiosi – il numero degli astenici, dei rachitici, dei colitici, degli aterosclerotici, dei depressi, che siano magri o pletorici, degli anemici, degli infetti cronici, degli stitici, degli impotenti. E così – l'eccezionale ricchezza dei suoi costituenti autorizza i ricercatori che si sono dedicati al problema della salute a crederlo – arrecherebbe un grave colpo allo sviluppo sempre più marcato del diabete, delle asme, delle nevrosi, delle nevriti, delle malattie cardio-vascolari, dei cancri.

Le polemiche degli autori sulle diverse varietà di pane, a seconda di ciò che legge confondono il consumatore che desidera tenersi informato.

a. *Il pane fa ingrassare?* 100 g di pane contengono – secondo le varietà – fra 1 e 1,2 g di grassi: giornalmente, ne abbiamo bisogno di 60 g. Gli stessi 100 g di pane contengono 50-53 g di glucidi, mentre la nostra razione giornaliera ne richiede 450 g.

b. *Pane integrale o pane bianco?* Il pane detto "integrale" a volte è preparato con farine bianche cui viene aggiunta la crusca. In questo caso, il prezzo della crusca diventa proibitivo. Inoltre i fornai o i panettieri industriali che si permettono questa libertà sono al limite della truffa: essi usano frumento di varia provenienza cosparso di pesticidi. Meglio allora consumare pane bianco che – grazie all'eliminazione della cuticola del grano – contiene meno sostanze tossiche.

Per essere sicuri di consumare pane "vecchio stile" non chimico, bisognerebbe fare uso di farine ricavate da grano coltivato senza pesticidi.

c. *Pane a lievito naturale o a lievito artificiale?* Si ritiene troppo spesso che lievito artificiale = prodotto chimico. Orbene, il lievito del panettiere è a base di funghi microscopici. Si tratta dun-

90. Moulin de régime de Sept-Fons; 03290 Dompierre-Sur-Besbre.

que di un prodotto naturale e nei villaggi, come anche in città, le massaie, per preparare i loro dolciumi, vanno sempre a cercare il lievito dai fornai. Il lievito "naturale" altro non è che pasta fermentata che presenta, talvolta, l'inconveniente di rendere acide alcune infornate di pane. Il sapore può più o meno piacere. In cambio, il pane al lievito naturale si conserva infinitamente più a lungo dell'altro.

d. *Pane bianco, prodotto "morto"?* Una definizione sciocante parzialmente vera… e quindi parzialmente falsa. Il pane bianco contiene, grosso modo, 3 volte meno vitamine e oligoelementi del *buon* pane integrale. Il magnesio è addirittura ridotto di 5-6 volte. Si ricorderà che un'alimentazione equilibrata, con ortaggi e frutta, compensa questa carenza… ma però non viene messa in pratica a causa delle mode attuali. Ecco perché un apporto supplementare di magnesio è attualmente – e da molto tempo – raccomandato.

Agli "Entretiens de Bichat" del 1974, numerosi conferenzieri hanno ricordato l'importanza della cellulosa nel trattamento delle stipsi che affliggono metà del mondo civilizzato. Una piccola razione quotidiana di pane scuro, che contiene crusca, sembra essere un mezzo facile e alla portata di tutti per favorire il transito intestinale.

Fissando i sali biliari in eccesso, la cellulosa evita anche la formazione di calcoli.

Per l'americano Dennis Burkitt, *«l'eliminazione delle fibre di cellulosa dall'alimentazione umana eleva il tasso di colesterolo del siero e favorisce soprattutto i problemi coronarici»*. Anche lui raccomanda l'uso di cereali non decorticati.

• ***Fare il proprio pane da sé***

Non è più difficile che preparare una torta. Ecco la ricetta che J. Massacrier descrive nel suo libro *Savoir revivre*[91].

91. Albin Michel.

Per prima cosa preparare il lievito[92].

– Mescolare un cucchiaino da caffè di miele, un cucchiaio da minestra d'olio, 2 pizzichi di sale, 2 tazze d'acqua. Aggiungere farina integrale fino a che la pasta non si attaccherà più alle dita. Farne un palla e lasciar riposare in una ciotola di terracotta coperta da un panno per 3 giorni, a una temperatura di 20 °C. In capo a 3 giorni la pasta si è gonfiata, è diventata molle e ha odore di vino.

Impastare nuovamente con 2 cucchiai da minestra di farina e lasciarla riposare ancora per 2 giorni. Dopo 2 giorni, il lievito è pronto per fare il pane.

– In previsione di una panificazione successiva, prenderne una quantità pari a quella di un uovo, aggiungere 1/2 tazza d'acqua e un po' di farina per ottenere una pasta molle.

Farne una palla da conservare per più di 5 giorni a 10 °C, e più di 3 giorni a 15 °C. Se volete conservarla più a lungo, ripetete la stessa operazione aggiungendo 1/2 tazza d'acqua e un po' di farina.

Poi il pane.

Per fare 3 pani da 500 g servono:

- 3/4 di litro d'acqua,
- 1,5 kg di farina integrale,
- 1 cucchiaio da minestra di sale,
- 2 cucchiai da minestra di miele,
- lievito.

– Mescolare il lievito, l'acqua, il miele, il sale e versare il composto nella farina che avrete precedentemente messo in un grande recipiente.

Mescolare per una decina di minuti, poi lasciar riposare il composto nel recipiente per tutta la notte in un luogo caldo (potete lasciarlo per qualche ora al Sole, coprendo il recipiente con una salvietta): la pasta deve triplicare di volume.

– In seguito, mescolare di nuovo per 5-10 min con un po' di fa-

92. In realtà, più che di lievito, come già si è letto al punto **c.**, s'intende la "pasta acida" che, unita a un'ulteriore parte di farina, ne permette la lievitazione. [N.D.R.]

rina, formare i pani, fare delle incisioni di 2 cm di profondità con una lama di rasoio e infornare in un forno caldo per 20-30 min.
Per dare un aspetto lucido alla crosta, spalmatela con un pennello intinto nel tuorlo d'uovo sbattuto.

NOTA BENE

1. Per quanto riguarda il pane nutritivo che contenga gli elementi utili, un certo numero di panettieri hanno ricominciato a produrne in varie regioni. A Parigi, Poilâne non ha mai smesso di farne da più di 50 anni, e ha conquistato una giusta fama.
2. Vedere, sotto avena (p. 169), la ricetta del brodo di cereali per lattanti.

• ***Digestioni difficili, coliti e estratto di crusca***

Le affezioni dell'apparato digerente (stomaco, intestino tenue, intestino crasso) forniscono ai medici una quantità notevole di pazienti. Il 70-80% dei nostri compatrioti soffre di acidità di stomaco, di meteorismo, di spasmi, di alternanza di diarrea e stipsi. Le cause possono essere molteplici: una parassitosi intestinale, un'insufficienza di succhi gastrici, alcune lesioni organiche più o meno gravi.
L'alimentazione svolge chiaramente un ruolo estremamente importante, e si capisce che gli eccessi, le diete squilibrate, possono determinare prima o poi dei problemi che possono cronicizzarsi, soprattutto, se a mo' di cura, si prescrivono solo moderne pillole, questi grandi fattori di morbosità.
Ma alcuni alimenti incomparabili per la salute (cetrioli, ravanelli, sardine, piatti cucinati – di qualità, s'intende) non sono più tollerati da molti consumatori. Ci si prospettano 2 possibilità: o non mangiare più niente – perché anche, e soprattutto, la semplice pasta in bianco non va giù, fenomeno ampiamente dimostrato – oppure ristabilire le funzioni digestive. Per far ciò, alcuni *estratti di crusca* hanno da tempo dimostrato la loro efficacia quasi immediata. Studi inglesi hanno provato il valore della crusca come *regolatrice* in caso di coliti.

Dal punto di vista gastrico, bisognava trovare l'estratto di crusca adatto sia per lo stomaco che per l'intestino. Ebbene, il prodotto esiste da circa 20 anni e tutti i medici che curano a modo nostro lo usano sistematicamente nel caso di quelle affezioni, spesso dolorose, che sono le insufficienze digestive e le coliti.
Si tratta di un estratto di crusca micronizzato (il Réaldyme), oggetto di numerosi esperimenti negli ospedali.
Questa polvere è mescolata agli alimenti ritenuti indigesti, o che "fanno male", in ragione di 1 g *a persona* e *a pasto*. Può anche essere incorporata a fine cottura.
La sua ricca composizione in diastasi, vitamine e numerosi altri costituenti, la rende il prototipo dell'alimento-medicamento, il complemento di un'alimentazione abituale privata dei suoi principi naturali vitali.
Ecco che cosa bisogna sapere; ma prima, rendiamo omaggio al panettiere tradizionale Pierre Poilâne (Parigi), che è stato l'ispiratore di lunghe ricerche e di esperimenti in ambito ospedaliero.
Da anni, effettivamente, uno specialista gastro-enterologo studia questo problema in collaborazione con alcuni colleghi. Egli è arrivato a dimostrare che la guaina del seme di frumento contiene sostanze capaci di attaccare gli alimenti al momento del loro arrivo nello stomaco e, grazie a ciò, di rendere la digestione agevole e rapida.
In un secondo tempo, è riuscito a estrarre questi elementi tramite un procedimento personale che ha fatto brevettare. Questi estratti sono venduti esclusivamente nei negozi di dietetica e nei settori specializzati delle farmacie. Si tratta di una specie di condimento cerealicolo che ha il vantaggio di non snaturare il sapore degli alimenti e di rendere leggero il più pesante dei pasti (osservando le proporzioni, ben inteso). Sono stati compiuti differenti esperimenti prolungati. Alcune persone non potevano sopportare le sardine, le patate fritte e i farinacei.
Una semplice spolverata con il condimento cerealicolo ha permesso loro di digerire questi alimenti. Altri, cui un sorso di vino bianco era sufficiente per provocare acidità, poterono tollerare certi vini bianchi (di qualità) e perfino dei "vinacci" senza il minimo inconveniente.

Come si sa, le cuticole di grano contengono elementi importanti dal punto di vista nutrizionale, che rimangono imprigionati nelle cellule fortemente cutinizzate.
Questi elementi sono di 2 tipi:

1. principi nutritivi diversi come proteine, vitamine, sali minerali ecc.;
2. fattori diastasici vari, tra cui gli enzimi stessi nonché i loro attivatori e catalizzatori.

Il procedimento usato per ottenere questo prodotto ha come scopo l'idrolisi enzimatica del legame proteo-peptidico che tiene affiancate le pareti cellulosiche delle cellule. Di fatto, ciò permette di liberarne il contenuto.
Da questo deriva che le possibilità d'impiego di questo procedimento coprono un così largo ventaglio che si può ricercare sia il valore nutritivo dell'estratto ottenuto sia le possibilità enzimatiche, sia entrambi.
Inoltre, altri impieghi interessanti possono essere presi in considerazione per il suo utilizzo sugli alimenti: pesce, carne, ortaggi, latticini ecc.
Questo insieme diastasico, inoltre, ha la caratteristica di essere attivo in ambiente acido, almeno per un gran numero di suoi componenti: proteasi, galattosidasi, glucosidasi ecc., da cui il vantaggio di provocare azioni enzimatiche al momento dell'arrivo degli alimenti nello stomaco.
Le proteasi della crusca non si accontentano di sommarsi agli effetti della pepsina, esse ne superano le possibilità spingendo l'idrolisi fino allo stadio di aminoacidi, che normalmente si realizza dopo la fase della digestione gastrica grazie alla tripsina pancreatica.
Per quanto riguarda i soggetti intolleranti alle farine normali, l'interesse del procedimento è stato dimostrato da una vasta sperimentazione clinica all'Hôtel de Dieu di Parigi, i cui sorprendenti risultati (93% di successo) sono stati illustrati dal professor Guy Albot.
La composizione di questa polvere:

– un gran numero di aminoacidi e in particolare lisina, metionina, triptofano ecc.,

– diversi oligoelementi,
– vitamine, soprattutto del gruppo B,
– un gran numero di diastasi,
– un fattore antitripsico che si oppone alla distruzione delle diastasi.

Azione:
– il prodotto dà l'avvio a una pre-digestione, e ciò lo rende molto utile in tutte le sindromi di *insufficienza digestiva* e nelle *coliti*.
Non esistono controindicazioni, né assuefazione.
I bambini possono usarlo con gran giovamento, così come gli adulti[93].

Funghi

Le specie conosciute sono 180.000. Al Salone dei Funghi, che si è tenuto nell'ottobre 1975 al Museo di Storia naturale di Parigi, sono state esposte 500 specie che vengono raccolte quotidianamente. I visitatori ne hanno potuto scoprire l'uso in farmacia o nell'alimentazione.

PRINCIPALI COSTITUENTI NOTI

Protidi (alcuni ne contengono più di 30 g/100 g, e la carne non ne contiene che 15-20 g: così, i funghi sono giustamente chiamati "carne vegetale"[94]).
Minerali: calcio, magnesio, sodio, silicio, cobalto, manganese.
A titolo esemplificativo, la tabella 20 a p. 268 riporta (in %) la composizione del fungo detto "di Parigi"[95].

93. Société Réaldyme, ZI la Haute Epine, 28700 Garancieres en Beauce, France. Product Doses-o-Son. Sul sito www.realdyme.com si trovano ulteriori informazioni (in francese) riguardo la creazione della ditta REALDYME SA e sui prodotti Doses-o-Son.

94. In realtà anche questa definizione non è molto corretta, visto che da tempo i funghi non fanno più parte del regno vegetale, ma costituiscono un regno a sé. [N.D.R.]

95. Secondo Mme Random.

TABELLA 20. Composizione del fungo di Parigi

costituente	contenuto in %
Acqua	88,5
Protidi	4
Lipidi	0,3
Glucidi	6
Cellulosa	0,8
sali minerali e oligoelementi	**contenuto in %**
Fosforo	0,130
Cloro	0,8
Sodio	0,20
Potassio	0,400
Magnesio	0,5
Calcio	0,25
Ferro	0,1
Zinco	0,50
Rame	0,64
Manganese	0,58
Iodio	0,018

PROPRIETÀ

- Stimolanti organici e cerebrali.
- Rimineralizzanti.

INDICAZIONI

- Anemia, stanchezza.
- Demineralizzazione.
- Regimi senza carne (uremici, ad esempio).

MODO D'IMPIEGO

1. Secondo le varietà: crudi, in insalata, cotti (senza eccesso di grassi).

NOTA BENE

1. Esistono numerose opere sui funghi (→ bibliografia). Quanto detto finora ha il solo scopo di attirare l'attenzione sul valore alimentare delle specie commestibili.
A titolo di curiosità, si ricorderà che in passato le proprietà medicinali di alcune varietà di funghi erano correntemente sfruttate.
– Così il fungo da esca (*Fomes fomentarius*) non serviva solo per fare stoppini per gli acciarini ma, applicato sulle piaghe, era un eccellente emostatico.
– Il prugnolo di primavera (*Tricholoma di San Giorgio*) è consigliato ai diabetici.
– Il falso prugnolo (*Marasmius oreades*), noto come gambe secche, originario del Canada, consumato crudo era ritenuto un fortificante.
Numerosi funghi erano noti per le loro virtù sudorifere, dimagranti e lassative.
– Altri come il poliporo officinale o fungo del lance (*Fomes officinalis*) combattevano i sudori notturni dei tubercolotici.
– Mangiando il peveraccio pepato (*Lactarius piperatus*), si arrestava lo scolo blenorragico.
Lunghi studi saranno necessari per isolare tutti i principi attivi dei funghi.
Ma chi ama i funghi dovrà conoscere anche tutte le specie velenose.

FUNGHI MORTALI E TOSSICI

Secondo Marcel Morlet, esperto micologo, ogni amante dei funghi desideroso di dedicarsi alla loro raccolta con l'idea di consumarli, deve assolutamente riuscire a identificare con certezza, *in tutti gli stadi della loro crescita*, almeno i 3 funghi mortali e i 6 più tossici. In tutto, NOVE funghi.
È poca cosa, ma evidentemente non viene tenuta in considerazione, perché ogni anno molte centinaia di persone muoiono o s'intossicano gravemente a causa dei funghi.

I tre funghi mortali:
- *Amanita phalloides* = amanita falloide,
- *Amanita virosa* = amanita velenosa,
- *Amanita verna* = amanita primaverile.

I sei fungi tossici: (gravemente tossici), ma che solo raramente hanno causato la morte:
- *Amanita muscaria* = ovolo malefico, ovolaccio,
- *Amanita pantherina* = tignosa bruna,
- *Lepiota helveola* = bubbola,
- *Inocybe patouillardi* = inocibe di Patouillard,
- *Entoloma lividium* = agarico livido,
- *Cortinarius orellanus* = cortinario montano.

I sintomi dell'intossicazione

1. Sindrome falloidinica. Si ha in seguito all'ingestione di una delle 3 amanite (falloide, velenosa o primaverile).
Inizio dei sintomi: da 10 a 12 ore dopo il consumo.
Sintomi: diarrea, vomito, sensazione di freddo, rapida perdita delle forze, vertigini, sudore diffuso, prostrazione con mantenimento di lucidità; quindi, dopo un miglioramento ingannatore, itterizia e morte.

2. Sindrome panterinica. Si ha in seguito all'ingestione di tignosa bruna o di ovolaccio.
Inizio dei sintomi: da 1 a 3 ore dopo il consumo.
Sintomi: disturbi gastro-intestinali, dolori, eccitazione, allucinazioni, pupille dilatate.
Trattamento: emetici, lavanda gastrica, carbone... ospedale.

3. Sindrome muscarinica. Si ha inseguito all'ingestione degli altri tipi di funghi.
Inizio dei sintomi: da 1 a 3 ore dopo il consumo.
Sintomi: ipersecrezioni (saliva, sudore, lacrime), tremito, singhiozzo, pupille ristrette.
Trattamento: atropina... ospedale.

Qui non studieremo i 3 funghi mortali: è una decisione intenzionale, perché l'appassionato di funghi deve disporre di un testo

specializzato dove poter trovare informazioni fin nei più minimi particolari (→ bibliografia).
Ecco invece qualche notizia relativa ai 6 funghi più velenosi.

• Agarico livido
• ***Rhodophyllus (entoloma) lividum***

È una specie tossica che provoca forti gastro-enteriti. Esperimenti sui topi hanno dimostrato che contiene una neurotossina, ma solo raramente le si è potuta attribuire la causa della morte di un uomo[96].

• Cortinario montano
• ***Cortinarius orellanus***

Questa specie rappresenta il caso assolutamente straordinario di una specie pericolosa quasi quanto l'*Amanita falloide*, e la cui tossicità è stata scoperta solo nel 1955.
Per questa ragione non è stata descritta né rappresentata in alcun libro di divugazione precedente e tutti i testi di micologia, senza eccezioni, dichiarano che al genere *Cortinarius* non appartiene alcuna specie velenosa.
Nel 1952, in Polonia, dove cresce una grande quantità di questo cortinario, 102 persone ne furono gravemente intossicate e 11 morirono[96].

• Inocibe di Patouillard
• ***Inocybe patouillardi***

Questa specie contiene una quantità relativamente elevata di muscarina e provoca pericolose intossicazioni muscariniche.
È responsabile di un gran numero di infortuni, in quanto è abbastanza voluminosa e di aspetto appetitoso[96].

96. Henri Romagnési, *Petit Atlas des champignons*.

• Lepiota bionda, lepiota bruna, lepiota rossastra

• ***Lepiota helveola***

È un fungo molto pericoloso, che scatena una sindrome simile a quella falloidinica. Inoltre, esistono numerose interpretazioni divergenti sul nome *Lepiota helveola* e si può dire che *tutte le piccole lepiote* rossicce (bruneoincarnata, subincarnata ecc.) *sono sempre tossiche*[97].

• Ovulo malefico o ovolaccio

• ***Amanita muscaria***

La cattiva fama dell'ovolo malefico si deve alle sue proprietà afrodisiache – in realtà consistono in un delirio allegro – e tossiche, secondo le regioni e le parti del fungo mangiate[98].
Questa amanita non è molto pericolosa e in certe regioni (Italia) viene mangiata quasi impunemente; si ritiene che la sostanza velenosa, la micoatropina, sia soprattutto concentrata nella cuticola del cappello[98].

• Tignosa bruna

• ***Amanita pantherina***

Come per l'*Amanita muscaria*, l'avvelenamento inizia bruscamente (1-3 ore di incubazione): problemi digestivi (bruciori di stomaco, vomito, diarrea), poi delirio (sorta di ebbrezza, risa, allucinazioni), accessi di collera, passo incerto, infine prostrazione momentanea[98].

Oltre a questi nove funghi mortali o assai tossici, ce ne sono altri che è bene conoscere a causa degli inconvenienti minori di cui possono essere responsabili.

---

97. Henri Romagnési, *Petit Atlas des champignons*.

98. Roger Heim, *Les champignons d'Europe*.

Essi sono troppo numerosi per enumerarli tutti, seppur in modo succinto.
Ecco qualche indicazione a proposito dei più diffusi.

• Russole

Quando si è in grado di riconoscere che un fungo è una russola, si è raggiunta una tappa micologica importante: la prima di una serie di salti a ostacoli di cui il terreno micologico è disseminato. L'identificazione di una russola, infatti, è spesso un problema delicato di perspicacia. Ognuno deve mettere al servizio dell'osservazione tutte le proprie qualità sensitive: vista, tatto, odorato e gusto. L'impiego dei reagenti chimici ha incoraggiato le speranze più temerarie.
Quanto al consumatore di funghi convinto, in grado di riconoscere che un fungo è una russola, che si accontenti di gustare e masticarne un piccolo frammento crudo. Acre? Da scartare. Dolce, poi nauseante? Ancora da scartare. Solo dolce? Nessuna esitazione: mangiarlo[99].
Un unico inconveniente: dopo aver gustato una specie acre, il senso del gusto perde la sua sensibilità di degustazione.

• Satanasso

• ***Boletus satanas***

È l'unico boleto veramente velenoso, ma provoca solo gastro-enteriti . Alcune persone abituate a mangiare molti funghi lo consumano senza particolari inconvenienti. Però, un pezzetto della sua carne costituisce un potente emetico[100].

Non vorrei finire questo capitolo senza rendere un omaggio particolare al dottor Pierre Bastien (di Remiremont) per il suo contributo speciale alla cura dell'intossicazione falloidinica. Gli atti

99. Roger Heim, *Les champignons d'Europe*.

100. Henri Romagnési, *Petit Atlas des champignons*.

di coraggio non sono tanto frequenti e così vanno segnalati alla riconoscenza pubblica.
La sua abilità clinica e le sue grandi capacità di osservazione gli hanno permesso di scoprire, nel 1957, una cura che ha guarito numerosi pazienti intossicati. Grazie a un antibiotico, ad alcuni antisettici intestinali e alla vitamina C per endovena, questo trattamento salva la vita a tutti i pazienti curati entro le 24 ore seguenti alla comparsa di primi sintomi.
Ben inteso, come sempre nel nostro caro paese in cui i princìpi di uguaglianza consistono soprattutto nel tagliare le teste che svettano o, in modo meno cruento, nel soffocare gli scopritori la cui intelligenza e accanimento feriscono la massa di fanatici, di imbecilli e di gelosi, la cura rivoluzionaria del professor Bastien fu ignorata dalla totalità del corpo insegnante come da tutti i ministri della (cattiva) Sanità pubblica, che hanno ben altro di cui occuparsi.
Così, con il solo scopo di far adottare la sua cura – senza la quale molti malati avrebbero continuato a morire – il dottor Bastien decise di avvelenarsi volontariamente e pubblicamente. Lo fece nel 1971, nel 1974, e ancora in seguito... ed è guarito.
Da allora, la sua cura è stata finalmente adottata ma, oltre al professor Larcan (di Nancy), solo i medici stranieri si sono pronunciati ufficialmente a suo favore. Quanto ai giornalisti, solo Philippe Bouvard ha dato al professor Bastien l'opportunità di esprimersi in trasmissioni radio-televisive. Siamo d'accordo, vi capisco: Viva la Francia!

Gelso

- ***Morus nigra, Moracee***

PRINCIPALI COSTITUENTI NOTI[101]
La tabella 21 a p. 275 riassume (in %) i principali costituenti del frutto del gelso (mora di gelso).

101. Van Hess.

TABELLA 21. COMPOSIZIONE DELLA MORA DI GELSO

costituente	contenuto in %
ACQUA	84,75
GLUCOSIO E ZUCCHERO INVERTITO	9,19
ACIDO LIBERO	1,86
MATERIE ALBUMINOIDI	0,39
MATERIE PECTICHE, GRASSE, SALI, GOMMA	20-30
CENERI	0,57
MATERIE INSOLUBILI	1,25

Inoltre tannino, cianino (materia colorante), acido succinico, vitamine A e C.

PROPRIETÀ

- Tonico.
- Rinfrescante.
- Depurativo.
- Lassativo (frutto maturo).
- Astringente (frutto acerbo).
- Antiscorbutico.

INDICAZIONI

Uso interno:

- Astenia.
- Diatesi emorragica.
- Stipsi, enterite.
- Affezioni polmonari.

Uso esterno:

- Angine, stomatiti, afte.

MODO D'IMPIEGO

1. Il FRUTTO ben maturo contro la stipsi.

2. Il SUCCO estratto dal frutto non ancora completamente maturo contiene 20-25 g/l di acido citrico. Si utilizza come sciroppo astringente, per gargarismi contro le angine, le stomatiti e le afte.

NOTA BENE

1. Le FOGLIE hanno proprietà antidiabetiche[102].
In infuso e come estratto fluido: 30-50 gocce prima dei pasti.

Girasole, o elianto, o eliotropo

• ***Heliantus annuus, Composite***

Era considerato un tempo dagli Indiani come pianta sacra.

• Olio di girasole

L'olio di prima torchiatura a freddo (il solo da usare) si estrae dai semi che ne danno circa il 20%.

PRINCIPALI COSTITUENTI

– Acidi grassi insaturi (più del 90%).
Monoinsaturi ($^1/_3$): acido oleico, cioè circa il 30%.
Polinsaturi ($^2/_3$): acido linoleico, cioè circa il 60%.
– Acidi grassi saturi (7-9%): acido palmitico (4%), stearico (3%), arachico (0,6%), lignocerico (0,40%), insaponificabili (1,2%).
– Vitamine, fosfatidi, gliceridi.

INDICAZIONI

– Per la sua abbondanza di acidi grassi polinsaturi viene particolarmente raccomandato nei casi di ipercolesterolemia e d'aterosclerosi. *DOSI MEDIE*: 2 cucchiai da minestra alzandosi al mattino e prima del pasto della sera.
– Quest'olio, sarà adottato con vantaggio nella cucina abituale e per condire le verdure crude.

102. Bart.

Goemone vescicoloso, o quercia marina, o lattuga di mare

• ***Fucus vesicilosus, Fucacee***

Quest'alga bruna, che aderisce alle rocce, è molto diffusa nella Manica e nell'Atlantico, dal Nord ai tropici.

PARTI USATE

Il tallo, seccato e polverizzato.

PRINCIPALI COSTITUENTI NOTI

Iodio (0,03 % nella polvere), un olio essenziale, una materia colorante, un alcol (mannitolo), mucillagini (algina), un principio amaro.

Vitamine: C, B_1, E, ergosterolo; numerosi sali minerali: potassio, sodio, magnesio, calcio, ferro, bromo, silicio.

PROPRIETÀ

– Aumenta i ricambi (rimedio analogo alla tiroidina, ma più inoffensivo[103]).

– Cura il gozzo.

– Dimagrante (assorbe il grasso[104]).

INDICAZIONI

– Obesità.
– Cellulite.
– Gozzo.
– Reumatismi.
– Gotta.
– Adenite, scrofolosi.
– Linfatismo.
– Asma.

103. Schultz.

104. Duchesne-Duparc.

MODO D'IMPIEGO

Uso interno:

1. DECOTTO: 1 cucchiaino da caffè per tazza. Bollire 5 min; 2-4 tazze al giorno, prima o tra i pasti (gusto sgradevole).
   Contro l'obesità aggiungere in ogni tazza 1 cucchiaino da caffè di frangola e un pizzico di anice verde.
2. Estratto idroalcolico in pillole da 0,05 g: 3-4 la mattina a digiuno.
3. Pillole contro l'obesità:
   estratto acqueo di fucus .... 0,10 g
   estratto acqueo di frangola .... 0,03 g
   solfato di potassio .... 0,05 g
   3 pillole al giorno.
   – Tintura madre: 20 gocce nel caffè al risveglio e dopo il pasto di mezzogiorno.

INCOMPATIBILI: farinacei, birra.

Uso esterno:

1. Impacchi di decotto: adeniti, ingorghi linfatici.
2. Cataplasmi di crusca e fucus sui cuscinetti di grasso, di cellulite o sul gozzo.
3. Bagni completi: disturbi circolatori, obesità, cellulite, artrosi, astenia, rachitismo, insufficienze ghiandolari.
   I bagni sono controindicati nei casi di malattie infettive acute, di infiammazioni acute, in alcune dermatosi (eczema umido), nella tubercolosi polmonare evolutiva, negli scompensi cardiaci, nell'ipertiroidismo e in alcune malattie mentali.
4. L'algina in polvere, applicata su piaghe e ferite ne favorisce la cicatrizzazione[105].

---

105. Smith.

Grano saraceno

- ***Polygonum fagopyrum e Polygonum tataricum, Poligonacee***

Nonostante ciò che potrebbe far pensare il nome comune, non è una pianta simile al grano: si tratta infatti di una dicotiledone (come il fagiolo) e non di una monocotiledone.

PRINCIPALI COSTITUENTI NOTI

Proteine (aminoacidi preziosi: istidina, arginina, lisina, cistina, triptofano), materie amilacee, grasse, vitamina P, rutina.
Sali minerali: calcio (in quantità maggiore che nel frumento), fosforo, magnesio...

PROPRIETÀ

– Energetico e nutritivo.
– Protettore vascolare (rutina).

INDICAZIONI

– Alimentazione generale.
– Fragilità vascolare.

MODO D'IMPIEGO

1. In gallette (le famose *crèpes* bretoni).
2. Cucinato come un legume (come le lenticchie).

Laminarie

- ***Laminaria clouston, Laminaria flexicaulis e Laminaria saccharina, Laminariacee***

Si tratta di alghe brune che aderiscono alle rocce. Abbondano sulle coste dell'Atlantico e della Manica; alcune raggiungono i 4 m di lunghezza (→ alghe p. 153).

PARTI USATE

Stipite e tallo disseccati e ridotti in polvere.

Principali costituenti noti

Iodio (0,25-0,30% del prodotto secco) e altri sali minerali: sodio, potassio, calcio, silicio, magnesio.

Oligoelementi in quantità; glucidi, mucillagini, alcol; vitamine A, B, C, D, E…

Proprietà

- Tonificanti.
- Stimolanti dei ricambi e delle ghiandole endocrine.
- Correttori del terreno.
- Rimineralizzanti.
- Combattono il gozzo.
- Antiscrofolose.
- Dimagranti (per gli obesi).
- Stimolanti circolatorie.
- Antilipemiche, antiaterosclerotiche.

Indicazioni

Uso interno:

- Astenia, superlavoro.
- Disturbi ghiandolari.
- Demineralizzazione, tubercolosi, rachitismo.
- Disturbi della crescita.
- Ipertiroidismo, mixedema.
- Gozzo.
- Obesità.
- Ipercolesterolemia.
- Aterosclerosi, coronariti, ipertensione.
- Linfatismo, adenitei, scrofolosi.
- Reumatismi cronici.
- Asma.
- Coliti.

Uso eterno:

- Stesse indicazioni e controindicazioni che hanno i bagni di goemone (→ p. 277).
- Postumi di contusioni e fratture.

MODO D'IMPIEGO

Uso interno:

1. DECOTTO di 1 parte di laminaria per 10 parti d'acqua.
   Lasciare macerare 4 ore.
   Far bollire e filtrare.
2. POLVERE: in compresse o cachets da 0,50-5 g al giorno, ai pasti come complemento alimentare o cura.

bambini 1-3 anni	0,50 g/giorno
bambini 3-7 anni	1-2 g/giorno
bambini 7-11 anni	2-3 g/giorno
adulti	3-5 g/giorno

Uso esterno:

1. Cataplasmi emollienti.
2. Bagni completi o locali.
   Nel 1964 ho raccomandato di associare ai bagni d'alghe un complesso di essenze aromatiche naturali e totali.
   Gli oli essenziali, veri ormoni vegetali, sono dotati di proprietà particolari che li rendono complementari delle alghe usate per via esterna.
   Inoltre, per il loro eccezionale potere di diffusione attraverso i tegumenti, essi svolgono un ruolo di sostegno e di vettore per le alghe, favorendo la penetrazione dei loro principi nel corpo[106].

NOTA BENE

1. Besterrnan e Evansjohn hanno notato proprietà mobilizzatrici dei lipidi nel solfato di laminarina, estratto da L. Cloustoni, nei malati colpiti da lesioni alle coronarie[107].

106. Bagni *Alg-essence*.

107. British Medical Journal, 1957.

Lampone

- ***Rubus idadus, Rosacee***

PRINCIPALI COSTITUENTI NOTI

La tabella 22 riassume (in %) i costituenti principali del frutto di lampone[108]. Inoltre gli acidi citrico, malico e salicilico; fragarina e vitamina C.

TABELLA 22. COSTITUENTI PRINCIPALI DEL LAMPONE

costituente	contenuto in %
ACQUA	84,50
MATERIE AZOTATE	1,07
MATERIE GRASSE	1,12
MATERIE ESTRATTIVE = ZUCCHERI	4,98
CELLULOSA	3,30
CENERI	0,34
DIVERSI	5,70

Poiché lo zucchero nel lampone è il levulosio, esso è consentito ai diabetici.

PROPRIETÀ

– Tonico.
– Stomachico.
– Aperitivo.
– Depurativo.
– Diuretico.
– Lassativo.
– Sudorifero.
– Rinfrescante.
– Antiscorbutico.

108. A. Balland.

INDICAZIONI

– Astenia.
– Imbarazzi gastro-intestinali, dispepsie.
– Dermatosi.
– Reumatismi, gotta.
– Stipsi.
– Insufficienza della traspirazione.
– Affezioni febbrili.
– Temperamenti biliosi.

MODO D'IMPIEGO

1. Il FRUTTO al naturale.
Poco nutritivo, è benefico a diabetici, azotemici, dispeptici, reumatici come la ciliegia (p. 226), il ribes (p. 386), il mirtillo (p. 315).

2. SUCCO di lampone + succo di ribes danno uno sciroppo che si può allungare con l'acqua, molto rinfrescante nelle piressie, nel morbillo, nella scarlattina, negli imbarazzi gastro-intestinali, nelle infiammazioni urinarie, nelle febbri biliose.

3. Le FOGLIE di lampone sono dotate di proprietà astringenti, diuretiche, emmenagoghe e lassative.
– In Gran Bretagna se ne fa un'infusione che viene somministrata al momento del parto.
Per alcuni studiosi, l'infuso di foglie sarebbe benefico per i prostatici.
– Per *uso esterno*, possono essere usate in caso di angine, di stomatiti e di alcune affezioni oculari.

DUE GRADEVOLI RICETTE

1. ***La macedonia di lamponi, fragole e ribes***

Zuccherata, innaffiata con spumante e messa in ghiaccio.

2. ***Ricetta di Huysmans***

Imburrare 2 fette sottili di pan pepato, spalmarvi sopra della gelatina di lampone e unirle dalla parte spalmata ("armoniosa alleanza della porpora e del saio").

Lattuga o erba dei saggi, o erba dei filosofi

• ***Lactuca sativa e Lactuca virosa, Composite***

Ne esisterebbero più di 100 varietà.
La *Lactuca sativa* è la varietà coltivata. La *Lactuca virosa* è la varietà selvatica, più attiva ma tossica a dosi elevate.

PARTI USATE

Gambo, foglie, semi.

PRINCIPALI COSTITUENTI NOTI

Lattucario, i cui effetti sono paragonabili a quelli dell'oppio, lattucerina, lattucina, acido lattucico, asparagina, iosciamina. Clorofilla; vitamine: A, B_9 (acido folico), C, D, E; ferro, calcio, fosforo, iodio, manganese, zinco, rame, sodio, cloro, potassio, cobalto, arsenico, fosfati, solfati, steroli, carotene.
In 100 g di lattuga fresca ci sono 2 UI di vitamina E e 17,7 mg di vitamina C. In 3 giorni, la quantità di vitamina C scende a 4 mg se non si ha la precauzione di tenere le radici nell'acqua.

PROPRIETÀ

– Rinfrescante.
– Depurativa.
– Aperitiva (prima dei pasti, stimola le ghiandole digestive).
– Rimineralizzante.
– Analgesica.
– Sedativa, anche, si dice, nella sfera sessuale ("la pianta degli eunuchi", per i Pitagorici).
– Ipnotica.
– Bechica.
– Ipoglicemica[109].
– Emolliente.
– Lassativa, antiputrescibile.
– Attivatrice del drenaggio epatico.

109. Laurin.

INDICAZIONI

- Eretismo nervoso, psicastenia.
- Palpitazioni, spasmi viscerali, gastralgie.
- Spermatorree, eccitazione sessuale.
- Priapismo della blenorragia [110].
- Insonnie.
- Demineralizzazione.
- Bronchite, pertosse, tossi nervose.
- Asma.
- Diabete.
- Pletora.
- Gotta, artrite, litiasi, nefrite.
- Mestruazioni dolorose.
- Ittero, congestione epatica.
- Stipsi.

MODO D'IMPIEGO

Uso interno:

1. SUCCO: lattucario grezzo 0,10-1 g al giorno in pillole.
2. ESTRATTO IDROALCOLICO di lattucario 0,05-0,30 g al giorno in pillole da 0,05 g.
3. ALCOLATURO: 60 gocce prima dei 3 pasti (diabete).
4. SCIROPPO di lattucario semplice di farmacopea: 20-100 g al giorno (0,01 g di lattucario per 20 g, cioè un cucchiaio da minestra).
5. ESTRATTO FLUIDO di lattuga: 2-3 cucchiaini da caffè, in pozione (dismenorree, calmante per le donne "imbarazzate da un'eccitazione sessuale involontaria e penosa" [111]).
6. DECOTTO di foglie: 75 g di lattuga per 1 l d'acqua. Fare cuocere a fuoco basso 30 min; 3 bicchieri al giorno tra i pasti.
7. *Pillole sedative* (spermatorree) :

110. Pouchet.

111. H. Vignes.

estratto di lattucario .... 0,5 g
luppolino .... 0,10 g

per 1 pillola. Da 2 a 6 prima di coricarsi.

8. SEMI: 4-5 g (calmante) e decotto: 1 cucchiaino da caffè ogni tazza, 2-3 tazze al giorno (asma, pleurite).

9. IDROLATO antispasmodico composto (insonnia nervosa).

idrolato di lattuga .... aa 20 g
idrolato di valeriana .... aa 20 g
idrolato di tiglio .... aa 20 g
idrolato di maggiorana .... aa 20 g

da 1 a 2 cucchiai da minestra, prima di coricarsi (soprattutto per bambini e vecchi).

Uso esterno:

1. Decotto di foglie: in lozione contro l'acne.

2. Foglie cotte con un po' d'olio d'oliva, in cataplasmi, contro: foruncoli, ascessi, scottature.

3. Semi: 1 cucchiaino da caffè per tazza, in decotto. In lozione o bagni per gli occhi contro l'oftalmia.

NOTA BENE

1. La lattuga "fiorita" (in semi) è al suo apice terapeutico. In insalata, il suo gusto è solo un po' più forte.

2. Le proprietà sedative della lattuga, compresa la sfera sessuale citata, non devono impedire alla donne innamorate di somministrarne ai loro partner, in quanto nell'insalata il lattucario, responsabile della sedazione, vede i suoi effetti compensati da numerosi costituenti energetici.

Inoltre, alcuni esperimenti di H. M. Evans (dell'Università di California) hanno dimostrato che la lattuga favoriva la riproduzione. Ratti di 20 giorni nutriti con un miscuglio sintetico, si sviluppano perfettamente e arrivano a una maturità sessuale in 80 giorni. Ma, una volta fecondati, gli embrioni non sopravvivono. Questi animali ritrovano la capacità di portare a termine la gestazione aggiungendo semplicemente un po' di lattuga nella loro razione alimentare.

3. Contrariamente all'oppio, il lattucario calma l'eretismo nervoso senza provocare eccitazione all'inizio della sua azione.
   Non produce stipsi né disappetenza, e non ha alcuna azione nociva sull'apparato circolatorio e quello digestivo.

Lenticchia

• ***Ervum lens, Leguminose***

PRINCIPALI COSTITUENTI NOTI

La tabella 23 elenca le proporzioni (in %) dei principali costituenti dei semi.

TABELLA 23. COSTITUENTI PRINCIPALI DELLA LENTICCHIA

costituente	contenuto in %
ACQUA	11,5
PROTIDI	23
CARBOIDRATI	59
LIPIDI	1
SALI MINERALI	2,5
CELLULOSA	1

Inoltre: amido, ferro, calcio, sodio e potassio (che favoriscono l'assimilazione dei grassi).Vitamine B_9 (acido folico) e C. Manganese. La lenticchia contiene 162 mg di purine per 100 grammi. Per questo, gli iperuricemici (eccesso di acido urico nel sangue) potrebbero temerla, però non è mai stato dimostrato che facesse loro male.

PROPRIETÀ

– Molto nutritiva e fra le più digeribili.
– Galattogena.

Modo d'impiego

1. Il seme della lenticchia è un alimento completo, un vero piatto forte per chi svolge un lavoro pesante (per esempio, in insalata con olio d'oliva e aceto di vino o limone).
   La farina è consigliata agli intellettuali e ai dispeptici. Meglio consumarne con moderazione e con qualche aroma (→ fagiolo, p. 249) per la sua alta concentrazione di princìpi nutritivi.

Uso esterno:

1. Cotta in acqua e schiacciata: in cataplasmi sugli ascessi.

Lievito di birra

• ***Saccharomyces cerevisiae, Saccaromicetacee***

È un fungo microscopico il cui tallo è costituito da cellule ovoidi di 8-10 μm (millesimi di millimetro), isolate o disposte a corona.
Si distinguono in lieviti "alti", o anche lieviti di panificazione, la cui massima attività si sviluppa tra i 15 e i 20 °C, e lieviti "bassi", con un massimo di attività tra i 5 e i 6 °C, che sono usati nella fabbricazione delle birre leggere. Solo questi ultimi vengono impiegati anche in terapia.
Allo stato fresco, il lievito è una pasta gialla chiara, di limitata conservazione. Allo stato secco è una polvere grigiastra che si può conservare anche 1 anno in flaconi ben tappati, al fresco, e al buio.

Principali costituenti noti

È un prodotto di considerevole ricchezza: 100 g di lievito danno circa 12 g di ceneri, i cui elementi principali sono fosforo, potassio e magnesio. Inoltre, zuccheri, lipidi (5-20%), protidi molto ricchi di aminoacidi indispensabili, diastasi. Vitamine, di cui il lievito di birra è la fonte migliore: complesso B (acido folico), E, H, BX, X, provitamina D e alcuni fattori antianemici.

PROPRIETÀ

– Ricostituente generale.
– Favorisce l'assimilazione alimentare.
– Equilibrante e protettore del sistema nervoso.
– Stimolante delle ghiandole endocrine.
– Antianemico.
– Antitossico.
– Antiaterosclerotico.
– Stomachico.

INDICAZIONI

– Demineralizzazione, crescita, rachitismo.
– Avitaminosi.
– Astenia, nervosismo.
– Intossicazione alimentare.
– Infezioni intestinali.
– Aterosclerosi.
– Diabete.
– Foruncolosi, dermatosi.
– Nevriti.

MODO D'IMPIEGO

Uso interno:

1. 2-3 cucchiai da minestra di lievito fresco al giorno o 4-10 g in cachets, compresse o fiale.

Uso esterno:

1. Sotto forma di clisteri nelle gastroenteriti acute infantili e nelle enteriti muco-membranose.

INCOMPATIBILITÀ

– Antisettici chimici.
– Calore superiore a 45 °C.
– Luce.

NOTA BENE

1. Sembra che il lievito di birra non debba essere sommi-

nistrato troppo a lungo e senza interruzione: i topi nutriti con un'alimentazione costantemente arricchita di lievito di birra sono divenuti sterili[112].

2. Dopo la fine della seconda guerra mondiale, soprattutto in India e in Algeria furono effettuati alcuni tentativi di apporto proteico mediante lieviti lattici secchi. Si è notato che i bambini che maggiormente avevano bisogno di questo supplemento nutritivo erano quelli in età prescolare, e che numerosi altri erano stati salvati grazie a un apporto protidico precoce.

   L'educazione, che è un fattore essenziale per lo sviluppo, è condizionata anche dalla nutrizione. Dal momento del concepimento fino al 3° anno di vita, la malnutrizione può compromettere in modo irreversibile lo sviluppo del cervello.

Limone

• ***Citrus limonia, Rutacee***

Sembra sia originario dell'India. Cresce nel Mezzogiorno d'Europa, soprattutto in Spagna, in Portogallo e in Sud Italia.

Parti usate

Si usano il FRUTTO in diversi modi di preparazione oppure l'ESSENZA ottenuta per spremitura della parte esterna del pericarpo fresco del limone (il limone racchiude numerose e grosse sacche di essenza nel parenchima subepidermico). I frutti acerbi forniscono più essenza di quelli maturi. Occorrono circa 3.000 limoni per ottenere 1 kg di essenza.

La polpa del frutto serve per preparare l'acido citrico.

Principali costituenti noti

– Il 30% di succo contenente il 6-8% di acido citrico, malico, ci-

112. Osborne e Mendel.

trati di calcio, potassio...

– Glucidi: glucosio, fruttosio direttamente assimilabili, saccarosio.

– Sali minerali e oligominerali: calcio, ferro, silice, fosforo, manganese, rame.

– Gomme, mucillagine, albumi.

– Vitamine: soprattutto B (B_1, B_2, B_3) nonché A, C, PP.

Le vitamine B_1, B_2, B_3 svolgono un ruolo importante nella nutrizione e nell'equilibrio nervoso. Il carotene (provitamina A) si trova soprattutto nella scorza, la vitamina A nella polpa fresca e nel succo. Hanno una grande importanza nei fenomeni di crescita e nel mantenimento della giovinezza dei tessuti.

La vitamina C (40-50 mg/100 g di frutto) svolge un ruolo primario nei fenomeni di ossido-riduzione. Essa influisce sulle ghiandole endocrine.

La vitamina PP è un fattore di protezione vascolare.

– L'essenza contiene circa il 95% di terpeni (pinene, limonene, fellandrene, canfene, sesquiterpeni), linalolo, acetati di linalile e di geranile, citrale e citronella (6-8%), aldeidi, canfora di limone...

PROPRIETÀ

– Sono molto numerose. In Spagna e in altri paesi, il limone viene usato sistematicamente e con autentici successi in un gran numero di affezioni.

Uso interno

– Battericida, antisettico.

– Attivatore dei globuli bianchi nelle difese organiche.

– Rinfrescante.

– Febbrifugo.

– Tonico del sistema nervoso e del simpatico.

– Cardiotonico.

– Alcalinizzante[113].

113. Rancoule.

– Diuretico.
– Antireumatico, antigottoso [114], antiartritico.
– Calmante, antiacido gastrico.
– Antisclerotico (prevenzione dell'invecchiamento).
– Antiscorbutico.
– Tonico venoso.
– Abbassa l'iperviscosità sanguigna (fluidificante sanguigno).
– Ipotensore per il ristabilimento dell'equilibrio biologico.
– Depurativo.
– Rimineralizzante.
– Antianemico (ematopoietico).
– Favorisce le secrezioni gastro-epatiche e pancreatiche.
– Emostatico.
– Carminativo.
– Vermifugo.
– Antivelenoso.
– Antipruriginoso.
– La SCORZA è tonica e carminativa.
– I SEMI sono antielmintici, febbrifughi.

Uso esterno
– Antisettico, antitossico.
– Cicatrizzante.
– Antipruriginoso.
– Antivelenoso (punture di insetti).
– Citofilattico (cura della pelle).
– Tiene lontane le tarme e le formiche.

INDICAZIONI

Uso interno
– Infezioni diverse (polmonari, intestinali…).
– Malattie infettive (stimola la "leucocitosi curativa").
– Paludismo, stati febbrili [115].

114. Labbé.

115. Cazin.

– Prevenzione delle epidemie.
– Astenia, inappetenza.
– Asciti[116].
– Reumatismi, artriti, gotta.
– Litiasi urinaria e biliare.
– Iperacidità gastrica, ulcere di stomaco.
– Dispepsie (digestioni difficoltose), aerofagia.
– Scorbuto.
– Aterosclerosi.
– Varici, flebiti, fragilità capillare.
– Pletora, iperviscosità sanguigna (una cura di limone "rimpiazza il salasso").
– Obesità.
– Ipertensione.
– Tubercolosi polmonare e ossea (morbo di Pott).
– Demineralizzazione, crescita, convalescenza.
– Anemia.
– Ittero, vomito[117].
– Insufficienza epatica e pancreatica.
– Congestione epatica.
– Emofilia.
– Emorragie (gastrica, intestinale; epistassi, ematurie).
– Dissenteria, diarree, tifo.
– Parassiti intestinali (ossiuri).
– Inoltre: asma, bronchite, influenza, blenorragia, sifilide, senescenza, cefalee.

Uso esterno
– Raffreddori di testa, sinusiti, angine, otiti.
– Emorragie nasali.
– Stomatiti, glossiti, afte[118].

116. L. Binet e Tanret.

117. Avicenna.

118. Leven.

– Sifilide orale[119].
– Blefariti.
– Eruzioni, foruncoli, pitiriasi.
– Emicranie.
– Verruche.
– Herpes[120].
– Geloni.
– Piaghe infette, putride.
– Punture di insetti.
– Tigna, scabbia.
– Cure della pelle e di bellezza.
– Seborrea del viso, lentiggini.
– Prevenzione delle rughe, cura delle mani.
– Unghie fragili.
– Piedi sensibili.
– Per tenere lontane le tarme e le formiche.

MODO D'IMPIEGO

Uso interno

1. Limonata (limone fresco a fettine nell'acqua – o il succo di un limone in 1/2 bicchiere d'acqua zuccherata): è la bevanda d'elezione per i febbricitanti, per chi vomita, per gli emorragici.

2. Succo di limone: fare cure progressive da 1/2 a 10-12 limoni al giorno; diminuire progressivamente, per 4-5 settimane e proseguire con 1-2 limoni al giorno (usare frutti molto maturi).

3. Vermifugo: tritare la scorza, la polpa e i semi del limone. Lasciar macerare per 2 ore nell'acqua cui si è aggiunto un po' di miele. Passare premendo. Bere prima di andare a letto.
– Il DECOTTO di tutto il frutto è altrettanto indicato contro i vermi intestinali.

119. Caussade e Goubeau.

120. Berlureaux.

– Contro gli ossiuri: semi triturati con miele, ogni mattina, a digiuno.

4. Contro la congestione epatica: la sera, versare acqua bollente su 3 limoni tagliati, e bere l'indomani, a digiuno.

5. Contro l'obesità: la sera, versare 1 tazza d'acqua bollente su 2 capolini di camomilla e 1 limone tagliato a fettine. Lasciar macerare la notte. Passare, il mattino successivo, e bere a digiuno.

6. L'INFUSO è anche indicato contro l'aerofagia

7. L'ESSENZA: da 5 a 10 gocce nel miele o in pozione.

Uso esterno

1. Contro raffreddori di testa e sinusiti: qualche goccia di succo nelle narici più volte al giorno.

2. Contro le emorragie nasali: tampone di cotone imbevuto di succo di limone.

3. Contro afte e stomatiti: limone + miele + acqua: sciacqui prolungati.

4. Contro le angine: gargarismi con succo di limone in un bicchiere di acqua tiepida.

5. Negli occhi dei neonati e contro le blefariti: 1-2 gocce di succo di limone.

6. Sulla fronte di chi soffre di mal di testa: impacchi di succo di limone o fette di limone sulle tempie.

7. Su ferite e piaghe infette (antisettico, emostatico): succo di limone puro o diluito.

8. Contro i geloni: frizioni al succo di limone (anche preventivo).

9. Contro le otiti: succo di limone nelle orecchie.

10. Contro le verruche: spennellature 2 volte al giorno con aceto forte in cui si è fatta macerare per 8 giorni la scorza di 2 limoni.

11. Contro le unghie fragili: mattina e sera, per 1 settimana, applicazione di succo di limone.

12. Sulle pelli grasse: lozione per il viso mattino e sera con cotone imbevuto di succo di limone (lasciar asciugare 20 min prima di applicare crema o cipria).

13. Contro le lentiggini: succo di limone leggermente salato in lozioni per il viso.

14. Per evitare le rughe: lozioni per il viso, 2 volte alla settimana con succo di limone (schiarisce anche il colore).

15. Per mantenere la morbidezza delle mani: spalmare con una mistura di parti uguali di succo di limone, glicerina, acqua di Colonia.

16. Per mantenere i denti bianchi: spazzolare settimanalmente con succo di limone.

17. Piedi sensibili: pediluvi con tiglio seguiti da frizioni con succo di limone.

18. Sulle punture di insetti: frizionare con una fetta di limone. Contro i morsi di serpenti: cura di integrazione.

19. La parte interna della scorza, frizionata sulle gengive, le tonifica; sul viso e sulle mani costituisce un trattamento di mantenimento dei tegumenti.

NOTA BENE

1. Gli studi di Morel e Rochaix sull'azione battericida dell'essenza di limone hanno dimostrato che:

   a. i vapori di essenza di limone neutralizzano il meningococco in 15 min, il bacillo di Eberth (tifo) in meno di 1 ora, lo pneumococco in 1-3 ore, lo stafilococco aureo in 2 ore, lo streptococco emolitico in 3-12 ore;

   b. l'essenza neutralizza il bacillo di Eberth e lo stafilococco in 5 min, il bacillo di Loeffler (difterite) in 20 min; nella dose dello 0,2% sterilizza il bacillo della tubercolosi.

   Secondo Charles Richet, qualche goccia di limone nelle ostriche le libera, in 15 min, del 92% dei loro batteri.

2. Il succo di limone verrà largamente impiegato per la disinfezione di un'acqua da tavola sospetta (il succo di 1 limone per 1 l) e delle carni e dei pesci di dubbia freschezza.

3. Per preparare il latte cagliato col succo di limone, si procederà versando il succo di 1 limone, goccia a goccia, in $^{1}/_{2}$ litro di latte, mescolando con un cucchiaio. Il risultato è raggiunto quando il latte assume un aspetto granuloso. Il prodotto ottenuto è molto ricco di vitamine.

4. Preparazione della limonata: in un recipiente che contiene 5 l d'acqua, mettere 1 limone tagliato a rondelle con la scorza. Mescolare 2 volte al giorno. Passare dopo 8 giorni e mettere in bottiglia. Tappare, chiudere con uno spago e adagiare le bottiglie.

5. L'infuso preparato con la scorza di 2-3 limoni per 1 l d'acqua costituisce un'eccellente bevanda curativa (aggiungervi qualche goccia di succo fresco).

6. Limonata purgante:

carbonato di magnesio	11 g
acido citrico	18 g
acqua	300 g

aromatizzare con tintura di limone.

7. Il limone entra nella composizione dell'alcolato di melissa composto.

8. Sull'acidità del limone: sembra stupefacente leggere che il limone è un alcalinizzante e un antiacido gastrico. Gli studi di Rancoule, Labbé... hanno affrontato l'argomento. Il sapore acido non implica, infatti, che il limone sia acido per l'organismo, poiché il gusto è dovuto ad acidi organici che non rimangono allo stato di acidi nelle cellule.

Esperimenti hanno dimostrato che l'uso prolungato del limone comporta, nell'organismo, la produzione di carbonato di potassio che permette di neutralizzare l'eccesso di acidità dell'ambiente umorale. Analogamente si neutralizza l'iperacidità gastrica con succo di limone allungato con acqua (il limone è classificato inoltre tra gli alimenti basici).

L'acido citrico naturale viene ossidato durante la digestione. I sali che restano producono carbonati e bicarbonati di calcio, di potassio... che mantengono l'alcalinità del sangue. Così, una sostanza può dare all'esterno una reazione acida e, nell'organismo, essere generatrice di alcalinità.

9. I limoni danno molto più succo se prima li si mette a bagno per 5 min nell'acqua calda.

QUALCHE TRUCCO DA IMPARARE

1. Per pulire il rame annerito, strofinarlo con 1/2 limone di cui si è ricoperta la sezione di sale grosso.

2. Per pulire oggetti in argento, strofinarli con uno spicchio di limone, lavare con acqua calda e asciugare con pelle di daino.

3. Per pulire un caminetto di marmo bianco: strofinarlo con 1/2 limone insistendo sulle macchie. Strofinare poi con un panno fine leggermente oleato.

4. Per togliere le macchie di ruggine dai capi bianchi: mettere una fettina di limone tra 2 strati di tessuto. Appoggiarla sulla macchia e passarvi sopra un ferro da stiro molto caldo. Ripetere se necessario.

5. Per pulire un lavandino macchiato: strofinare con un composto di 1/2 tazza di succo di limone + 1 grossa presa di sale.

6. Le macchie di ortaggi, di frutta o d'inchiostro sulle dita si tolgono col succo di limone.

7. Per allontanare le tarme, appendere nell'armadio qualche sacchetto contenente scorze di limone seccate.

8. Per allontanare le formiche, mettere sul posto un limone marcio.

Mais o granturco

• ***Zea mays, Graminacee***

Il suo nome deriva da Zea Francisco Antonio, botanico d'origine basca nato a Medellín, in Colombia, nel 1766 (morto nel 1822). Tra i diversi incarichi che ricoprì, fu direttore del Giardino bota-

nico di Madrid e titolare della cattedra di Botanica nel 1805. Nell'ambito della carriera politica, fu vice-presidente della Grande Colombia, il secondo di Bolivar.
Originario dell'America centrale, il mais è anche chiamato granturco. Coltivato in tutto il mondo, è consumato abbondantemente nei paesi meridionali.

PRINCIPALI COSTITUENTI

– Contiene materie azotate, grassi, carboidrati, sali minerali, calcio, fosforo, ferro; vitamine B, E.

PROPRIETÀ

– Molto nutritivo, energetico, ricostituente.

INDICAZIONI

– Moderatore della tiroide.

MODO D'IMPIEGO

1. DECOTTO di grani: 50 g/l d'acqua (bollire 1 ora) è molto nutriente.
2. La FARINA di mais si usava un tempo, nella France-Comte, per preparare una sorta di biscotti chiamati "gaudes". Nel Nord Italia è molto usata in cucina (polenta).

NOTA BENE

1. La brattea che ricopre le pannocchie è usata per fare pagl釆ericci.

• L'olio di mais

È un olio di germe che si ottiene per semplice torchiatura: il rendimento è del 15-40%.

PRINCIPALI COSTITUENTI

– Acidi grassi insaturi (85-90%).
Monoinsaturi: soprattutto oleico.

Polinsaturi: acido linoleico (circa il 50%).
- Acidi grassi saturi (10-12%), soprattutto palmitico e stearico, con tracce d'acido arachidico e miriotico.
- Vitamina E.

Ricco di acidi polinsaturi, l'olio di mais combatte l'eccesso di colesterolo nel sangue.

MODO D'IMPIEGO

1. Dose media: 2 cucchiai da minestra al risveglio e prima del pasto della sera, per qualche settimana o qualche mese.

Mandarino

• ***Citrus nobilis, Rutacee***

Paragonabile all'arancio, è meno ricco di sali minerali.
Sedativo del sistema nervoso grazie al suo bromo.

Mandorlo

• ***Prunus amygdalus o Amygdalus communis, var. dulcis***, la sola commestibile, ***Rosacee***

Di questo albero del Nord Africa e della Provenza, si usa il frutto (mandorla).

PRINCIPALI COSTITUENTI NOTI

La tabella 24 a p. 301 riassume i rapporti (in %) dei principali costituenti della mandorla fresca e di quella secca.
Inoltre: olio: 55-75% di oleina; un fermento (emulsina), peptone; sali minerali: calcio, fosforo, potassio, zolfo, magnesio.
Vitamine: A (5,8 UI/g) e B (0,6 UI/g). La tabella 25 a p. 301 permette di fare un confronto fra i contenuti vitaminici della mandrola, della noce, della nocciola e dell'arachide.
Il valore calorico di 100 g di mandorle secche è di 606 cal o 2536 J.

TABELLA 24. COSTITUENTI PRINCIPALI DELLA MANDORLA

costituente	contenuto in % della mandorla fresca	contenuto in % della mandorla secca
ACQUA	88	4,40
MATERIE AZOTATE	5,67	18,10
MATERIE GRASSE	2,19	54,20
MATERIE ESTRATTIVE		
ZUCCHERI	0,42	
ALTRI	2,79	18
CELLULOSA	0,39	2,80
CENERI	0,96	2,50

TABELLA 25. CONTENUTO DI VITAMINE IN ALCUNI SEMI

vitamina	contenuto (UI) nella mandorla	noce	nocciola	arachide
A	5,8	1,2	4,4	3,6
B	0,6	1,4	1,4	1,0

PROPRIETÀ

– Molto nutritiva, alimento equilibrato.

– Energetica soprattutto nervina (secca, potrebbe, per alcuni, sostituire la carne).

– Riequilibrante nervosa.

– Rimineralizzante.

– Antisettica intestinale.

– Più digeribile se leggermente tostata.

INDICAZIONI

Uso interno

– Gravidanza e allattamento.

– Astenie fisiche e intellettuali.

– Pratica degli sport.

– Affezioni nervose,

– Infiammazioni e spasmi della gola, delle vie polmonari, geni-

to-urinarie e gastro-intestinali.
– Tendenza alle infezioni.
– Litiasi urinaria.
– Demineralizzazione (tubercolosi).
– Convalescenze, crescita.
– Stipsi e putrefazione intestinale.
– Può essere consumata dai diabetici.

Uso esterno
– Dermatosi, scottature, screpolature.
– Pelli secche.
– Otalgie.

MODO D'IMPIEGO
Uso interno

• ***della mandorla***

1. Mangiarne con moderazione per il suo alto potere nutritivo: 6-15 al giorno secondo i soggetti.

• ***del latte di mandorle***

1. Contro gli spasmi e l'infiammazione dello stomaco, dell'intestino, delle vie urinarie.
2. Le palpitazioni.
3. Le tossi spasmodiche.
4. Raccomandata a convalescenti e bambini.
5. Può, per alcuni, sostituire il latte materno: 50 g di mandorle, 50 g di miele ogni litro d'acqua.
   Per prepararlo, immergere per qualche minuto le mandorle nell'acqua tiepida. Spellarle, pestarle con un po' d'acqua fredda fino a ottenere una pasta. Stemperare, quindi, la pasta nel resto di acqua. Sciogliere il miele. Passare attraverso una garza sottile.
   È più semplice procurarselo dalle case specializzate.

• ***dell'olio di mandorle dolci***

1. Purgativo blando: 60 g per l'adulto (30 g come lassativo il mattino a digiuno), 10-15 g per il bambino.

2. Lassativo per bambini (o persone delicate): prendere in parti uguali olio di mandorle dolci, sciroppo di cicoria composta o sciroppo di fiori di pesco.
Un cucchiaino da caffè (o, per gli adulti, da minestra).

3. Indicato contro l'ingorgo dei bronchi e le tossi spasmodiche.

4. Favorisce l'eliminazione dei calcoli urinari (in un antico trattamento che comprende anche olio di noce e infuso di paglia d'avena): prendere in parti uguali olio di noce (vecchio di 1 anno) e olio di mandorle dolci.
3 cucchiai da minestra al giorno, tra i pasti, con un infuso di radice di liquirizia e di paglia d'avena (20 g di radice di liquirizia e una manciata di paglia d'avena per una ciotola d'acqua bollente).
Certamente, è necessario che il calcolo non sia troppo grande e possa penetrare nell'uretere per essere eliminato attraverso le vie naturali. Sono stati registrati numerosi successi.

Uso esterno

• ***dell'olio di mandorle dolci***

1. Contro eczema secco, scottature, erisipele, pruriti, screpolature, di cui favorisce la guarigione.

2. Contro le otalgie, per ammorbidire i timpani: qualche goccia nell'orecchio prima di coricarsi.

3. Per il sostentamento delle pelli secche: applicazioni di 15-20 min 2-3 volte la settimana.

NOTA BENE

1. Con i fichi, le nocciole e l'uva passa, la mandorla dolce costituisce il "dessert" più igienico (i "quattro questuanti", a ricordo dei 4 ordini: francescani, agostiniani, domenicani, carmelitani, che accettavano solo questi frutti come offerta).

2. La mandorla amara (*Prunus amygdalus* var. *amara*) usata in medicina, contiene acido cianidrico. Si può usare sotto forma di cataplasmi contro le emicranie, le coliche epatiche e nefritiche, le nevralgie reumatiche. La pasta di mandorle amare sostituisce il sapone nell'eczema benigno. Fa sparire le lentiggini ed è un deodorante (piedi, ascelle),

Melo

• ***Malus communis, Rosacee***

Ancora un alimento-medicamento apprezzato fin dall'antichità. Ne esistono numerosissime varietà.

PARTI USATE

Polpa, epicarpo (buccia).

PRINCIPALI COSTITUENTI NOTI

La tabella 26 elenca i principali costituenti (in %) della mela.

TABELLA 26. COSTITUENTI PRINCIPALI DELLA MELA[121]

costituente	contenuto in %
ACQUA	84-93
CENERI	0,30
ZUCCHERI RIDUTTORI	8,30
SACCAROSIO	1,60-4
CELLULOSA	0,90-1,70
PENTOSANO	0,50
LIGNINA	0,40
ACIDI LIBERI	0,60
ACIDI COMBINATI	0,20
PECTINA	0,40
MATERIE GRASSE	0,30
PROTIDI	0,10-0,25
INDETERMINATO	0,03

121. Browne.

In particolare, nelle ceneri: potassio, sodio, silicio, calcio, cloro, acido fosforico, ferro, magnesio, bromo, alluminio, arsenico, zolfo, manganese, cobalto, tannino... Nella buccia e nel torsolo: acido gallotannico. La sua essenza contiene: eteri amilici, acido formico, acido acetico, acido caproico, acetaldeide, geraniolo. Vitamine: se la mela è povera di vitamina A, in cambio contiene vitamina B_1, (10-100 mg/100 g), vitamina B_2 o riboflavina (0,05 mg/100 g), vitamina PP nelle parti esterne del frutto (0,5 mg/100 g; l'epidermide ne contiene più del doppio della polpa), acido pantotenico (0,06 mg/100 g), e infine vitamina C: una mela dà 10 mg di vitamina C[122]. Notevole valore calorico: 128 cal o 536 J in 100 g. La tabella 27 a p.306 dà le proporzioni dei principali costituenti di 100 g di mele.
La qualità e le proporzioni dei suoi costituenti conferiscono alla mela importanti proprietà terapeutiche.

PROPRIETÀ

- Tonico muscolare e nervino (uno dei frutti migliori).
- Diuretico uricolitico.
- Antireumatico.
- Ipocolesterolematico (per la sua pectina[123]).
- Rinfrescante.
- Digestivo, stomachico, protettore gastrico.
- Antisettico intestinale (favorisce la secrezione di una diastasi intestinale battericida).
- Stimolante e decongestionante epatico.
- Lassativo.
- Depurativo sanguigno.
- "Ringiovanente" tissutale.

INDICAZIONI

- Astenia fisica e intellettuale (indicata agli sportivi).
- Superlavoro, convalescenza, gravidanza.

122. L. Binet.

123. Secondo L. Binet.

TABELLA 27. COSTITUENTI PRINCIPALI DI 100 g DI MELE[124]

costituente	contenuto in g
ACQUA	84
PROTIDI	0,3
LIPIDI	0,35
GLUCIDI	12
minerali e oligoelementi	**contenuto in 100 mg**
ZOLFO	6
FOSFORO	11
CLORO	3
SODIO	2
POTASSIO	120
MAGNESIO	5
CALCIO	6
FERRO	0,40
ZINCO	0,10
RAME	0,50
MANGANESE	0,04
IODIO	0,002
vitamine	**contenuto in 100 mg**
C	3
B_1	0,04
B_2	0,10
PP	0,10
A	0,05

– Anemia, demineralizzazione.
– Reumatismi, gotta.
– Artritismo.
– Litiasi urinaria.
– Oliguria.
– Vita sedentaria, obesità, pletora, prevenzione dell'arteriosclerosi, prevenzione dell'infarto.

124. L. Randoin.

– Epatismo.
– Diarree, e anche stipsi, infezioni intestinali (colibacillosi).
– Herpes.
– Stati febbrili.
– Ulcere gastriche, gastriti.
– Affezioni bronchiali.
– Insonnie, nervosismo, cefalee.
– Permessa ai diabetici.

MODO D'IMPIEGO

Uso interno

1. FRUTTO CRUDO: da mangiare con la sua buccia, molto ricca di principi diversi... sempreché non sia stata cosparsa di pesticidi.
   – Come depurativo: una mela ogni mattino.
   – Come lassativo: una mela ogni sera.
2. FRUTTO IN COMPOSTA: per fare una buona composta di mele, aggiungere all'inizio della cottura il succo di $^1/_2$ limone e alla fine, prima di frullare, 1 noce di burro.
3. FRUTTO GRATTUGIATO contro le diarree infantili[125]. Darne da 500 g a 1500 g al giorno in 5 pasti.
   – Contro la sete: tè leggermente zuccherato.
   – Contro l'enterocolite e le diarree che accompagnano la dentizione, fare una cura di 2 giorni in dosi adeguate all'età. Questa preparazione è anche indicata contro dissenterie, dispepsie, coliti mucose. Rientra nel regime delle ulcere gastriche.
   – DIETA DI MELE CRUDE: in casi di strascichi d'influenza, da 500 g a 1 kg di mele crude grattugiate come solo nutrimento per 2-3 giorni.
4. INFUSO DI MELE: 2-3 mele tagliate a fette con la loro buccia per 1 l d'acqua. Bollire $^1/_4$ d'ora. Bere a volontà. Vi si può aggiungere qualche pezzetto di radice di liquirizia (bronchiti, reumatismi, affezioni intestinali).

125. Moro.

5. Infuso con la polvere della buccia: 1 cucchiaio da minestra per 1 tazza d'acqua bollente. Tenere in infusione 15 minuti, 4-6 tazze al giorno (oliguria, reumatismi, gotta).
   Per gli snob, H. Leclerc consiglia d'usare i termini "infuso di epicarpo" o "apozema di *Malus communis*".

Uso esterno

1. Otalgie: applicazione di una mela cotta al forno.
2. Scabbia e tigna: tagliare 1 mela in due, togliere il cuore e i semi e mettere nella cavità un po' di fiore di zolfo. Legare le due metà e cuocerle in forno. Schiacciare e frizionare le parti malate con la poltiglia così ottenuta.
3. Piaghe àtone: applicazioni di mela pestata e cotta nel suo succo, o applicazioni di succo di mela e olio d'oliva in parti uguali.
4. Cura della pelle: il succo della mela rassoda i tessuti (viso, collo, seni, addome).

Nota bene

1. Mela e colesterolo: uno studio pubblicato su *Nutr. Research* nel 1983 ha evidenziato, su 30 volontari, una diminuzione media di circa il 10% di colesterolo, arrivando in alcuni casi fino al 12-29% (senza ulteriori precisazioni.
2. In Svizzera, alcuni medici curano il diabete infantile con diete a base di mele e ortaggi (pomodori cotti al forno).
3. Si consiglia di mangiare una mela alla fine dei pasti, soprattutto dopo il pasto della sera, per i suoi effetti lassativi e la sua capacità di pulire i denti. Infatti, forse grazie al suo acido ossalico, la mela sbianca i denti, come facilmente si può constatare tra i grandi consumatori di questo frutto.
4. Per gli Inglesi: "Una mela al giorno, tiene il dottore lontano", che il detto francese traduce: "Una mela al giorno allontana il dottore".

5. Per gli abitanti della Normandia, il sidro, che ha alcune proprietà antireumatiche, vale ancora molto di più: "Questa tisana guarisce tutti i malati". È possibile, ma a condizione di non abusarne. Ricordo infatti un certo numero di Normanni esaminati dai medici militari per la leva del 1949: la percentuale dei riformati si rivelò altissima. Senza dubbio, il "calva" tradizionale aveva le sue colpe.
6. Leon Binet, grande difensore della frutta, ricorda numerosi modi di impiego della mela: «*Cruda o cotta al forno, dopo aver tolto il torsolo; in composta a cui si può aggiungere del miele; usata per la preparazione di frittelle, crostate, calzoni ripieni, sformati, vanti delle nostre campagne, qui come dolce alle mele, là come rompimuso (una mela ricoperta di pasta di pane e cotta al forno), presentata sola o con riso, o con gelatina di ribes, la mela può assumere numerose formule culinarie*».
7. L'infuso di fiori di melo (30 g/l d'acqua) è un calmante per la tosse.

Melanzana

- ***Solanum melongena, Solanacee***

Originaria dell'India, è stata introdotta in Europa nel XV secolo.

PRINCIPALI COSTITUENTI NOTI

La tabella 28 a p. 310 li elenca (in %), insieme al contenuto di vitamine presenti in 100 g di frutti. L'acqua, comunque, costituisce il 92% in peso.

PROPRIETÀ

– Poco nutriente (29 cal o 121 J/100 g).
– Antianemico.
– Lassativo.
– Diuretico.

TABELLA 28. COSTITUENTI PRINCIPALI DI 100 g DI MELANZANE

costituente	contenuto in g
PROTIDI	1,3
LIPIDI	0,2
GLUCIDI	5,5
minerali e oligoelementi	**contenuto in mg**
FOSFORO	15
MAGNESIO	12
CALCIO	10
POTASSIO	220
ZOLFO	15-16
SODIO	5
CLORO	50
FERRO	0,5
MANGANESE	0,20
ZINCO	0,28
RAME	0,10
IODIO	0,002 circa
vitamine	**contenuto in mg**
PROVITAMINA A	0,04
B_1	0,04
B_2	0,05
C	6
PP	0,6

– Stimolante epatico e del pancreas.
– Calmante.

INDICAZIONI

– Anemia.
– Scrofolosi.
– Stipsi.
– Oliguria.
– Eretismo cardiaco.

MODO D'IMPIEGO

1. Nell'alimentazione: sarà utile consumarla cruda, mescolata agli antipasti.
   – Deve essere arrivata a piena maturazione perché, prima di quel momento, contiene la solanina, una sostanza tossica che si trova anche nei germogli e nelle parti verdi della patata.
   – Da non dimenticare le numerose preparazioni culinarie cui si presta.

NOTA BENE

1. Le sue FOGLIE possono essere usate come cataplasmi emollienti contro scottature, ascessi, dermatosi squamose, emorroidi.

Melograno o granato

• ***Punica granatum, Punicacee***

PRINCIPALI COSTITUENTI NOTI

La tabella 29 a p. 312 li riassume (in %). Inoltre contiene tannino e principi amari.

PROPRIETÀ

– Tonicardiaco.
– Tenifugo.
– Astringente.

INDICAZIONI

– Astenia.
– Tenia.
– Dissenterie.

NOTA BENE

1. Il succo del frutto, unito a miele, instillato nelle narici, combatterebbe lo sviluppo dei polipi nasali.

TABELLA 29. COSTITUENTI PRINCIPALI DELLA MELAGRANA

costituente	contenuto in %
ACQUA	84,20
MATERIE AZOTATE	0,59
MATERIE GRASSE	0,15
MATERIE ZUCCHERINE	10,10
MATERIE ESTRATTIVE	1,76
CELLULOSA	2,91
CENERI	0,29

Melone

• ***Cucumis melo, Cucurbitacee***

PRINCIPALI COSTITUENTI NOTI

La tabella 30 riassume le proporzioni (in %) dei principali costituenti del frutto del melone, mentre la tabella 31 riassume le quantità presenti in 100 g di melone.

PROPRIETÀ

– Valore alimentare quasi nullo.
– Rinfrescante.
– Aperitivo.

TABELLA 30. COSTITUENTI PRINCIPALI DEL MELONE

costituente	contenuto in %
ACQUA	95
MATERIE AZOTATE	0,60
MATERIE GRASSE	0,11
MATERIE ZUCCHERINE	1,05-6
MATERIE ESTRATTIVE	1,76
CELLULOSA	0,33
CENERI	0,24

TABELLA 31. COSTITUENTI PRINCIPALI DI 100 g DI MELONE[126]

costituente	contenuto in g
ACQUA	95
PROTIDI	0,60
LIPIDI	0,11
GLICIDI	3,72
vitamine	**contenuto**
A	25-3000 UI
B	0,03 mg
C	1,5-2 mg
oligoelementi	**contenuto in mg**
FOSFORO	30
CALCIO	20
FERRO	0,4
contenuto calorico di 100 g di melone:	**30 cal o 126 J**

– Lassativo.
– Diuretico.
– Ringiovanente tissutale.

INDICAZIONI
– Anemie.
– Tubercolosi polmonare.
– Stipsi, emorroidi.
– Oligurie.
– Litiasi urinarie.
– Gotta, reumatismi.
– Temperamenti biliosi.
– Cure del viso.

CONTROINDICATO
– Ai diabetici, agli enterici, ai dispeptici.

126. L. Randoin.

MODO D'IMPIEGO

Uso interno

1. Il FRUTTO così com'è, all'inizio del pasto. Il sale e il pepe lo rendono più digeribile e meno lassativo.

Uso esterno

1. Cataplasma di polpa sopra le scottature leggere e le infiammazioni.
2. Cure del viso per pelli secche: lavarsi il viso ogni sera con la miscela, in parti uguali, di: acqua distillata, latte fresco non bollito, succo di melone.

NOTA BENE

1. I FRUTTI tolti per lo sfoltimento, quando sono grandi come una noce, si mangiano conservati sott'aceto come i cetriolini.
2. I SEMI fanno parte, con quelli della zucca (→ p. 413), della zucchina e del cetriolo (→ p. 223), delle 4 grandi semenze fredde con cui si preparano emulsioni ammorbidenti, calmanti e pettorali.

Miglio

- ***Milium effusum o Setaria italica, o Panicum miliaceum, Graminacee***

Miglio comune, rotondo, lungo, "a candela" degli Africani.

PRINCIPALI COSTITUENTI NOTI

Lipidi, protidi, aminoacidi essenziali, acido silicico, fosforo, magnesio, ferro, vitamina A.

PROPRIETÀ

– Nutritivo.
– Vitalizzante.
– Equilibrante nervoso.

INDICAZIONI

– Astenia fisica e intellettuale, convalescenze.
– Gravidanza.

Il miglio, cui da molto tempo è stata attribuita un'importanza alimentare paragonabile a quella del frumento nei nostri continenti, è tuttora coltivato nell'Est europeo e costituisce l'alimento base di numerose popolazioni.

MODO D'IMPIEGO

2. Usato in gallette, in stufato mescolato a ortaggi, o crudo, ammollato.

Mirtillo o bagola, o baggiola, o uva dei boschi

• ***Vaccinium myrtillus, Ericacee***

In Canada viene chiamato *bleuet*.

PRINCIPALI COSTITUENTI NOTI

Tannino; acido citrico (0,90%), acido malico, acido tartarico, acido benzoico (0,05- 0,144%); zucchero (5-6%), pectina, pectoso, una materia grassa, albuminoidi (0,06%), una materia colorante (mirtillina, battericida), fattori vitaminici P (antocianosidi).

PROPRIETÀ

– Astringente antisettico e antiputrido.
– Battericida (Eberth, colibacillo).
– Dissolvente urico.
– Protettore delle pareti vascolari.
– Antisclerotico.
– Migliora la sensibilità visiva al buio.
– Antidiabetico[127].

127. Rathery.

INDICAZIONI

Uso interno

– Enteriti, diarree anche tubercolose.
– Dissenterie, putrefazioni intestinali [128].
– Diarree infantili.
– Colibacillosi (sindrome entero-renale).
– Emorragie per fragilità capillare, retinopatie.
– Meno-metrorragie.
– Aterosclerosi.
– Disturbi circolatori (varici, capillariti, arteriti, postumi di flebite).
– Diabete.
– Coronanti, postumi d'infarto.
– Epatismo, insufficienza biliare.
– Azotemia.

Uso esterno

– Faringiti, stomatiti, mughetto, afte.
– Eczemi.

MODO D'IMPIEGO

Uso interno

1. BACCHE ben mature, mangiate fresche in quantità, al naturale o in forma di gelatina, marmellata, raccomandate a tutti soprattutto in ogni diarrea cronica.
   – DECOTTO DI BACCHE: 1 cucchiaio da minestra per 1 tazza d'acqua. Bollire 5 min, tenere in infusione 15 min, spremere e passare; 2-6 tazze al giorno.
2. ESTRATTO FLUIDO e TINTURA: 2-5 g al giorno, in un po' d'acqua prima dei pasti.
3. POLVERE: 2-4 g in un liquido, 3-4 volte al giorno.
4. TINTURA di mirtillo:
   bacche fresche .... 100 g
   acquavite .... 1000 g

128. Combes.

Lasciare macerare 15 giorni; 1 bicchierino da liquore per diarree, affezioni catarrali, scorbuto.

5. Mistura antidiarreica:

estratto fluido di mirtillo............ ana 25 g
estratto fluido di salvastrella..... ana 25 g

1 cucchiaino da caffè prima dei pasti, in un poco d'acqua.

Uso esterno

1. DECOTTO: un pugno di bacche in 1 l d'acqua. Bollire fino a ridurre a metà. Per lavaggi della bocca contro faringiti, stomatiti, mughetto, afte. Lavaggi di eczemi. Per impacchi (emorroidi) e clisteri (dissenterie).

2. Contro le ulcere della bocca e le afte, si possono masticare le bacche (fresche o secche) e risputarle.

NOTA BENE

1. L'azione elettiva della mirtillina (sostanza colorante dei mirtilli) sul colibacillo, il bacillo d'Eberth (tifoide) e il bacillo di Gaertner è stata constatata *in vitro*: il succo delle bacche (un decotto di bacche) sterilizza le colture dei bacilli in 24 ore[129].

2. Le FOGLIE hanno proprietà ipoglicemiche: si usano in infuso o decotto in dose da 30-40 g/l (da 1/2 litro a 1 l al giorno nel diabete).

3. Da ricordare soprattutto le proprietà antinfettive (enteriti, cistiti, colibacillosi), circolatorie, antidiabetiche nonché i suoi effetti sull'acuità visiva.

4. I glicosidi di antociani estratti dalle bacche di mirtillo trovano le loro indicazioni principali a livello dell'apparato circolatorio e della vista. Gli estratti ottenuti secondo un procedimento messo a punto dal professor H. Pourrat, di Clermont Ferrand, hanno avuto un così vasto riscontro terapeutico che attualmente sono

129. Bernstein, del St, Bartholomew's Hospital.

utilizzati più di 1 milione di kg di bacche di mirtillo per la loro preparazione. In occasione del *Convegno sulle piante medicinali* svoltosi a Grenoble nel giugno 1974 su iniziativa della Signora Debelmas (professoressa di Farmacognosia all'Università di Grenoble), il professor Pourrat ha svolto una relazione su: *I mirtilli, prodotti alimentari e farmaceutici, tentativo di coltura con calcolo di redditività* che interesserà molto i nostri lettori e che qui riportiamo per esteso.

«Le bacche provengono dalla raccolta di piante selvatiche che si trovano in Francia e in alcuni paesi dell'Est, in particolare in Polonia. La domanda crescente di bacche di mirtillo destinate a usi alimentari è dovuta alle proprietà terapeutiche attribuite ai glicosidi di antociani. Abbiamo così pensato che sarebbe stato interessante realizzare alcune coltivazioni.

Subito ci siamo resi conto del fatto che le colture di Vaccinium myrtillus *non sarebbero state redditizie. Infatti, la crescita di questa varietà richiede un'ombra parziale, che viene preferibilmente fornita dalle conifere. Ogni coltivazione avrebbe dovuto essere preceduta perciò dalla piantagione di piante resinose. Nei casi più favorevoli, sarebbe stato necessario attendere almeno 15 anni per beneficiare dell'ombra giusta.*

Abbiamo inoltre constatato che numerose colture naturali sparivano allorché le piantagioni di alberi resinosi venivano effettuate a densità normale, cioè da 2,5 x 2,5 a 2,5 x 3. Se si diradano le piante resinose in modo da avere una distanza di 5 x 5, le piante di mirtillo proliferano.

Di fronte all'impossibilità pratica di effettuare validamente colture consistenti di Vaccinium myrtillus, *abbiamo pensato di sfruttare un'altra varietà: il* Vaccinium corymbosum, var. Amblue, *correntemente coltivato in Nord America.*

Le piante di Vaccinium corymbosum *ci sono state procurate dal Sindacato Nazionale delle Piante medicinali di Milly-la Forêt, che ci ha consigliato di effettuare la piantagione con apporto di torba o di terra di brughiera e trucioli di quercia. Abbiamo realizzato queste piantagioni in terreni granitici, situati nel Forez a un'altitudine di 540 m, con pH acido e, per questi motivi, non ab-*

biamo aggiunto torba o terra di brughiera. Una parte di piante è stata fissata, un'altra è stata messa a dimora senza sfrondatura preliminare. Ignorando che tale sfrondatura fosse necessaria, abbiamo mescolato alla terra di piantagione alcuni litri di trucioli di quercia e di castagno. Abbiamo pensato infatti che il tannino contenuto in questi legni svolgesse un ruolo antisettico e che i trucioli favorissero lo sviluppo dei batteri necessari alla crescita delle piante. Il coefficiente di ripresa è stato del 10%. Tuttavia, fin dalla prima vegetazione, è apparso che le piante che avevano subìto una potatura si sviluppavano meno rapidamente delle altre. Questa constatazione sembra in accordo con quanto indicato per la piantagione degli arbusti di ericacee. Tutte le piante hanno fruttificato il primo anno e prodotto bacche, alcune delle quali della grandezza di un chicco d'uva.

Poiché questi tentativi di coltura erano destinati principalmente alla fornitura farmaceutica, abbiamo raccolto le bacche mature allo scopo di determinarne il contenuto in glicosidi di antociani, che costituivano i princìpi attivi voluti. Queste bacche possiedono un'epidermide fortemente colorata, come quella del Vaccinium myrtillus, *ma la loro polpa è praticamente incolore. Tuttavia, attraverso la frantumazione e soprattutto al momento della fermentazione, questa polpa si colora per trasformazione dei leucoantocianosidi – che contiene – in antocianosidi. I glicosidi di antociani contenuti in queste bacche sono identici a quelli già identificati nel* Vaccinium myrtillus, *ma i rendimenti sono nettamente inferiori: della metà circa.*

Facendo un bilancio, è parso evidente che, a causa di questi scarsi rendimenti, le bacche di Vaccinium corymbosum *non potevano competere con quelle di* Vaccinium myrtillus *per l'estrazione degli antocianosidi.*

Abbiamo tuttavia proseguito nella determinazione dei rendimenti e nello studio dello sviluppo di queste piante in quanto, a causa del prezzo elevato delle bacche di Vaccinium myrtillus *e del gusto molto gradevole di quelle di* Vaccinium corymbosum, *la coltura di quest'ultima specie ci è sembrata interessante per un uso alimentare.*

Lo sviluppo delle piante è proseguito regolarmente e il ritardo di

quelle potate al momento della piantagione si è a poco a poco colmato in capo a 4 anni. La quarta raccolta ha fornito pesi che variano da 1,5 a 5 kg per pianta, e il rendimento medio si è stabilito attorno ai 2,2 kg circa.
La fioritura delle piante si distribuisce nell'arco di più di 2 mesi, tra fine febbraio e fine aprile, e la maturazione dei frutti comincia normalmente verso fine luglio, per proseguire fino agli inizi di ottobre, con il massimo della raccolta in agosto-settembre. Si constata la presenza contemporanea di fiori, frutti acerbi e frutti maturi non soltanto su una stessa pianta ma su uno stesso ramo. Questa continua fruttificazione crea indubbiamente una seria difficoltà per la raccolta.
È noto in effetti che la raccolta dei frutti di Vaccinium myrtillus *si esegue con l'aiuto di piccoli rastrelli che permettono di procedere molto rapidamente. È evidente che non è possibile usare un simile procedimento per il* Vaccinium corymbosum. *Ma i peduncoli dei frutti maturi di quest'ultimo si rompono molto più facilmente di quelli del* Vaccinium myrtillus*: questa constatazione ci ha portati a proporre il seguente metodo di raccolta.*
Una pellicola di plastica viene stesa sul terreno in modo da raccogliere i frutti maturi che si staccano con grande facilità scuotendo leggermente le piante. La raccolta delle bacche può essere effettuata manualmente con l'aiuto di un apposito rastrello o addirittura meccanicamente.
Questo metodo richiederebbe sì un investimento supplementare, costituito dall'acquisto e dalla collocazione in situ *della plastica, ma ridurrebbe considerevolmente la manodopera. Esperimenti effettuati su alcune piante hanno dimostrato che un simile procedimento potrebbe rivelarsi valido.*
Abbiamo quantificato approssimativamente il costo della realizzazione di una piantagione di Vaccinium corymbosum, *quale può risultare dai prezzi praticati in Alvernia per i terreni e la manodopera* [130].
Le piante di Vaccinium corymbosum *debbono essere piantate a di-*

130. Cifre del 1966.

stanze che variano da 1,20 m tra le piante e da 1,50 m tra i filari a 1,50 m tra le piante e 2 m tra i filari. Si può contare dunque su un minimo di 3.000 piante all'ettaro.
Attualmente le piante sono vendute a circa 19 franchi l'una al dettaglio; si può quindi ritenere che, per grosse quantità, il prezzo sarà al massimo di 8 franchi. Il costo delle piante per un ettaro sarà dunque di 24.000 franchi. Si può stimare che si aggiri attorno ai 12.000 franchi il prezzo della manodopera necessaria per la piantagione, l'acquisto della plastica e il suo posizionamento e attorno ai 1.000 franchi la preparazione del terreno.
Attualmente, il prezzo d'acquisto dei terreni tipo pascolo o terreni da imboschire in mezza-montagna è di circa 3.000 franchi.
Il primo anno, la raccolta può essere considerata trascurabile, mentre quella media dei primi 10 anni si aggira attorno ai 2 kg minimo per piede, vale a dire 6000 kg per ettaro.
Il prezzo di vendita all'ingrosso delle bacche di Vaccinium myrtillus *è oscillato, per l'ultima raccolta, tra i 3.500 e i 4.000 franchi a tonnellata. Il reddito lordo all'ettaro sarà quindi mediamente di 22.000 franchi.*
Essendo sufficiente una leggera sarchiatura ai piedi delle piante una volta all'anno, si può stimare il costo di tale operazione sui 1.000 franchi, cifra attorno cui si attesta la manutenzione del terreno tra i filari.
Le spese di raccolta possono essere valutate la metà del reddito lordo di 20.000 franchi, ovvero 10.000 franchi.
L'investimento di partenza salirebbe a 40.000 franchi. Deducendo il 5% per l'interesse della somma investita e per l'ammortamento, si arriva a un reddito netto di 8.000 franchi, ossia del 20%.
Il rendimento medio e il prezzo di vendita dei frutti sono stati calcolati al minimo. In pratica, il reddito netto dovrebbe essere un po' più elevato e raggiungere anche il 25%.
Le piantagioni di Vaccinium corymbosum, *dunque, possono essere effettuate in terreni di scarso valore a condizione che si tratti di terreni sabbiosi acidi. Questo genere di suolo si trova facilmente soprattutto nel Massiccio Centrale, in Bretagna, nei Pirenei e nei Volsgi. Queste piantagioni saranno remunerative, pur presentando l'inconveniente di esigere un investimento elevato.»*

Moro selvatico, o rovo delle siepi, o pruno

• ***Rubus fructicosus, Rosacee***

PRINCIPALI COSTITUENTI NOTI

Zucchero (3,48%); pectina (0,94%); acidi isocitrico e malico; monoglucide della cianidina; vitamine A e C; materie grasse, sali, gomma, olio essenziale (battericida).

PROPRIETÀ

– Astringente.
– Lassativo a digiuno.
– Depurativo.
– Nutritivo...

INDICAZIONI

– Diarree.
– Meno-metrorragie.
– Affezioni polmonari.
– Angine.

MODO D'IMPIEGO

1. Il FRUTTO al naturale, o in decotto.
2. In SCIROPPO: 4 cucchiai da minestra al giorno (diarree della prima infanzia, angine, affezioni polmonari).
3. Gargarismi con infuso di foglie (angine).

NOTA BENE

1. Con la mora si fanno marmellate e gelatine di cui sentono la mancanza molti abitanti delle città. Ma col continuo aumento del "livello medio di vita", non si "va più a more", come in passato. Così, in numerose regioni, i rovi proliferano, in attesa di nuovi visitatori. La raccolta delle more (o more di macchia) avviene in settembre quando i frutti sono giunti a completa maturazione. I bambini le raccolgono camminando per stretti sentieri, ai margini dei boschi e lungo le siepi e le portano a un centro di raccolta in quantità di 1-2 kg.

Subito i frutti vengono schiacciati e ad essi si aggiunge alcol a 96° per ottenere un infuso liquido a una gradazione di 25°. Dopo 3 mesi, quando l'infuso si è schiarito e ha preso il colore del frutto, si mescolano a questo infuso decantato sciroppo di zucchero, alcol a 96° e un po' d'acqua per ottenere infine un liquore di more a 20°, a cui si aggiunge ancora un infuso di ciliegie per dargli maggior sapore.
Questo liquore è preparato a Angers, ove ne producono circa 3000 l l'anno; è destinato soprattutto all'esportazione: una parte nei paesi anglosassoni e un'altra nel Sud America[131].

Nespolo

• ***Mespilus germanica, Rosacee***

PARTI USATE

Frutto, foglie, radice.

PRINCIPALI COSTITUENTI NOTI

La tabella 32 a p.324 elenca (in %) i principali costituenti della nespola mézza o vizza. Nel frutto secco, il tannino raggiunge il 52,33%. Inoltre: una mucillagine; acidi citrico, malico e tartarico; vitamine B e C.

PROPRIETÀ

– Tonico astringente intestinale[132].
– Regolatore intestinale.
– Diuretico.

INDICAZIONI

– Enteriti, diarree, dissenterie.

131. Prof. Léon Binet, Jrnmex, gennaio 1964.

132. Mercier.

TABELLA 32. COSTITUENTI PRINCIPALI DELLA NESPOLA FRESCA[133]

costituente	contenuto in %
ACQUA	74,10
MATERIE AZOTATE	0,35
MATERIE GRASSE	0,44
MATERIE ESTRATTIVE	11,47
DI CUI ZUCCHERO	9,1
CELLULOSA	13,20
TANNINO	2,5
CENERI	0,44

MODO D'IMPIEGO

1. Il FRUTTO: 200-300 g di nespole molto mature e pelate, ogni mattino (diarree).

– Conserva:

nespole senza noccioli .... 1 kg
zucchero .... 800 g
acqua .... 500 g

cuocere e lasciare bollire 4 min; dividere in 4 flaconi chiusi ermeticamente. Un flacone il mattino.

Inoltre:

2. Contro gotta, calcolosi, lombalgie: bere il mattino a digiuno 1 bicchiere di vino bianco in cui si sono fatti macerare per 24 ore alcuni NOCCIOLI di nespole pestati (1 pugno ogni litro).

3. Litiasi renale: fare bollire nel vino radici di prezzemolo. Bere ogni giorno questo decotto nel quale si verserà 1 cucchiaino da caffè di polvere di NOCCIOLO di nespola.

4. FOGLIE e RADICE in polvere, nel vino caldo bevuto a digiuno, hanno proprietà antimalariche.

133. A. Ballard.

Nocciolo o corilo

• ***Corylus avellana*, Betullacee**

Per chi non è ancora completamente distaccato da certe gioie della natura, il frutto di questa pianta rappresenta una delle più sane e delicate ghiottonerie.
Per ricercatori e contadini, che hanno in comune più di quanto non si pensi, il nocciolo continua a evocare quel singolare bastoncino che, in ogni tempo, permise agli uomini di scoprire le sorgenti d'acqua.
A noi, la nocciola ricorda soprattutto l'epoca incantata della fanciullezza. Era circa il 1930. Scolari in vacanza in un grazioso piccolo villaggio del Doubs chiamato Huanne-Montmartin, mio fratello e io dormivamo da luglio a settembre sopra il laboratorio di un falegname, il nostro nonno Eugene Thiébaud.
Ogni anno, all'alba, sotto il pavimento di legno grezzo su cui poggiava il nostro letto, sentivamo i colpi di martello che spezzavano decine di gusci appena induriti. Erano appena le 4 del mattino e già il nonno si occupava della sua raccolta.
Mezzi vestiti, gli occhi ancora assonnati, ci precipitavamo giù per la ripida e rozza scaletta in un sordo rumore d'uragano rombante. Poi, seduti sui trucioli ai piedi del banco da lavoro, sgranocchiavamo senza vergogna manciate di nocciole tra le sonore risa di "Papà Thiébaud", mentre dalla finestra sorgeva a grandi balzi la luce rosseggiante del caldo sole d'estate.
Per coloro che non hanno avuto una simile fortuna, ecco, brevemente riassunto, ciò che occorre ricordare del *Corylus avellana*.

PRINCIPALI COSTITUENTI NOTI

La nocciola, fra tutti i frutti oleosi, è quello che contiene più materie grasse e azotate. La tabella 33 a p. 326 mostra (in %) le principali differenze di costituenti fra la nocciola fresca e quella secca.
Inoltre: calcio, fosforo, magnesio, potassio, zolfo, cloro, sodio, ferro, rame; vitamine A e B.
L'olio di nocciola contine dall'85 al 90% di acidi grassi insaturi.

TABELLA 33. COSTITUENTI PRINCIPALI DELLA NOCCIOLA[134]

costituente	contenuto in % della nocciola fresca	contenuto in % della nocciola secca
ACQUA	3,5	0
MATERIE AZOTATE	15,58	16,13
MATERIE GRASSE	61,16	63,37
MATERIE ESTRATTIVE	13,22	13,70
CELLULOSA	3,84	4
CENERI	2,70	2,80

PROPRIETÀ

– Molto nutritivo ed energetico.
– Digeribile (più di ogni altro frutto oleoso).
– Dissolve alcuni calcoli (?).
– Vermifugo.

INDICAZIONI

– Adolescenza, crescita, gravidanza, invecchiamento, sport.
– Tubercolosi.
– Litiasi urinaria.
– Coliche nefritiche.
– Tenia.
– Consigliato ai vegetariani e ai diabetici.

MODO D'IMPIEGO

Uso interno

1. Il FRUTTO al naturale.
2. L'OLIO DI NOCCIOLA: 1 cucchiaio da minestra il mattino per 15 giorni; è uno dei migliori rimedi contro la tenia.

NOTA BENE

1. La FOGLIA del nocciolo ha proprietà vaso-costrittive e

134. A. Ballard.

tonificanti venose (estratto fluido di foglie: 60-80 gocce contro le varici e gli edemi delle gambe).

Gli impacchi d'INFUSO DI FOGLIE possono essere usati nelle cure di piaghe atone e di ulcere alle gambe.

L'ESSENZA DI NOCCIOLO, o olio eraclino (*oleum haraclinum*) è ritenuto antiepilettico.

Nei corsi sul parto, alla maternità di Besançon, nel 1862, l'olio di nocciola veniva indicato contro le ragadi del seno.

Noce

• ***Juglans regia***

È il frutto più ricco d'energia.

PRINCIPALI COSTITUENTI NOTI

La tabella 34 mostra (in %) le principali differenze di costituenti fra la noce fresca e quella secca.

TABELLA 34. COSTITUENTI PRINCIPALI DELLA NOCE[135]

costituente	contenuto in % della nocciola fresca	contenuto in % della nocciola secca
ACQUA	26,50	0
MATERIE AZOTATE	11,05	15,03
MATERIE GRASSE	41,98	57,12
MATERIE ESTRATTIVE	17,57	23,90
CELLULOSA	1,30	2,18
CENERI	1,60	1,77

È il frutto più ricco di rame e zinco[136]. Contiene, inoltre, potassio, magnesio, fosforo, zolfo, ferro, calcio; vitamine A, B, C e P.

135. A. Ballard.

136. Boundouy.

Proprietà

- Molto nutritivo (protidi, grassi).
- Antiscrofoloso.
- Antisifilitico (?).
- Lassativo e antidiarroico.
- Vermifugo.
- Favorisce il drenaggio cutaneo e linfatico.

Indicazioni

- Diabetici, vegetariani.
- Tubercolosi.
- Scrofolosi.
- Sifilide (?).
- Diarree.
- Parassitosi intestinali.
- Dermatosi.
- Litiasi urinaria (coadiuvante).
- Metriti (coadiuvante).
- Enuresi.

Modo d'impiego

Uso interno

• ***dell'olio di noce***

1. Tenia: 50-60 g, in un'insalata di patate, la sera, per 3 giorni[137].
2. Litiasi renale: nel quadro di un trattamento che comprende olio di mandorle dolci (→ p. 300) e infuso di foglie d'avena (→ p. 169).
3. Altre indicazioni: olio nell'alimentazione (20-40 g al giorno).
4. È noto che il dipartimento della Dordogna è uno dei più grossi produttori di noci. Nel luglio 1974, a Bergerac, siamo venuti a conoscenza di una cura abbastanza originale dell'enuresi (l'incontinenza urinaria, chiama-

137. de Surel.

ta anche "pipì a letto"): una fetta di pane tostato, bagnata con 1 cucchiaino da caffè d'olio di noce, ogni sera, per 15 giorni. Far seguire da una caramella acidula, altrimenti ci sarebbe di che far disgustare i consumatori d'olio di noce fino alla fine dei loro giorni. La nostra statistica personale è modesta: 9 bambini di età compresa tra gli 8 e i 10 anni. Sono stati registrati successi in 5 casi.

5. FOGLIE: sotto forma di tintura, 30-50 gocce nell'acqua, 2-3 volte al giorno (diabete)[138].

Uso esterno

1. Frizioni del corpo con l'olio (bambini rachitici, anemici e dermatosi).

2. SUCCO DI NOCI FRESCHE: guarisce le dermatosi squamose.

NOTA BENE

1. Ricetta energetica: frullare 1 bicchiere di succo di frutta con un pugno di noci e 1 cucchiaino da caffè di miele.

2. L'olio di noci, che contiene dal 73 all'84% d'acidi grassi polinsaturi, ha proprietà anticolesteroliche superiori a quelle dell'olio di soia e di girasole (50-60%) e dell'olio di mais (40-50%). Esso contiene, anche dal 66 al 74% di acido linoleico e dal 7 al 10% di acido linolenico, dall'8 al 19% di acido oleico (monoinsaturo), dal 7 all'8% di acidi saturi.

3. La FOGLIA del noce ha proprietà tonificanti, astringenti, ipoglicemiche, antiscrofolose, depurative, vermifughe. Grazie a una sostanza antibiotica, essa agisce localmente sul carbonchio[139].

Dal momento che i produttori francesi esitano a

---

138. Studi di C. Cons nel 1830.

139. Davaine, de Pomayrol, Raphael.

"sfrondare" i loro alberi a danno del rendimento dei frutti, annualmente importiamo una ventina di tonnellate di foglie di noce.

4. La noce è comparsa nella prima edizione della Farmacopea francese nel 1818 e vi è rimasta fino all'edizione del 1884. I Romani l'apprezzavano moltissimo.
Nel Medioevo, secondo la teoria delle forme, la noce, che assomiglia a un cervello circondato dal suo involucro era ritenuta adatta a curare le malattie mentali. Dall'inizio del secolo scorso, la produzione francese ha subìto un notevole calo: dai 100 milioni di chili nel 1900, si è passati ai 30 nel 1967, di cui 12 per la Dordogna, 16 per l'Isère e il resto per la rimanente parte della Francia. Non si tratta certo di una novità poiché, già nel 1837, alcune organizzazioni raccomandavano di moltiplicare la piantagione dei noci il cui numero diminuiva in diverse regioni[140].
Parte di questa produzione viene esportata soprattutto in Germania e in Svizzera, paesi che commercializzano le noci specialmente in occasione di San Nicola (6 dicembre).
A parte la Francia, importanti produttori di noci sono l'Italia (20 milioni di chili) e soprattutto gli Stati Uniti (73 milioni di chili).
Anche i paesi dell'Est la coltivano, in particolare la Russia, che ha fatto molto per acclimatare il noce al gelo. In questi ultimi anni, la Cina ne ha esportati in Francia.
La denominazione controllata "Noce di Grenoble" risale al 17 giugno 1938. Riguarda 19 cantoni della Val d'Isère, dalla regione di Montélimar-la-Rochette, a monte, fino a quella di Romans-Bourg-de-Péage, a valle. La Franquette e la Mayette sono le principali varietà coltivate nell'Isère.

140. Annuario statistico e storico di Doubs, 1837.

Un chilo di gherigli corrisponde a circa 6.000 calorie o 25113 J. Spremuto, il gheriglio lascia un panello residuo che è impiegato nell'alimentazione del bestiame e dei volatili, di cui aumenta nettamente la produzione di uova.

Si stima che 4 kg di noci secche forniscano 2 kg di gherigli, che producono circa 1 l d'olio. Quest'ultimo è molto simile a quello di girasole per la sua insaturazione ed è raccomandato nei casi di aterosclerosi.

Anche il guscio viene utilizzato; i prodotti che ne derivano hanno dato luogo, in questi ultimi anni, al deposito di un certo numero di brevetti: brevetto USA per il riempimento dei circuiti di raffreddamento dei motori a scoppio; brevetto francese del 1967, relativo alla preparazione di un preparato per l'abbronzatura (insieme all'henné); brevetto USA in cui – mescolato ad altri prodotti – è destinato ai rivestimenti del suolo; brevetto USA per la produzione di palle da golf di grande elasticità. Viene anche impiegato nell'industria petrolifera come fango abrasivo per i trapani [141].

Il guscio di noce si è rivelato utile addirittura a un re di Francia, così come c'insegnavano diverse decine di anni fa alla scuola pubblica: per paura di essere tagliato dal rasoio del suo barbiere, Luigi XI si faceva bruciare i peli della barba con gusci di noce ardenti.

Noce di cocco

• ***Cocus nucifera, Palme***

PRINCIPALI COSTITUENTI NOTI

La tabella 35 p. 332 ne riassume le proporzioni (in %) nel frut-

141. Estratti di una conferenza del prof. A. Coeur al *Convegno sulle piante medicinali*, Grenoble, giugno 1974.

TABELLA 35. COSTITUENTI PRINCIPALI DELLA NOCE DI COCCO

costituente	contenuto in %
ACQUA	3,88
PROTEINA GREZZA	7,81
MATERIE GRASSE	66,26
MATERIE ESTRATTIVE NON AZOTATE	13,63
FIBRE	5,91
CENERI	2,51

to secco. Inoltre, nel LATTE: perossidosi analoga a quella del latte e della saliva, zuccheri (80 g, glucosio e fruttosio), prodotti fosforati, colina. Infine nell'OLIO: acidi grassi fissi combinati alla glicerina: per 100 parti:

87,27 di acido laurico,
2,35 di acido palmitico,
9,98 di acido oleico,
0,40 di acido butirrico e caproico.

Questo olio, o "burro di cocco", forma un'emulsione molto fine in presenza della bile e del succo pancreatico ed è molto assimilabile.

PROPRIETÀ
- Lassativo.
- Nutriente.
- Diuretico.

NOTA BENE

1. L'OLIO è soprattutto ricco di acidi grassi saturi (84%): laurico, palmitico, miristico, contro il 16% di acidi grassi insaturi: soprattutto acido oleico, poco acido linoleico. Questa composizione spiega l'inattività di quest'olio nei casi di ipercolesterolemia.
2. Dall'INFIORESCENZA si estrae il vino di palma che, fermentato, dà l'arack (acquavite araba).
3. La PELURIA della noce si usa per fabbricare spazzole, tappeti, cappelli, corde.

Olivo

• ***Olea europaea, Oleracee***

L'olivo, dall'aspetto tormentato, dato che alcuni hanno centinaia di anni, sarebbe originario dell'Asia Minore. È presente in tutto il bacino mediterraneo, in America centrale e meridionale, in California, in Sud Africa e in Australia.

Il suo frutto è molto nutriente e il suo uso medicinale (interno o esterno) risale ai tempi più antichi.

L'oliva nera non è altro che l'oliva verde giunta a maturazione.

L'albero coltivato dà frutti molto più grossi di quelli della varietà selvatica.

PRINCIPALI COSTITUENTI NOTI

La tabella 36 mostra (in %) le principali differenze di costituenti fra l'oliva fresca e quella secca.

TABELLA 36. COSTITUENTI PRINCIPALI DELL'OLIVA

costituente	contenuto in % dell'oliva fresca	contenuto in % dell'oliva secca
ACQUA	75,40	0
MATERIE AZOTATE	0,76	3,10
MATERIE GRASSE	14,48	58,85
MATERIE ESTRATTIVE	8,04	32,67
CELLULOSA	0,90	3,68
CENERI	0,42	1,70

La tabella 37 a p. 334 mostra invece un confronto fra i principali componenti di 100 g di olive verdi, di olive mature e di olive in salamoia.

Numerosi sali minerali: fosforo, zolfo, potassio (19%), magnesio, calcio, cloro, ferro, rame, manganese; carotene, vitamine A (80 mg%), B, C, E (8 mg%), F.

Il valore energetico dell'oliva è di 224 cal o 938 J per 100 g, quello dell'olio di 900 cal o 3767 J.

TABELLA 37. Costituenti principali di 100 g di olive[142]

costituente	contenuto (g) nell'oliva verde	matura	in salamoia
Acqua	70	76	
Protidi	0,7	1,5	0,9
Lipidi	15-25	15	11
Glucidi	8	3	5
cellulosa		1,6	
minerali e oligoelementi	**contenuto (mg) nell'oliva verde**	**matura**	**in salamoia**
Zolfo	27		
Fosforo	15	18	17
Cloro	4		
Sodio	128		
Potassio	1526		
Magnesio	2		
Calcio	100	80	61
Ferro	2		1,5
Zinco			
Rame	0,30	0,60	0,23
Manganese			
Iodio	0,001		
vitamine	**contenuto (mg) nell'oliva verde**	**matura**	**in salamoia**
A	4		0,40
B_1	0,03		
B2	0,08		0,02
C	7		
PP	0,50		0,06
contenuto energetico	**oliva verde**	**oliva matura**	**oliva in salamoia**
calorie	200	150	123
joule	837	628	515

142. L. Randoin.

PROPRIETÀ

Uso interno

– Nutriente.
– Drenante epatico e biliare (colagogo e coleretico).
– Lassativo.

Uso esterno

– Risolvente.

INDICAZIONI

Uso interno

– Insufficienza epatica.
– Litiasi e fango biliari[143].
– Stipsi spasmodica.
– Consigliato ai diabetici.

Uso esterno

– Ascessi, foruncoli.
– Anemia.
– Eczemi, screpolature, dermatosi squamose.
– Algie diverse.
– Rachitismo.
– Piorrea.
– Caduta dei capelli.

MODO D'IMPIEGO

Uso interno

1. L'oliva verde o nera (quest'ultima più digeribile).
2. L'OLIO (vergine, ottenuto da prima spremitura a freddo, il solo metodo da impiegare): 1-2 cucchiai da minestra al risveglio per epatici e colitici (stipsi); favorisce l'evacuazione dei calcoli. Si può aggiungere succo di limone. Uno dei migliori oli da tavola da usarsi per la cucina abituale.

143. Chauffard.

Uso esterno

1. Cure della pelle (viso, corpo).
2. I cataplasmi di olive mature pestate maturano i foruncoli e gli ascessi.
3. Frizioni di olio sul corpo dei bambini rachitici o anemici.
4. Massaggi alle gengive (piorrea).
5. Frizioni e massaggi di un linimento a base di olio e aglio grattugiato contro algie reumatiche, nevriti, distorsioni. Preparazione: 1 testa d'aglio grattugiato in 200 g d'olio di oliva. Lasciar macerare per 2-3 giorni.
6. Contro la caduta dei capelli: frizioni d'olio al cuoio capelluto, la sera, per 10 giorni. Avvolgere il capo con un panno per la notte. Lavare il mattino dopo.
7. Contro la gotta, frizioni d'olio alla camomilla: 1 parte di fiori secchi di camomilla per 8 parti d'olio d'oliva. Scaldare a bagnomaria o esporre 4 giorni al Sole. Passare spremendo.
8. Contro le dermatosi squamose: impacchi d'olio preparato con 100 g di FOGLIE fresche di morella macerate per 1 settimana in 200 g d'olio d'oliva.
9. Contro le screpolature: unzioni di glicerina + olio d'oliva in parti uguali.
10. Contro la stipsi spasmodica: clisteri di 200-400 g di olio d'oliva per 0,5-1 l d'acqua.

• Olio di oliva

La polpa del frutto ne fornisce dal 10 al 35%, il nocciolo dal 25 al 50%. La sua composizione varia secondo l'annata del raccolto, la regione di coltura, la specie analizzata. Queste le cifre date da L. Reutter:

– acidi grassi non saturi (85%) dei quali:

  a. monoinsaturi: acido oleico (più dei 3/4);

  b. polinsaturi: soprattutto acido linoleico (4-12%);

– acidi grassi saturi (15%), soprattutto acidi palmitico e stearico.

– Trigliceridi.
– Vitamina E (3-30 mg/100 g), tracce di vitamine B e C, lecitina, clorofilla, xantofilla.

Gli oli vergini, estratti da frutti maturi, sono i più ricchi di vitamine.

La povertà di acidi grassi polinsaturi nell'olio d'oliva sembra spiegare (come per l'olio d'arachide, → p. 162) la sua debole azione nei casi di ipercolesterolemia.

NOTA BENE

1. L'olio vergine d'oliva di buona qualità può sostituire nei linimenti e nelle emulsioni l'olio di mandorle dolci (→ p. 302).
   È un solvente di numerosi medicamenti (canfora, creosoto) per uso interno o per iniezioni ipodermiche.
2. L'olio d'oliva, aggiunto ai mezzi di coltura di bacilli di Koch, ritarda lo sviluppo del bacillo[144].
3. La FOGLIA dell'olivo ha proprietà ipotensive, diuretiche e antidiabetiche.

RICETTE[145]

Perché valga la pena realizzare queste ricette, prevedere una giara da 10 litri.

1. *Conserva di olive verdi*

Pungere ogni oliva 1-2 volte con un ago. Riempire la giara e ricoprire d'acqua, che verrà cambiata ogni giorno per 15 giorni.

Preparare una salamoia: far scaldare la quantità d'acqua necessaria per ricoprire tutte le olive, aggiungendovi foglie di finocchio, di alloro, timo, rosmarino, prezzemolo, diversi limoni tagliati a spicchi con la buccia, sale.

Lasciar raffreddare. Passare. Versare sulle olive.

Se possibile, porre la giara in luogo fresco. Coprire con una gar-

144. Gastinel e collaboratori.

145. Diane Daize, *Vie et Santé*.

za. Sopra, si formerà uno strato biancastro, che si dovrà mantenere. Dopo 15 giorni, sarà possibile consumare i frutti, evitando di disgregare lo strato protettivo.

2. *Conserva di olive nere (1)*

Procedere esattamente come per la ricetta precedente: talvolta le olive diventano un po' violacee, ma ciò non ha importanza.

3. *Conserva di olive nere (2)*

In questo caso, si tratta di olive nere molto mature, quasi grinzose: sono le migliori. Pungere i frutti con un ago. Ricoprire con sale marino fine. Dopo 3 settimane, togliere il sale e ricoprire con olio d'oliva. Si conserva molto a lungo.

4. *Panini alle olive nere*

2 tazze d'acqua, 2 cucchiaino di prezzemolo tritato, 1 cucchiaino di scalogni tagliati a fettine sottili, 1 cucchiaino d'olio d'oliva, una ventina di olive nere snocciolate e tagliate fini. Mescolare il tutto. Macinare il frumento e aggiungerlo a poco a poco, impastando fino a ottenere una pasta omogenea. Lasciar riposare 30 min. Tagliare in 6 parti. Appiattire ogni parte. Cuocere in padella da ogni lato. Si mangiano caldi o freddi, ricoperti o no di passata di pomodoro e formaggio grattugiato.

Orzo

- ***Hordeum vulgare, Graminacee***

Entra nella composizione della *Tisane dell'Ospedale "Buona per tutto"*.

PARTI USATE

Semi (3 forme: orzo mondato, perlato, germinato).

Orzo mondato: semi liberati dal loro involucro.

Orzo perlato: semi liberati dal loro involucro, sbiancati e puliti meccanicamente.

Semola: farina grezza, seccata.

Fiocchi d'orzo: la parte che resta nello staccio quando l'orzo, sbarazzato dal suo involucro e schiacciato, viene setacciato per separarlo da una parte della sua farina.

Malto: orzo germinato (il malto tostato è usato come caffè). La germinazione provoca la comparsa di una diastasi sfruttata nell'industria alimentare (birrerie).

PRINCIPALI COSTITUENTI NOTI

Ordeina (un'alcaloide), maltina, amido, fosforo, calcio, ferro, potassio, magnesio.

PROPRIETÀ

- Emolliente.
- Tonico generale e nervino.
- Tonicardiaco.
- Ricostituente.
- Digestivo.
- Drenatore epatico.
- Antidiarroico.
- Rinfrescante.
- Ipertensivo (per vasocostrizione).

INDICAZIONI

- Affezioni polmonari (tubercolosi, bronchiti croniche).
- Demineralizzazione, crescita.
- Atonia gastrica e intestinale.
- Epatismo, temperamenti biliari.
- Enteriti, diarree, dissenterie.
- Forme tifoidee.
- Malattie infiammatorie delle vie urinarie (nefriti, cistiti).
- Stati febbrili.
- Ipotensione.

MODO D'IMPIEGO

Uso interno

1. TISANA con 20 g d'orzo perlato per 1 l d'acqua. A volontà.

2. DECOTTO prolungato d'orzo mondato (fino all'apertura del chicco): da 30 a 50 g per litro d'acqua. Bollire 30 min. Tisana nutritiva e lassativa. A volontà.
3. ORZO PERLATO nelle farinate di cereali (il *brodo di cereali di Comby*: orzo, frumento, mais, fagioli secchi, piselli secchi, lenticchie: 1 cucchiaio da minestra di ciascuno. Bollire 3 ore in 3 l d'acqua).
4. MALTO, polvere: 5-20 g al giorno in cachets o in farinate maltizzate (alimentazione per bambini, soggetti stanchi, convalescenti, vecchi). Aggiunto a minestre e farinate, ne facilita la digestione.
5. MALTINA: 0,20-1,50 g al giorno in cachets.
6. ORDEINA: iniezioni sottocutanee, pozioni, sciroppo, nelle diarree, dissenterie amebiche, enteriti, febbri tifoidee.

Uso esterno

1. DECOTTO d'orzo per gargarismi.
2. CATAPLASMI di farina (infiammazioni cutanee).

NOTA BENE

1. Vedere alla voce avena (→ p. 169) la ricetta della minestra di cereali per lattanti.

Palme

Famiglia di alberi che comprende più di 1.200 specie. Tutte forniscono prodotti alimentari (datteri, noci di cocco, cavoli palmizi, olio di palma...) o industriali (giunco d'India, rafia...).

• Olio di palma

La noce di palma, frutto del palmisti, è di colore rosso e di forma arrotondata; è costituita da un seme molto duro, di colore nero, ricoperto di polpa. Questo frutto, cotto e pestato per separare la polpa dal seme, dà un olio di colore rosso molto apprezzato in Afri-

ca. Quest'olio grezzo è alla base di numerose ricette, in particolare della *salsa graine* e serve per la preparazione di numerosi alimenti (fritture di banana, carne, pesce, condimento di riso, couscous e altri cibi).
Nella farmacopea africana è usato come antidoto ai veleni. Se ne somministrano 1-2 cucchiai da minestra al giorno, fino alla guarigione.
Le donne africane lo assumono soprattutto dopo il parto (guarigione rapida di morsi uterini, coliche, dolori addominali), prendendone diversi cucchiai al giorno.
Rende più bella la pelle e più morbidi i capelli e, come il burro di karité, viene usato come prodotto di bellezza (pomate a base di olio di palmisti).
Raffinato attraverso moderni procedimenti in certi stabilimenti della Costa d'Avorio, come l'Irho, quest'olio – che perde il suo colore – fornisce un olio da tavola molto apprezzato.
È anche tra i componenti del burro vegetale (margarine) e viene impiegato nella fabbricazione dei saponi.
I residui servono soprattutto alla produzione di panelli e concimi.

NOTA BENE

1. Percentuali medie di acidi grassi nell'olio rosso di palma:
- acidi grassi insaturi (55%) dei quali:
  a. monoinsaturi: 45%;
  b. grassi polinsaturi: 10%;
- acidi grassi saturi (45%).

Papaia

• ***Carica papaya, Caricacee***

L'albero della papaia è originario dell'America tropicale (Messico). Coltivato in Brasile, in Africa e nelle Indie, è un albero la cui altezza varia dai 2 ai 5 m e che assomiglia a una palma. I frutti crescono a mazzi e hanno la forma della pera, mentre l'aspetto della buccia è uguale a quello del melone, liscio e costoluto. Ini-

zialmente verdi, una volta giunti a maturazione diventano gialli. La polpa, simile a quella del cocomero, è molto profumata e zuccherina.
Assai ricca di vitamine, la papaia ha proprietà digestive indiscutibili. Inoltre, dalle sue foglie e dal suo frutto si estrae la papaina, molto utilizzata in medicina nella cura delle malattie digestive (digestione facilitata delle proteine).
Con il succo di papaia, i Brasiliani preparano uno sciroppo sedativo, mentre si servono dei semi come vermifugo.
Per ammorbidire un pezzo di carne dura, l'avvolgono in foglie di papaia, lasciandolo così per alcune ore.

MODO D'IMPIEGO

Uso medico

1. Oltre a quanto appena detto, è usata nella cura delle ernie del disco mediante la chimopapaina (→ p. 156 ananas).

Uso alimentare

- Negli antipasti, come il melone, o in macedonie di frutta mista.
- inoltre [146], «*La papaia è consumata come dessert a Tahiti, mescolata con amido di manioca e cotta al forno* (poe). *La papaia verde viene mangiata cotta, come ortaggio, in Nuova Guinea. Altrove, si consuma generalmente il frutto maturo, che procura un notevolissimo apporto di vitamine A e C ed è buona fonte di calcio. Questo frutto risulta un po' insipido al gusto ed è quindi consigliabile consumarlo nella macedonia, mescolato con frutti acidi (carambola, agrumi), fette di mango o altri. Si prepara anche un eccellente piatto di verdura cruda con la papaia verde grattugiata, condita con un po' di vinaigrette o di olio e succo di lime*».

---

146. Estratti da *Un tano, un poisson, une papaye* di Cl. Jardin e J. Crosnier, *Commission du Pacifique Sud*, Nouméa, 1975.

NOTA BENE

1. Il lattice estratto dalle papaie verdi serve alla fabbricazione del chewing-gum.
A proposito di questa gomma da masticare, ritengo opportuno mettere in guardia i genitori sui pericoli che i loro figli piccoli possono correre quando, desiderosi di imitare i grandi, si comportano da autentici ruminanti.
Alcuni anni fa, mi è stato portato un bambino di 6 anni, che rischiava di morire in modo atroce per l'asfissia provocata da un chewing-gum rimastogli attaccato sul fondo del palato, otturando la trachea.
Prima di ricorrere a mezzi drastici (in questo caso, la tracheotomia [147]), ho preso il bambino e l'ho messo piegato sulle mie ginocchia, con la testa rivolta verso il basso. Infilandogli due dita in gola – come si fa per far vomitare un intossicato – ho avuto la gran fortuna di spingere il chewing-gum nell'esofago, liberando così l'orifizio della trachea.
Grazie al cielo, perché non sempre le cose vanno così!

Pastinaca

• ***Pastinaca sativa var. edule, Ombrellifere***

Ortaggio molto nutritivo, un tempo considerato come alimento base. Peraltro diuretico, disintossicante, antireumatico e emmenagogo.
Utilizzato spesso nelle minestre.
La zuppa a base di pastinaca, cipolle e porri è raccomandata da G. Siguret per le sue proprietà diuretiche.
Le persone soggette a ingrassare potranno trarne giovamento.

147. Tracheotomia: incisione chirurgica della trachea, cui segue l'inserimento di una cannula che consente all'aria di arrivare ai polmoni.

Patata

• ***Solanum tuberosum, Solanacee***

Questo tubero veramente prezioso, di cui nessuno potrebbe a lungo ignorare l'importanza, fu scoperto nel Perù dagli Spagnoli verso il 1530 e introdotto poco dopo in Spagna e Italia; in Francia la pianta è stata considerata solo per le sue qualità ornamentali fino al XVIII secolo, quando Parmentier [148] decise d'introdurla nell'alimentazione. Come è noto, non fu impresa facile, perché la prima patata aveva un sapore acre. Parmentier perfezionò i metodi di semina e moltiplicò le specie, fino a ottenere le varietà conosciute attualmente. Tuttavia, la popolazione rimaneva molto diffidente. Per ottenerne l'adesione, Parmentier, intelligentemente appoggiato da Luigi XVI, dovette usare numerosi sotterfugi. Tra l'altro, fece seminare campi di patate alla periferia di Parigi (oggi i quartieri della Porte Maillot e di Grenelle) e «*li fece ostentatamente sorvegliare durante il giorno, per invogliare il popolo a saccheggiarli di notte*».

PARTI USATE

I tuberi e la loro fecola, estratto.

PRINCIPALI COSTITUENTI NOTI

La tabella 38 a p. 345 riassume (in %) i principali costituenti del tubero della patata.

Le ceneri contengono soprattutto sali di potassio: 1 kg di patate fornisce all'organismo circa 5 g di potassio. I sali minerali del tubero sono naturalmente correlati alla qualità del terreno: sodio, calcio, magnesio; oligoelementi: fosforo, ferro, manganese, rame, zolfo.

Vitamine: C e K in piccole quantità. Ma la patata è ricca del complesso vitaminico B, B_1 (0,1 mg/100 g), B6 (0,2-0,3 mg) acido pantotenico (0,3-0,63mg), acido folico (0,1 mg) in concen-

148. Nato nel 1737 e morto nel 1813, Parmentier era farmacista militare. Terminò la sua carriera come farmacista-generale, membro insigne di numerose società scientifiche, colmato di onori.

TABELLA 38. COSTITUENTI PRINCIPALI DELLA PATATA

costituente	contenuto in %
ACQUA	74,68
CARBOIDRATI	22
PROTIDI	1,88
LIPIDI	0,14
SALI MINERALI	1,06
CENERI	2,51

trazioni paragonabili a quelle presenti nel lievito alimentare. Essa contiene anche un'ossidasi che esercita un'azione benefica sulla mucosa gastrica[149].

Sotto la pellicola si trova la solanina (0,04 mg/kg), prodotto tossico ma senza effetto in condizioni abituali. La solanina si trova anche nei germogli e nelle parti verdi del tubero. Essa sembra avere proprietà antispasmodiche analoghe all'atropina (alcaloide della belladonna).

PROPRIETÀ

- Sana, nutriente, molto digeribile (soprattutto al forno).
- Alimento energetico e plastico permesso ai diabetici, agli obesi e a tutti coloro che non desiderano ingrassare.
- Alimento di zavorra che favorisce le funzioni intestinali.
- Antiulcerosa.
- Cicatrizzante.

LA FECOLA è un topico emolliente.

L'ESTRATTO (il succo crudo) è:

- diuretico;
- emolliente;
- calmante e cicatrizzante delle mucose digestive;
- antispasmodico.

149. Citocromo ossidasi.

Indicazioni

Tubero

– Conservazione generale della salute.
– Artritismo.
– Obesità (per il suo potassio).
– Diabete (può sostituire il pane: al forno o in stufato).

Estratto crudo

– Gastriti, ulcere gastriche e duodenali.
– Dispepsie.
– Epatismo e litiasi biliare.
– Stipsi, emorroidi.
– Glicosuria e diabete florido.
– Scorbuto.

Fecola (uso esterno)

– Flemmoni.
– Erisipele.
– Scottature.
– Piaghe atone, ulcere alle gambe.
– Eruzioni, screpolature.

Modo d'impiego

Uso interno

1. Tintura madre: 20 gocce in un po' d'acqua, 3 volte al giorno, durante o dopo i pasti (la posologia può essere portata a 40 gocce per qualche giorno in casi di effetti insufficienti).
2. Succo di patata cruda: 1/2 bicchiere, 4-5 volte al giorno, per 1 mese (ulcere gastro-duodenali, diabete).
   Volendo, si può aggiungere miele, succo di carota o di limone.
   Mezzo bicchiere 1-2 volte al giorno per le altre affezioni.
   – Contro i parassiti intestinali, per 3 sere consecutive mangiare soltanto un'insalata di patate condita con 60 g di olio di noci.

Uso esterno

1. CATAPLASMI DI FECOLA, sia pura che in dose di 100 g ogni litro d'acqua.
2. CATAPLASMI DI PATATE crude grattugiate (scottature, geloni, screpolature, piaghe atone, ulcere, edemi alle palpebre). Vi si può aggiungere olio d'oliva.

NOTA BENE

1. Somministrando quotidianamente ai diabetici da 1 kg a 1,500 kg di patate, si nota un'attenuazione dei sintomi morbosi (glicosuria, poliuria, polidipsia) e un miglioramento dello stato generale[150].
   Quest'azione sarebbe dovuta alla sua composizione: potassio, magnesio, acidi citrico e malico che determinano un'alcalosi.
2. Alcune cavie nutrite con acqua e avena sono state preservate dallo scorbuto somministrando loro, quotidianamente, 15 g di patata cruda.
3. La composizione della patata varia secondo il modo in

TABELLA 39. COSTITUENTI PRINCIPALI DELLA PATATA COTTA

costituente	contenuto in % della patata lessa	contenuto in % della patata fritta
ACQUA	75	43,27
PROTIDI	2,58	3,99
LIPIDI	0,10	3,38
CARBOIDRATI	22,26	44,65
SALI MINERALI	1,07	1,73
contenuto energetico di 100 g	**di patate lesse**	**di patate fritte**
calorie	99	336
joule	414	1406

150. Mossé.

cui viene cotta: la tabella 39 p. 347 mette a confronto i costituenti princpali di patate lesse e fritte.

Si comprende così come le patate fritte siano più difficili da digerire. Le patate cotte al forno sono le più digeribili, poiché conservano intatte le loro proprietà, oltre al loro aroma integrale.

4. Per il pasto della sera, 100-200 g di formaggio bianco e qualche patata al forno mangiata con la sua pelle costituiscono un regime salutare, adottato un tempo da quasi tutti i contadini. Ricordiamolo: la patata non fa ingrassare.

5. Le patate bollite non devono essere conservate più di 24 ore.

6. *Ricetta del dolce di patate*

Cuocere a vapore 1 kg di patate. Pelarle, schiacciarle, aggiungere un po' di sale e impastare con 2 cucchiai da minestra di farina. Fare un tortino su un foglio infarinato e cuocere in forno per un'ora.

Spolverare con zucchero.

Usi domestici

1. COLLA DI PATATE: far bollire 4-5 patate per 1/2 ora in 1 l d'acqua. Aggiungere 3-4 prese di allume in polvere per assicurarne la conservazione.

2. Per togliere a un recipiente il deposito calcareo, farvi cuocere a lungo delle bucce di patate.

3. Per pulire vetri e specchi, strofinarli con una fetta di patata. Sciacquare con acqua e lucidare.

4. Per togliere le tracce delle dita dalle porte strofinarle con una fetta di patata. Asciugare.

5. L'acqua di cottura delle patate pulisce perfettamente l'argenteria.

6. Per ravvivare i colori di un tappeto, passare prima di tutto l'aspirapolvere. Grattare 2 patate, coprirle d'acqua calda e lasciare in infusione per 2 ore. Filtrare. Strofinare con cura il tappeto.

Ulcere gastriche e duodenali, gastriti

Da molto tempo, ormai, a mio avviso, la cura di queste affezioni trova giovamento col succo di patata, il succo di cavolo o la radice di liquirizia. Ecco la scheda che ho pubblicato nel 1974.
In seguito, ho ricevuto moltissime lettere di malati che confermavano la validità di queste cure. Le ho registrate con grande interesse e piacere.

Tipo di malattia psicosomatica (la medicina psicosomatica è lo studio delle turbe psichiche di ordine affettivo e delle turbe organiche che ne derivano).
Si tratta di una perdita di sostanza della mucosa gastrica riscontrata più spesso negli uomini tra i 30 e i 50 anni, generalmente provocata da fattori emotivi o da alcuni medicinali: aspirina, corticoidi, fenilbutazone, anticoagulanti...
I cambiamenti di stagione comportano spesso una recrudescenza.

Sintomi

- Crampi, dolori più o meno forti alla cavità epigastrica (cavità dello stomaco) o senso di fame placato con l'assunzione di cibo o di antiacidi (ad esempio bicarbonato di sodio).
- Dovuti a un eccesso di acido cloridrico nello stomaco.
- Possono accompagnarsi a vomito di sangue (*ematemesi*).
- Evoluzione con accessi da 15 giorni a 6 settimane, con attenuazione per diverse settimane o mesi.
- L'ulcera può affliggere la parte inferiore dell'esofago e la prima porzione del duodeno (il duodeno è l'intestino che si trova immediatamente sotto lo stomaco): si tratta in questo caso di ulcera duodenale.
  È questo il motivo per cui, in medicina, generalmente si studia l'ulcera dello stomaco sotto la denominazione di ulcera gastroduodenale: le due varietà hanno bisogno delle stesse cure.
- L'ulcera dello stomaco può trasformarsi in ulcera callosa (con fibrosi retraente) o in tumore (tumore ulcerato).
- La gastrite (infiammazione acuta o cronica della mucosa gastrica), molto frequente, trae giovamento dalle stesse cure.

Trattamenti

Come nel caso di molte affezioni, sono assai numerosi.

A. Classici

– Medicamenti gastrici a base di bismuto, allumina, silicati di magnesio e di alluminio, di carbonato di calcio, di argilla.

– Antispasmodici a base di belladonna o di atropina (uno dei suoi alcaloidi), di bromuro, di preparati contenenti – secondo i casi – valeriana, passiflora, loto, meliloto, biancospino...

– Iniezioni intramuscolari di diversi prodotti: preparati ferrosi, a base di istidina (un aminoacido), proteine, gammaglobuline... Questi trattamenti sono effettuati generalmente per un periodo che varia da 3 settimane a 1 mese, da ripetere, secondo alcuni studiosi, per diversi mesi, fino a 3 anni.

– Regime dietetico: molto meno rigido rispetto ad alcuni anni fa.

– Eliminazione dell'alcol, del tabacco, delle spezie, degli acidi (vino bianco), dei medicinali sopra descritti.

– Per il resto, alimentazione normale, badando tuttavia a evitare gli ortaggi troppo ricchi di cellulosa irritante.

Nota bene

– Pur se in casi rari, qualche volta può essere necessario tenere a letto il malato per 8-10 giorni.

– La guarigione è attestata dallo stato e dalle dichiarazioni del paziente e, beninteso, da un controllo radiologico.

– Numerosi casi di guarigione si sono registrati somministrando solo medicinali gastrici e calmanti.

– L'ulcera gastro-duodenale, del resto, può guarire spontaneamente.

– In caso d'insuccesso totale: intervento chirurgico obbligatorio (un'eccezione ai giorni nostri).

B. Altri trattamenti (il vero oggetto di questo paragrafo)

Questi trattamenti, scarsamente noti, si sono dimostrati validi già da molto tempo e, nella gran maggioranza dei casi, hanno permesso, fin dall'inizio, la guarigione definitiva dell'ulcera o della gastrite. Le nostre statistiche registrano numerosi risultati negli ultimi 15 anni.

Localmente

– Medicazioni all'argilla: 1/2 cucchiaino da caffè in 1/2 bicchiere d'acqua 1/2 ora prima dei 3 pasti.

– Oppure, bustine con:

carbonato di bismuto	10 g
caolino	5 g

1 bustina in 1/2 bicchiere d'acqua prima dei 3 pasti.

– Tra i pasti, in caso di dolore o reflussi acidi:

carbonato di calcio	60 g
magnesia calcinata	5 g
caolino	60 g
bicarbonato di sodio	10 g
carbonato di bismuto	25 g
lattosio	25 g

1 cucchiaino da caffè in 3/4 di bicchiere d'acqua.

Trattamenti di fondo

Trattamento di 3 settimane-1 mese da ripetere al bisogno (in 48 ore, generalmente, il miglioramento risulta già evidente). A scelta:

– SUCCO DI CAVOLO FRESCO: 3/4 di bicchiere alcuni minuti prima dei 3 pasti;

– SUCCO DI PATATA FRESCO: 1/2 bicchiere qualche minuto prima dei 3 pasti (a torto o a ragione, io continuerei a diffidare di certi prodotti industriali decantati in Svizzera, Germania, Francia e altrove. Ogni famiglia dovrebbe avere, nella propria cucina, un elettrodomestico per ottenere succhi di frutta o di verdura. Questi succhi non sono gradevoli al gusto, ma vi si può aggiungere, con profitto, un po' di succo di carota, di miele o 1 cucchiaino da caffè di succo di limone: basti sapere che 1-2 cucchiaini da caffè di succo di limone nell'acqua sono sufficienti a eliminare l'acidità di stomaco);

– DECOTTO DI RADICE DI LIQUIRIZIA: 50 g per 1 l d'acqua, bollire

per 10 min, lasciar macerare per 12 ore; 1 bicchiere 3 volte al giorno;
– oppure: POLVERE DI RADICE DI LIQUIRIZIA: 1 cucchiaino raso da caffè in 1/2 bicchiere d'acqua, alcuni minuti prima dei 3 pasti.
Inoltre, un calmante vegetale a base di valeriana, passiflora, loto, meliloto... (del tipo Antinerveux Lesourd), mattino e sera.

Conclusione
L'ulcera gastro-duodenale e la gastrite sono sindromi frequenti nelle nostre società, ma vengono curate con successo con metodi relativamente semplici, alcune precauzioni e un'attitudine mentale che si è un po' persa.
Per concludere: non trascurare mai di far verificare lo stato della colonna vertebrale, perché i micro-spostamenti di alcune vertebre dorsali possono provocare un'ulcera.

Patata, Parmentier e Storia
Originaria di Chiloé, arcipelago del Pacifico a sud del Cile, la patata degli Inca fu importata in Spagna e nei paesi del sud dell'Europa verso il 1540.
Quarant'anni dopo, l'ammiraglio inglese Raleigh la introduce nelle Isole Britanniche e nei Paesi Bassi.
A quell'epoca, la patata è considerata tossica per l'uomo, capace di trasmettergli la lebbra, e non serve ad altro che a nutrire il bestiame.
È un farmacista dell'esercito francese, prigioniero in Germania, che la scopre a ogni pasto nella sua gavetta. Di ritorno in Francia nel 1763, "lo speziale dell'esercito" Antoine-Augustin Parmentier (1737-1813) inizia a far adottare questo tubero nel nostro paese per cercare di far fronte alla carestia. Ma si scatena una violenta opposizione e, in alcune province, viene proibita la coltivazione della "pianta pericolosa".
Parmentier finisce tuttavia col convincere Franklin, Lavoisier e il Re, che orna le asole dei suoi abiti con fiori di patata. Nel 1771, l'Accademia di Medicina di Parigi dichiara l'innocuità del tubero e ne raccomanda l'uso.
Parmentier fu, tra l'altro, uno dei primi specialisti della nutri-

zione, della dietetica e dell'igiene alimentare. Lo dimostrano ampiamente i suoi numerosi studi, in particolare quelli sulla fermentazione del pane, sulle farine, sulla miscela di frumento, segale e orzo che porta alla nozione di pane integrale, le sue analisi dell'acqua e del latte, le ricerche sull'uso del freddo per la conservazione della carne e sul valore nutritivo delle fecole, sull'estrazione dello zucchero dall'uva (il blocco privava allora la Francia dello zucchero di canna), e così via.

Durante la Rivoluzione, dimenticando che se non muoiono di fame è grazie alla patata, molti Francesi ricordano soltanto che Luigi XVI ha sostenuto Parmentier nel suo tentativo di diffusione. Divenuto quindi nemico del popolo, Parmentier viene condotto di fronte a un tribunale di epurazione, che lo espelle da Parigi.

Ma la Convenzione lo richiama, gli conferisce una "corona civica" e lo nomina Farmacista Ispettore. Nel 1796, entra nell'Istituto di Francia.

Colui che, di volta in volta, è stato definito giardiniere, "inventore" della patata o agronomo, muore nel 1813, con i titoli di Ispettore Generale del Servizio di Sanità dell'Esercito, membro dell'Accademia delle Scienze e Barone dell'Impero.

Andate a rendergli omaggio: riposa al Père Lachaise, a fianco di La Fontaine.

Pero

• ***Pirus communis, Rosacee***

Originario della Cina, è presente in Francia dal Medioevo.

PRINCIPALI COSTITUENTI NOTI

La tabella 40 a p. 354 riassume le proporzioni (in %) dei principali costituenti del frutto della pera.

Inoltre: pectina, tannino, grasso; vitamine A, B_1, B_2, PP, C; fosforo, sodio, calcio, magnesio, zolfo, zinco, potassio, cloro, rame, ferro, manganese, iodio, arsenico.

La tabella 41 a p. 355, invece, mette a confronto le quantità dei

TABELLA 40. COSTITUENTI PRINCIPALI DELLA PERA

costituente	contenuto in %
ACQUA	83
ZUCCHERI (SOPRATTUTTO LEVULOSIO)	8
CARBOIDRATI	3,5
ACIDI	0,2
ALBUMINE	0,5
CELLULOSA	4,3
CENERI	0,3

principali costituenti presenti in 100 g di pere fresche (solo la parte commestibile) e in 100 g di pere conservate.

PROPRIETÀ

- Diuretica uricolitica e antiputrida.
- Depurativa.
- Lassativa.
- Rimineralizzante, nutriente.
- Stomachica.
- Astringente.
- Sedativa.
- Rinfrescante.

INDICAZIONI

- Reumatismi, gotta, artritismo.
- Astenia.
- Superlavoro, gravidanza.
- Anemia.
- Tubercolosi.
- Diarree.
- Frutto permesso ai diabetici grazie al suo levulosio.

MODO D'IMPIEGO

1. FRUTTO: 1-1,3 kg al giorno, prima dei pasti.
2. SUCCO: 2-3 bicchieri al giorno, prima dei pasti.

TABELLA 41. COSTITUENTI PRINCIPALI DI 100 g DI PERE[151]

costituente	contenuto in g delle pere fresche	contenuto in g delle pere conservate
ACQUA	83	84
PROTIDI	0,4	0,4
LIPIDI	0,4	0,1
GLUCIDI	14	14
CELLULOSA		
minerali e oligoelementi	**contenuto in mg delle pere fresche**	**contenuto in mg delle pere conservate**
ZOLFO	5	22
FOSFORO	9-26	7
CLORO	2	
SODIO	3	
POTASSIO	130	
MAGNESIO	7	
CALCIO	9-15	6
FERRO	0,40	0,50
ZINCO	0,16	
RAME	0,10	
MANGANESE	0,06	
IODIO	0,002	
vitamine	**contenuto in mg delle pere fresche**	**contenuto in mg delle pere conservate**
A	0,01	0,01
B_1	0,02	0,01
B_2	0,05	0,02
C	3	1-2
PP	0,20	0,14
contenuto energetico di 100 g	**di pere fresche**	**di pere conservate**
calorie	61	59
joule	255	247

151. L. Randoin.

2. PERE SECCHE: 40-50 g ogni litro d'acqua. Bollire un'ora. Bibita rinfrescante, diuretica, energetica.
3. Entra nella ricetta della marinata a base di frutta (p. 360 – pomodoro).

Pesco

• ***Amygdalus persica o Persica vulgaris, Rosacee***

PRINCIPALI COSTITUENTI NOTI

La tabella 42 a p. 357 riassume le quantità dei principali costituenti presenti in 100 g di pesche fresche a confronto con quelle presenti nella stessa quantità di pesche sciroppate.
Dalla distillazione del frutto maturo, si ottiene un'essenza che contiene eteri, linalolo, acidi formico, acetico, valerico, caprilico, acetaldeide, purpurolo, cadinene.

PROPRIETÀ

- Energetica.
- Stomachica.
- Diuretica.
- Leggermente lassativa.

INDICAZIONI

- Dispepsie.
- Ematurie.
- Litiasi urinarie.

NOTA BENE

1. Per le cure del viso, le donne hanno sempre fatto largo uso di pesche schiacciate.
2. I fiori di pesco sono sedativi, antispasmodici, lassativi. Le foglie sono vermifughe e i loro cataplasmi sono stati consigliati contro i cancri ulcerati.
3. Entra nella ricetta della marinata a base di frutta (p. 360 – pomodoro).

TABELLA 42. COSTITUENTI PRINCIPALI DI 100 g DI PESCHE[152]

costituente	contenuto in g delle pesche fresche	contenuto in g delle pesche sciroppate
ACQUA	86	80
PROTIDI	0,5	0,4
LIPIDI	0,1	0,1
GLUCIDI	12	17
CELLULOSA	1,4	0,4
minerali e oligoelementi	**contenuto in mg delle pesche fresche**	**contenuto in mg delle pesche sciroppate**
ZOLFO	7	
FOSFORO	22	14
CLORO	3	
SODIO	3	
POTASSIO	290	
MAGNESIO	10	
CALCIO	8	5
FERRO	0,40	0,40
ZINCO	0,02	
RAME	0,05	
MANGANESE	0,06	
IODIO	0,002	
vitamine	**contenuto in mg delle pesche fresche**	**contenuto in mg delle pesche sciroppate**
A	0,90	
B_1	0,03	0,01
B_2	0,05	0,01
C	5-8	3-5
PP	0,80	0,70
contenuto energetico di 100 g	**di pesche fresche**	**di pesche conservate**
calorie	59	70
joule	247	293

152. L. Randoin.

Pino

• ***Pinea pinea, Pinacee***

Frutto del pino sono i pinoli dolci, posti alla base dello strobilo in un guscio legnoso e duro.

PRINCIPALI COSTITUENTI NOTI

La tabella 43 mostra (in %) i principali costituenti del pinolo dolce. Inoltre: sali minerali vari

TABELLA 43. COSTITUENTI PRINCIPALI DEL PINOLO DOLCE

costituente	contenuto in %
ACQUA	5,49
SOSTANZE ALBUMINOIDI	31,81
ZUCCHERO	5,89
OLIO	45

PROPRIETÀ E INDICAZIONI

– Molto nutritivo.

– Usato un tempo contro le paralisi, l'impotenza, la tubercolosi e le affezioni polmonari.

– Consumato, attualmente, per l'alimentazione.

Pisello

• ***Pisum sativum, Leguminose (Papilionacee)***

PRINCIPALI COSTITUENTI NOTI

Fosforo, ferro, potassio; vitamine A, B e C; amido, zuccheri. Acido urico: 50 mg/100 g, cosa che non lo rende un elemento proibito ai gottosi, se consumato in quantità ragionevoli.

PROPRIETÀ

– Energetico.

– Favorisce l'evacuazione intestinale.

MODO D'IMPIEGO

1. SEMI FRESCHI: molto digeribili, "spazzano" l'intestino (controindicato nelle enteriti).
2. SEMI SECCHI, racchiudono principi concentrati (consumarne con moderazione).

NOTA BENE

1. Sei casi d'anemia aplastica furono trattati con una fitoemaglutinina, che è un estratto mucoproteinico ottenuto dai piselli, ottenendo un evidente stimolazione della funzione midollare in tutti i casi e il ritorno alla normalità del midollo osseo in 2 casi su 6[153].

Pistacchio

• ***Pistacia vera, Anacardiacee***

PRINCIPALI COSTITUENTI NOTI

La tabella 44 mostra (in %) i principali costituenti del seme di pistacchio. Un tempo gli si attribuivano virtù antivelenose, toniche, epatiche e analettiche.

Ai nostri giorni è usato soltanto nella salumeria e nella pasticceria.

TABELLA 44. COSTITUENTI PRINCIPALI DEL PISTACCHIO

costituente	contenuto in %
ACQUA	7,93
MATERIE GRASSE	45,72
MATERIE PROTEICHE	22,58
MATERIE ESTRATTIVE	17,64
CENERI	3,14
CELLULOSA	2,99

153. J. G. Humble, *Lancet*, giugno 1964.

Pomodoro

• ***Lycopersicum esculentum, Solanacee***

Originario del Perú, è stato introdotto in Europa dagli Spagnoli nel XVI secolo. Ne esistono diverse varietà.

PRINCIPALI COSTITUENTI NOTI

La tabella 45 mostra (in %) i principali costituenti del frutto del pomodoro.

TABELLA 45. COSTITUENTI PRINCIPALI DEL POMODORO

costituente	contenuto in %
ACQUA	90
GLUCIDI	4
PROTIDI	1
LIPIDI	0,3

Inoltre, acidi organici (malico, pectico, citrico…), calcio, fosforo, magnesio, potassio, zolfo… e numerosi oligoelementi: zinco, rame, ferro, boro, iodio…; vitamine A, B_1, B_2, B_6, C, PP, E, K.
La tabella 46 quantifica il contenuto vitaminico di 100 g di pomodori freschi, in percentuale della dose necessaria ogni giorno a un adulto.

TABELLA 46. CONTENUTO VITAMINICO IN 100 g DI POMODORO

vitamina	contenuto in %
A	13
ACIDO FOLICO	5
B_1	8
C	33

TABELLA 47. COSTITUENTI PRINCIPALI DI 100 g DI POMODORO[154]

costituente	contenuto in g
PROTIDI	0,3
LIPIDI	0,9
GLUDICI	4
minerali e oligoelementi	**contenuto in mg**
FOSFORO	1
CALCIO	1
FERRO	1
vitamine	**contenuto in mg**
A	1
B_1	1
B_2	1
C	1
PP	0,3
contenuto energetico	
calorie	22
joule	92

La tabella 47, infine, quantifica la composizione generale di 100 g di pomodoro.

PROPRIETÀ

- Energetico.
- Rimineralizzante, rivitalizzante.
- Equilibratore cellulare.
- Aperitivo.
- Rinfrescante.
- Antiscorbutico.
- Antinfettivo.
- Disintossicante.
- Alcalinizzante del sangue troppo acido.

154. L. Randoin.

– Diuretico.
– Dissolvente urico.
– Eliminatore dell'urea.
– Favorisce l'evacuazione, per la sua buccia e i suoi semi.
– Facilita la digestione dei cibi che contengono fecole e amidi (paste alimentari).

INDICAZIONI

Uso interno

– Astenia.
– Disappetenza.
– Intossicazioni croniche.
– Pletora, stati congestizi.
– Iperviscosità sanguigna.
– Aterosclerosi.
– Affezioni vascolari.
– Artritismo, gotta.
– Reumatismi.
– Azotemia.
– Litiasi urinaria e biliare.
– Stipsi.
– Enterite, stati infiammatori dell'apparato digestivo.

Uso esterno

– Acne.
– Punture d'insetti.

MODO D'IMPIEGO

Uso interno

1. In insalata.
2. In SUCCO (3 bicchieri al giorno per 3 settimane, 1 mese) che si può mescolare, in parti uguali, con succo di sedano (p. 394) (ricostituente).

Uso esterno

1. Contro l'acne: tamponare con una fetta di pomodoro e il giorno dopo con foglie di acetosella spiegazzate. La-

sciare agire, ogni volta, per $1/2$ ora e terminare con un'abluzione d'acqua fresca.

2. Per prevenire l'acne, una lozione con:

alcol a 90°	40 g
glicerina a 28° Baumé	1 g
succo di pomodoro	100 g

3. Punture d'insetti: strofinare con FOGLIE di pomodoro spiegazzate.

NOTA BENE

1. Il pomodoro non contiene ossalati ma un elemento simile al cortisone. È consigliato, quindi, anche a chi soffre di reumatismi e di gotta.

2. Non è opportuno preparare l'insalata di pomodori molto tempo prima del suo consumo: questi ortaggi, infatti, si ossidano facilmente e perdono parte delle loro proprietà.
Se nelle mense aziendali o scolastiche e nei refettori questa è spesso una necessità, la madre di famiglia dovrà ben guardarsi dal farlo a casa.

3. Le FOGLIE di pomodoro tengono lontane vespe e zanzare. Appenderle infilate su una cordicella.

4. Per togliere le macchie d'inchiostro da un tessuto bianco, strofinarle con succo di pomodoro.

5. *Marinata a base di frutta* [155].

Ingredienti: 6 pomodori rossi non troppo maturi, 6 grosse cipolle (p. 229) bianche di Spagna, 6 pesche (p. 356), 6 pere (p. 353), 2 cucchiai da minestra di sale, 3 grossi peperoni verdi, 300 g di aceto bianco, 5 tazze di zucchero in polvere, 1 cucchiaio da minestra di spezie per marinata.
Tagliare a fette pomodori e cipolle.
Sbucciare pesche e pere, tagliarle a pezzetti, togliere la pellicina ai peperoni, mettere il tutto in un recipiente smaltato.

155. S. Dumont, Québec.

Aggiungere gli altri condimenti, avendo cura di chiudere le spezie in un sacchettino di tela, in modo da poterlo poi togliere.
Far bollire a fuoco molto vivo.
Schiumare al primo bollore e lasciar cuocere ancora una ventina di minuti, oppure $1/2$ ora - $3/4$ d'ora secondo i gusti, a fuoco moderato.
Lasciar riposare e versare in contenitori sterilizzati solo quando il tutto sarà perfettamente raffreddato. Conservare in luogo fresco e asciutto.

Pompelmo

• ***Citrus decuniana, Rutacee***

Originario dell'Asia, l'albero si trova da molto tempo nelle Indie, in Giappone, negli Stati Uniti, in Giamaica, in Israele (la var. detta di Jaffa è rinomata).
Può raggiungere i 6-7 m d'altezza.

PRINCIPALI COSTITUENTI NOTI

La tabella 48 a p. 365 quantifica la composizione generale di 100 g di frutti di pompelmo.
Inoltre: sodio, cloro, ferro, rame, manganese. Olio essenziale (limonene, pinene, citrale), alcol, pectina, acido citrico.

PROPRIETÀ

– Aperitivo e tonico.
– Digestivo.
– Depurativo.
– Drenante epatico e renale.
– Antiemorragico.
– Rinfrescante.
– Ipotensivo (?), studi da effettuare.

INDICAZIONI

– Anoressia, fatica.

TABELLA 48. COSTITUENTI PRINCIPALI DI 100 g DI POMPELMO

costituente	contenuto in g
ACQUA	89
GLUDICI	9
PROTIDI	0,6
LIPIDI	0,1
minerali e oligoelementi	**contenuto in mg**
CALCIO	20
FOSFORO	18
POTASSIO	190
MAGNESIO	12
ZOLFO	7
vitamine	**contenuto in mg**
PROVITAMINA A	0,1
B	0,07
B_2	0,05
C	740
PP	0,3
contenuto energetico	
calorie	43
joule	180

– Dispepsia.
– Intossicazione, pletora.
– Artritismo.
– Oliguria.
– Insufficienza biliare.
– Fragilità capillare.
– Affezioni febbrili e polmonari.
– Ipertensione (?)

MODO D'IMPIEGO

1. SUCCO: 3 bicchieri al giorno prima dei pasti (al naturale o dolcificato con miele).

Porro

- ***Allium porrum, Gigliacee***

Della stessa famiglia dell'aglio e della cipolla, ne esistono diverse varietà fra cui il porro giallo di Poitou, il porro corto di Rouen, il porro lungo d'inverno.

PARTI USATE

La pianta, le radici secondarie.

PRINCIPALI COSTITUENTI NOTI

Vitamine B e C; ferro, calcio, fosforo, magnesio, sodio, potassio, manganese, zolfo, silicio, essenza sulfo-azotata, mucillagine, cellulosa.

PROPRIETÀ

- Tonico, nervino, molto digeribile.
- Costruttore.
- Diuretico urico.
- Lassativo ("spazza" l'intestino).
- Antisettico.

È stato detto che, grazie ai suoi sali minerali, una cura di porri equivale a una cura di Vichy.

L'acqua di cottura dei porri ha proprietà analoghe: 3/4 di litro o 1 l al giorno per 3 settimane (molto diuretica).

INDICAZIONI

Uso interno

- Dispesie.
- Anemia.
- Reumatismi, artrite, gotta.
- Affezioni urinarie.
- Litiasi urinarie.
- Azotemia.
- Insufficienza renale.
- Obesità.
- Aterosclerosi.

Uso esterno

– Ascessi.
– Foruncoli.
– Cistiti.
– Ritenzione d'urina.
– Emorroidi.
– Calli e duroni.
– Punture d'insetti.
– Piaghe.
– Cure del viso.

MODO D'IMPIEGO

Uso interno:

1. Crudo, tagliato molto fine, in insalata, mescolato ad altre verdure crude.

2. DECOTTO di porri, minestre, acqua di cottura dei porri.

3. RADICI secondarie pestate nel latte: vermifugo.

– 30 g di radici secondarie macerate per 10 giorni in 1 l di vino bianco: 1 bicchiere da vino ogni mattina (azotemia).

Uso esterno

1. SUCCO + latte o siero di latte: in lozione contro i rossori e le eruzioni del viso.

– Succo + mollica di pane danno una pasta che matura ascessi e foruncoli.

2. Contro i foruncoli (per farli riassorbire): CATAPLASMI di bianco di porro mescolato con pochissima acqua zuccherata per ottenere una pasta.

3. Contro la ritenzione d'urina, le cistiti: cuocere a fuoco lento 6 porri ricoperti d'olio d'oliva. Applicarli caldi sul basso ventre.

4. Contro calli e duroni: far macerare per 24 ore una FOGLIA di porro nell'aceto. Applicare la notte sulla parte umida. Grattare: la callosità si squamerà. Ripetere se occorre (tecnica analoga con l'edera rampicante).

5. Contro le punture d'insetti: strofinare con una TESTA di porro tagliata in due (togliere il pungiglione). Anche aglio e cipolla danno gli stessi rapidi risultati.

2. Contro le piaghe: La foglia di porro fornisce una medicazione antisettica e cicatrizzante.

NOTA BENE

1. È buona norma fare seccare al forno tiepido FOGLIE di porro per usarle nelle minestre d'inverno. Si possono anche conservare nel congelatore.

– La zuppa di porri e patate è sicuramente tra le più delicate. Unite un po' di RADICI secondarie di porro al lesso di manzo con verdure: il risultato sarà eccellente.

2. Contro la bocca impastata, all'indomani di un lauto pranzo: zuppa di cipolla, o zuppa di cavolo o brodo di porro.

Portulaca

• ***Portulaca oleracea, Portulacacee***

PARTI USATE

Foglie.

PRINCIPALI COSTITUENTI NOTI

Mucillagine; vitamine B e C.

PROPRIETÀ

– Emolliente.
– Vermifuga.
– Depurativa.
– Diuretica.
– Leggermente ipnotica.
– Rinfrescante.
– Aumenta il potere di coagulazione del sangue.

INDICAZIONI

– Infiammazioni digestive, respiratorie, urinarie (cistiti).

– Parassiti intestinali.
– Litiasi urinarie.
– Oligurie.
– Emorragie (emottisi, ematurie, emofilia).

MODO D'IMPIEGO

1. Infuso da 20 a 30 g ogni litro d'acqua; 3 o 4 tazze al giorno.
2. In insalata, sola o mista, e nelle minestre.

Prezzemolo

- ***Petroselinum sativum o Hortense petroselinum, Ombrellifere***

Alimento-medicamento come l'aglio, la cipolla, il dente di leone, la carota, il porro ecc., è «*Uno dei più preziosi alimenti di previdenza che la natura ha generosamente messo a disposizione della razza umana*[156]».

PARTI USATE

Pianta intera, semi, radici.

PRINCIPALI COSTITUENTI NOTI

Apiolo = principio estrogeno[157]; vitamine A, B, acido folico e C; ferro, calcio, fosforo, magnesio, sodio, potassio, iodio, rame, manganese, zolfo; clorofilla, diastasi, olio essenziale (pinene, terpene, apiolo, apeina).

Il prezzemolo è 4 volte più ricco di vitamina C dell'arancio e del cavolo, e ne contiene il doppio rispetto al crescione. Per 100 g di prezzemolo fresco, si contano 19 mg di ferro; 0,9 mg di manganesio; 240 mg di vitamina C, 60 mg di provitamina A.

Con 20 g di prezzemolo, pari al peso di una lettera, si assorbo-

156. L. Randoin, P. Fournier.

157. R. Paris e Quevauviller.

no ogni giorno 48 mg di vitamina C (per un fabbisogno di 75 mg) e una quantità di vitamina A 4 volte superiore a ciò di cui abbiamo bisogno (12 mg di provitamina A per un fabbisogno giornaliero di 3-4 mg).

PROPRIETÀ

Uso interno

- Stimolante generale e nervoso.
- Antianemico, antirachitico, antiscorbutico, antixeroftalmico.
- Aperitivo.
- Stomachico.
- Disintossicante.
- Depurativo (antisettico del sangue, del tubo digerente e delle vie urinarie).
- Diuretico (acqua, urea, acido urico, cloruri).
- Emmenagogo (apiolo [158]).
- Vasodilatatore.
- Rigeneratore capillare.
- Stimola le fibre muscolari lisce (intestinali, urinarie, biliari, uterine).
- Anticancro (?)
- Vermifugo.

Uso esterno

- Antilatteo.
- Risolvente.

INDICAZIONI

Uso interno

- Anemia, crescita, disturbi della nutrizione.
- Astenia.
- Inappetenza.
- Dispepsia, flatulenze, putrefazione intestinale.
- Vizi del sangue, pletora, cellulite.

158. Laborde e Mourgues.

– Febbri intermittenti, infezioni.
– Reumatismi, gotta, mestruazioni dolorose.
– Epatismo.
– Nervosismo.
– Atonia della cistifellea.
– Stati cancerosi (?).
– Parassiti intestinali.

Uso esterno
– Ingorgo latteo.
– Leucorree.
– Contusioni.
– Piaghe, punture d'insetti.
– Oftalmie.
– Nevralgie.
– Lentiggini.

MODO D'IMPIEGO

Uso interno

1. DECOTTO: 50 g di SEMI O RADICI O FOGLIE per 1 l d'acqua. Bollire 5 min, tenere in infusione 15 min, 2 tazze al giorno (prima dei pasti); reumatismi, litiasi urinaria, oliguria, amenorrea, malaria.
2. Contro gli ossiuri: far bollire in 1 tazza d'acqua una presa di prezzemolo, una di sedano (p. 394), una di violetta. Bere il mattino a digiuno.
3. Contro la dissenteria: far bollire 20 min a fuoco lento 25 g di radice di prezzemolo + 10 g di scorza di quercia + un pugno di lenticchie (p. 287). Filtrare; 1 tazza mattina e sera, fino a guarigione.
4. Contro l'ubriachezza: far bollire in 1 l d'acqua, fino a che si riduca a $^1/_2$ litro:
   prezzemolo .... 50 g
   scorza di pompelmo .... 1 g
   scorza d'arancia .... 1 g
   Zuccherare, 1 cucchiaino da caffè ogni mattina a digiuno.

5. Apiolo (olio estratto dai semi secchi): 0,20-0,40 g al giorno, in capsule gelatinose, qualche giorno prima delle mestruazioni.

Uso esterno

1. DECOTTO DI SEMI (100 g/l) per iniezioni vaginali nelle leucorree.
2. SUCCO + alcol a 70° in parti uguali, contro le nevralgie: applicare con il dito sul tratto del nervo, le gengive e le gote (nevralgie dentarie). Conservare il flacone ben chiuso.

– Contro le oftalmie: succo fresco (1-2 gocce, 2-3 volte al giorno).

3. FOGLIE spiegazzate:
   a. medicazione antisettica e cicatrizzante contro piaghe, ferite, punture d'insetti;
   b. applicate sui seni, fanno cessare il latte alle nutrici, contro le mastiti;
   c. macerate nell'acquavite, in applicazioni sulle contusioni .
4. Contro le lentiggini e le eruzioni del viso: lozione di SUCCO O INFUSO di prezzemolo, 2 volte al giorno.
5. Per schiarire la carnagione: lavaggi mattina e sera per una settimana con un decotto tiepido di prezzemolo (un pugno per $^1/_2$ litro d'acqua, bollire per 15 min).

PER I GASTRONOMI

1. *Il giovarro d'agnello Geneviève*

Prendere 2 pezzi di giovarro di agnello a persona, aglio, prezzemolo, olio d'oliva, 2 rossi d'uovo e un po' di farina.
Sei cucchiai da minestra d'olio d'oliva in un tegame. Scaldare, far dorare i pezzi di carne (l'olio non deve bruciare). Togliere e disporre su un piatto.
Nel frattempo saranno stati preparati una testa d'aglio intera (non uno spicchio) e un grosso ciuffo di prezzemolo, poi frullati. Versare nel tegame il composto ottenuto. Mescolare nell'olio, a fuoco dolce, per 3-4 min. Aggiungere la farina precedentemente

sciolta in una piccola ciotola d'acqua. Continuare a mescolare. Quando la salsa sarà rappresa e omogenea, rimettere la carne nel tegame, in modo che la salsa la ricopra per i $^{3}/_{4}$. Chiudere con un coperchio e lasciar cuocere a fuoco lento per $1^{1}/_{2}$ -2 ore.
Ed ecco il segreto del successo: nel piatto da portata precedentemente scaldato, mettere 2 rossi d'uovo e scioglierli con la salsa del tegame. Aggiungere un cucchiaio di burro fresco, sempre mescolando. Disporre e servire.

Prugna o susina

• ***Prunus domestica, Rosacee***

PRINCIPALI COSTITUENTI NOTI

La tabella 49 riassume (in %) i principali costituenti presenti in 100 g di prugne fresche a confronto con quelli presenti nella stessa quantità di prugne secche.

TABELLA 49. COSTITUENTI PRINCIPALI DELLE PRUGNE

costituente	contenuto in % delle prugne fresche	contenuto in % delle prugne secche
ACQUA	82	29
ZUCCHERO	3,5	44
CARBOIDRATI	4,5	18
ACIDI	1,5	3
ALBUMINA	0,5	2
CENERI	0,6	1,5
CELLULOSA	5	

Inoltre: vitamine B e C in discreta quantità (1 mg % di vitamina C), piuttosto ricca di vitamina A. Ferro, calcio, fosforo, magnesio, potassio, sodio, manganese; mucillagini.

PROPRIETÀ

– Energetico.
– Stimolante nervoso e rigeneratore dei nervi.

– Diuretico.
– Lassativo.
– Disintossicante.
– Decongestionante epatico.

INDICAZIONI

– Astenia.
– Anemia.
– Superlavoro.
– Gotta, reumatismo.
– Aterosclerosi.
– Stipsi.
– Intossicazione alimentare.
– Epatismo.
– Temperamenti biliosi.

MODO D'IMPIEGO

1. Il FRUTTO: da consumare a digiuno e prima dei pasti.
2. Il SUCCO (per un'azione più intensa): 1 bicchiere prima dei 3 pasti.
3. Contro la stipsi: mangiare, il mattino, a digiuno, prugne fresche con pane di segale.

• La prugna secca

PROPRIETÀ

– Molto nutriente.
– Tonica nervina.
– Lassativa ("ammorbidisce e fluidifica le viscere").

INDICAZIONI

– Sportivi, bambini.
– Regimi ipoazotati, resi possibili per la sua abbondanza di zuccheri e carboidrati = per reumatici, gottosi, aterosclerotici, nefritici.
– Superlavoro.
– Stipsi.

– Emorroidi.
– Temperamenti biliosi.

MODO D'IMPIEGO

1. Composte.
2. Contro la stipsi ostinata: mettere alcune prugne secche a bagno in una ciotola, la sera. L'indomani mattina, a digiuno, mangiare le prugne e berne l'acqua.

NOTA BENE

1. L'olio di marmotta è ricavato dalla spremitura del NOCCIOLO della prugna di Briançone.
2. Le FOGLIE del susino sono diuretiche, lassative, febbrifughe, vermifughe. Impiego: 25-30 g/l d'acqua, in DECOTTO.

Rabarbaro

• ***Rheum officinale o Rheum palmatum, o Rheum rhaponticum, Poligonacee***

1. *Rheum officinale*

Era già conosciuto dai Cinesi vari millenni fa per le sue proprietà purgative, e poi da Greci e Romani, sembra sia giunto nel Nord Europa nel Medioevo. Viene coltivato in Francia, in alcune regioni della Drôme e dell'Isère per il suo rizoma, sempre usato a scopi medicinali. Le indicazioni della polvere si sono a poco a poco estese.

PARTI USATE

Rizoma, steli.

PRINCIPALI COSTITUENTI NOTI

Acido ossalico, acido gallico, acido cinnamico; glucoside, tannico; amido; ferro, magnesio; vitamine B e C.

INCOMPATIBILITÀ

Tannino, emetico, acqua di calce.

PROPRIETÀ

– Tonico amaro (ricostituente) e antianemico.
– Astringente a dosi ridotte.
– Aperitivo.
– Colagogo.
– Antiputrido.
– Rinfrescante.
– Purgativo a dosi sufficienti, ma per l'effetto successivo di stipsi, somministrare solo saltuariamente.
– Vermifugo (i suoi effetti congestizi lo rendono controindicato per chi soffre di emorroidi).

INDICAZIONI

– Anemia, debolezza generale.
– Disappetenza.
– Atonia gastrica.
– Epatismo.
– Stipsi.
– Parassitosi intestinale.
– Diarree croniche, dissenterie.

CONTROINDICAZIONI

Ipercloridria, emorroidi, gotta, litiasi ossalica.

MODO D'IMPIEGO

• ***del rizoma***

1. INFUSO: 20 g/l d'acqua. Bollire e tenere in infusione 10 min. Una tazza prima dei 2 pasti principali (stimolante).
2. POLVERE: cachets da 0,25 g, 1 cachet prima dei 2 pasti principali per 15 giorni (tonico, antianemico, digestioni lente).

– Polvere: 2 g con un po' di miele, come purgante e vermifugo.

3. ESTRATTO (pillole da 0,10-0,20 g): 0,10-0,50 g come tonico; 0,50-1 g come purgante.
4. SCIROPPO: 10-50 g (lassativo).
5. SCIROPPO COMPOSTO (di cicoria, p.224), lassativo per bambini: 1-3 cucchiaini da caffè al giorno.
6. Mistura aperitiva e stomachica.

   tintura di noce vomica.................. 5 g
   tintura di rabarbaro........................ aa qsp 30 ml
   tintura di badiana............................ aa qsp 30 ml

   20 gocce in un po' d'acqua, 1/2 ora prima dei 2 pasti principali.
7. Cachets tonificanti, antianemici.

   protossalato di ferro
   biossido di manganese.................. aa 0,10 g
   polvere di rabarbaro........................ aa 0,10 g

   Per un cachet n° 20; 1 cachet dopo i 2 pasti principali per 10 giorni. Da ripetere dopo 3 settimane.

   In conclusione, questa terapia, tuttora considerata valida, richiede un certo numero di precauzioni per evitare effetti secondari benigni, ma spiacevoli.

   Da segnalare, comunque, che, nel corso della mia attività non ho mai rilevato i benché minimi inconvenienti, sempreché la terapia sia seguita impiegando le dosi segnalate.

2. *Rheum rhaponticum*

È la varietà coltivata nei giardini a fini alimentari. Tra la ventina di specie attualmente conosciute è la sola, oltre alla precedente, cui verrà dato spazio qui.

Originaria dei paesi asiatici, la si trova ovunque in Francia. I lunghi picciòli delle sue foglie servono a preparare eccellenti composte e confetture, molto apprezzate.

Essendo le proprietà dei picciòli fogliari paragonabili a quelle dei rizomi del *Rheum officinale*, le loro indicazioni nonché controindicazioni sono le stesse di quest'ultimo. Ma, anche in questo caso, non ho mai riscontrato il benché minimo inconveniente.

Al contrario, le foglie non debbono mai essere consumate: contengono infatti sostanze tossiche e, a seguito del loro consumo sotto forma di "spinaci", ad esempio, sono stati segnalati gravi incidenti, che hanno addirittura portato alla morte.

Rafano selvatico o cren, o barbaforte, o mostarda dei Cappuccini, o mostardella, o radice del cavallo, o rusticano

• ***Armoracia rusticana, Crocifere***

PARTI USATE

Radice.

PRINCIPALI COSTITUENTI NOTI

Glucoside solforato, mirosina, olio volatile; calcio, magnesio, sodio, potassio, ossido di ferro; acidi cloridrico, solforico, carbonico e silicico.

Le foglie contengono 195 mg di vitamina C per 100 g di sostanza fresca.

PROPRIETÀ

- Stimolante dei fenomeni della nutrizione.
- Antiscorbutico.
- Stomachico.
- Espettorante.
- Diuretico.
- Antispasmodico.
- Colagogo.
- Purgativo.
- Rubefacente e vescicante.

INDICAZIONI

- Anemia, linfatismo.
- Atonia digestiva, disappetenza.
- Carenze, scorbuto.
- Tubercolosi torpida.

– Scrofolosi.
– Asma.
– Bronchiti croniche.
– Reumatismo, gotta.
– Litiasi urinaria.
– Paralisi.
– Idropisie.
– Leucorree.

INCOMPATIBILITÀ

– Carbonato e bicarbonato alcalini, nitrato d'argento, infuso di china, bicloruro di mercurio.

MODO D'IMPIEGO

Uso interno

1. MACERATO: 15-30 g/l d'acqua. Bollire 5 min. Lasciare macerare 12 ore; 2 tazze al giorno, tra i pasti.
2. SCIROPPO al rafano composto, o sciroppo antiscorbutico (Farmacopea): 20-50 g al giorno. Bambini: 10-15 g al giorno. Contiene, oltre al rafano, crescione (p. 240) e trifoglio fibrino.
   – Sciroppo di rafano iodato (Farmacopea): 20-40 g al giorno (20 g = 2 cg di iodio); tosse.
3. ***Vino antiscorbutico***
   radice fresca di rafano .... 30 g
   foglie fresche di rafano .... 30 g
   foglie fresche di crescione .... 15 g
   foglie fresche di trifoglio d'acqua .... 7 g
   semi di senape nera polverizzata .... 7 g
   alcolato di rafano composto .... 16 g
   vino bianco .... 1 l
   assumere 30-100 g al giorno.
4. SCIROPPO: tagliare alcune radici di rafano a fette. Disporre a strati su una reticella sopra un piatto. Ricoprire di zucchero. Il liquido sciropposo che colerà può

essere somministrato in dosi da 1 a 2 cucchiai da minestra al giorno[159].

Uso esterno

1. CATAPLASMI DI POLPA (azione superiore a quella della senape): affezioni polmonari, gotta, algie reumatiche.
2. Masticare la radice per combattere lo scalzamento dei denti e rafforzare le gengive.

NOTA BENE

1. L'olio volatile contenuto nel rafano è tanto tossico che gli operai che lo maneggiano sono soggetti ad accessi di tosse, cefalee, a una dolorosa debolezza alle membra e a un'irritazione agli occhi che può portare alla cecità[160].

Rapa o navone

• ***Brassica napus, Crocifere***

PARTI USATE

Radici, foglie.

PRINCIPALI COSTITUENTI NOTI

Numerosi sali minerali: calcio, fosforo, potassio, magnesio, zolfo, essenza solfo-azotata, iodio, arsenico; zuccheri (7,4%); vitamine A, B e C. Nelle foglie, inoltre, ferro, rame.

PROPRIETÀ

– Rivitalizzante.
– Diuretico, dissolvente urico.
– Antiscorbutico.
– Rinfrescante.

159. H. Leclerc.

160. J. Koch.

– Pettorale.
– Emolliente.

INDICAZIONI

Uso interno

– Affaticamento generale.
– Litiasi renale[161].
– Gotta.
– Cistiti.
– Enteriti.
– Bronchiti, tossi, angine.
– Obesità.
– Eczema, acne.

Uso esterno

– Geloni.
– Ascessi, foruncoli.

MODO D'IMPIEGO

Uso interno

1. DECOTTO nell'acqua o nel latte: 100 g/l. Bevanda pettorale per: affezioni polmonari, raffreddori, angine (eccellente per i malati in genere).
2. SCIROPPO DI RAPA: le stesse indicazioni. Lo si prepara svuotando una rapa e riempiendo la cavità di zucchero. Lo sciroppo si forma in qualche ora. Si prende a cucchiaini da caffè.
3. Contro l'eczema, l'acne: mangiare ogni giorno un po' di RAPA CRUDA.
4. La RAPA COTTA è molto digeribile. Salutare, anche cruda, grattugiata con altre verdure crude.
5. SEMI POLVERIZZATI: 6 g in un infuso di tiglio, contro calcolosi, raffreddamenti.

161. Bertholet.

Uso esterno

1. Angina: far bollire 1 grossa rapa tagliata a pezzi in 0,5 di litro d'acqua. Per gargarismi.
2. Geloni: Fare cuocere al forno una rapa con la sua buccia (è cotta quando si può infilarvi facilmente la punta di una forchetta). Lasciare raffreddare un poco e tagliarla in due. Strofinare i geloni con le metà, premendole leggermente per fare uscire un po' di succo.
3. Attacchi di gotta, ascessi, foruncoli, tumori: stesso procedimento usato per i geloni.

NOTA BENE

1. Dal punto di vista gastronomico, la rapa è sempre stata apprezzata, sia che venga usata nelle minestre, cui conferisce un profumo molto gradevole, sia che accompagni, ad esempio, la carne di manzo lessata, ricetta in cui incontra sempre un successo generale.

   I crauti di rapa non sono abbastanza noti nelle grandi città ma, fortunatamente, sono ancora preparati in campagna.

   In un periodo in cui i grandi chef non sanno più cosa inventare per legare il proprio nome a una novità culinaria, che avrebbe fatto scappare a gambe levate i nostri padri, un piatto di crauti di rapa sarebbe in grado di ricevere un Grand Prix: così è accaduto, qualche anno fa, per un piatto di bietole su cui si era trovata ad esprimersi – oltre che su piatti assai sofisticati – l'Académie Rabelais, di cui ho l'onore di far parte.

   Dal punto di vista della salute, la rapa è quasi il prototipo di ortaggio indicato per tutti: giovani e anziani, sedentari e sportivi; in quest'ultimo caso, penso alla sua ricchezza di minerali che ne fa un autentico tonico. Nel 1971, il generale Grandjean, a capo della scuola interforze degli sport a Fontainebleau, mi chiese di tenere una conferenza sull'alimentazione degli atleti. «*Tutti credono* – mi diceva – *che si debba rimpinzarli di carne per dar loro energia...*». Ebbene, ognuno sa,

o dovrebbe sapere, che sebbene i protidi animali siano necessari, il ruolo degli ortaggi, della frutta e dei cereali è indispensabile per il mantenimento della salute e della forma.
Di fronte a 1.100 sportivi selezionati, dunque, ho ritenuto opportuno ricordare perché le grandi scorpacciate di carne non abbiano peso in numerosi campi: basti pensare agli instancabili portatori orientali che si nutrono di riso brillato, di erbe selvatiche, di nuoc-mam e di pesce essiccato. Ho intitolato la mia conferenza: *Per essere un vero campione, bisogna bere succo di rapa*.

2. Per sbarazzarsi degli onischi: disporre per terra alcune rape tagliate e svuotate. Gli onischi vi si insedieranno. Farle cadere in un recipiente pieno di acqua bollente.

Ravanello nero, o rafano nero, o radice nera

• ***Raphanus niger, Crocifere***

PARTI USATE

Radice (succo).

PRINCIPALI COSTITUENTI NOTI

Rafanolo (essenza solforata), vitamine B_1, C e tocoferolo; numerosi sali minerali...

PROPRIETÀ

– Colecistocinetico (provoca lo svuotamento della cistifellea[162]).
– Antiscorbutico (uno dei più potenti).
– Tonico respiratorio.
– Stimolatore della cellula epatica.
– Aperitivo e digestivo.

162. A. Lemaire e J. Loeper.

– Diuretico.
– Antiallergico.
– Sedativo nervoso.

INDICAZIONI

– Litiasi biliare[163] e urinaria.
– Colecistiti.
– Dispepsie.
– Insufficienze epatiche.
– Affezioni polmonari[164], bronchiti croniche, asma.
– Pertosse.
– Gotta, reumatismi, artriti croniche[165].
– Rachitismo.
– Allergie.
– Scorbuto.
– Eczema[166].

MODO D'IMPIEGO

1. CRUDO negli antipasti.
2. SUCCO appena estratto: 20-50 g al giorno (100-400 g, per il Dr. Grumme, nei casi di litiasi biliare).
3. ESTRATTO acqueo stabilizzato con glicerina: 10-40 ml al giorno.
4. Contro le tossi di ogni natura: SCIROPPO preparato nella seguente maniera.
   Disporre in una terrina strati alterni di fette di ravanello nero e zucchero candito. Il giorno dopo, si sarà formato un abbondante sciroppo; 4-6 cucchiai da minestra al giorno sconfiggono le tossi più ribelli.
   Questo sciroppo, inoltre, è uno dei migliori ricostituenti per bambini e adolescenti affaticati.

163. Grumme.

164. Abate Kneipp.

165. Schrader.

166. Dr. R. Verjat.

Ravanello rosa

• ***Raphanus sativus, Crocifere***

PRINCIPALI COSTITUENTI NOTI

Vitamine B, C e F; rafanolo; iodio, magnesio, zolfo.

PROPRIETÀ

- Aperitivo.
- Antiscorbutico.
- Antirachitico.
- Antisettico generale.
- Favorisce il drenaggio epatico e renale.
- Pettorale.

INDICAZIONI

- Inappetenza.
- Scorbuto.
- Rachitismo, demineralizzazione.
- Fermentazioni intestinali.
- Epatismo, ittero.
- Litiasi biliare.
- Artrite, reumatismi.
- Affezioni polmonari (bronchiti, asma).

MODO D'IMPIEGO

1. Nell'alimentazione (→ ravanello nero p.383).

2. *Importante*: è un errore molto grave gettare via le foglie del ravanello.

Bisogna, invece, consumarle, così come la radice, negli antipasti: oltre a essere ricche di numerosi elementi utili, infatti, esse aiutano a digerire il ravanello stesso.

3. Ecco, infine, un piccolo segreto: mettete un po' di FOGLIE di ravanello nelle vostre minestre, e riceverete sicuramente molti complimenti.

Ribes

- ***Ribes rubrum* e *Ribes uva crispa o grossularia*, *Sassifragacee***

1. Uva spina (*Ribes uva crispa*)

PRINCIPALI COSTITUENTI NOTI

La tabella 50 li elenca (in %). Inoltre: acidi malico, cinico e tartarico; vitamine C (27,3 mg) A e B. Potassio, calcio, fosforo, ferro, bromo.

PROPRIETÀ

- Aperitivo.
- Rimineralizzante.
- Digestivo.
- Lassativo.
- Diuretico.
- Depurativo.
- Decongestionante epatico.

INDICAZIONI

- Inappetenza, demineralizzazione.

TABELLA 50. COSTITUENTI PRINCIPALI DELL'UVA SPINA[167]

costituente	contenuto in %
ACQUA	92,90
MATERIE AZOTATE	0,31
MATERIE GRASSE	0,65
MATERIE ESTRATTIVE	5,946
di cui zucchero	4,9
CELLULOSA	1,43
CENERI	8,15
PECTINA	1,06

167. M.-A. Ballard.

– Stipsi.
– Pletora.
– Epatismo.
– Artritismo, reumatismo, gotta.
– Infiammazioni digestive e urinarie.
– Affezioni febbrili.

MODO D'IMPIEGO

1. In SUCCO: 100-300 g al giorno, in 2-3 volte, di cui una volta il mattino a digiuno, puro o allungato con acqua.

2. Ribes rosso (*Ribes rubrum*)

PRINCIPALI COSTITUENTI NOTI

La tabella 51 li elenca (in %). Inoltre: vitamina C (44 mg), acidi malico, citrico e tartarico (2,50%).

TABELLA 51. COSTITUENTI PRINCIPALI DEL RIBES ROSSO

costituente	contenuto in %
ACQUA	87,40
MATERIE AZOTATE	0,88
MATERIE GRASSE	0,53
MATERIE ESTRATTIVE	7,85
DI CUI ZUCCHERO	6,80
CELLULOSA	2,71
CENERI	0,63
PECTINA	

PROPRIETÀ

– Aperitivo (a digiuno).
– Digestivo (alla fine dei pasti).
– Tonico.
– Rinfrescante.
– Lassativo.
– Diuretico.

– Depurativo.
– Emostatico.

INDICAZIONI

– Inappetenza.
– Dispepsie (insufficienza di succo gastrico).
– Stipsi.
– Pletora.
– Artritismo, reumatismo, gotta.
– Idropisia.
– Litiasi urinaria.
– Affezioni febbrili.
– Dermatosi squamose.
– Insufficienza e congestione epatica, ittero.
– Infiammazioni digestive e urinarie.
– Temperamento bilioso.

MODO D'IMPIEGO

1. In SUCCO, puro o allungato con acqua: 100-500 g al giorno, in 3-4 volte.

2. *Gelatina di ribes*

Possiede le stesse virtù del succo.

Preparazione: spremere il succo del ribes e metterlo a fuoco basso con un uguale peso di zucchero. Portare lentamente a ebollizione. Schiumare dopo 5-6 minuti.

Quando la consistenza è sufficiente, versare in recipienti.

La gelatina è migliore se si aggiungono 100 g di lamponi per ogni chilo di ribes.

Ribes nero

• ***Ribes nigrum, Sassifragacee***

PRINCIPALI COSTITUENTI NOTI

Molto ricco di vitamina C: in media 150-200 mg/100 g di frutti (è il frutto che ne contiene in maggior quantità fra tutti gli altri correnti).

Questa vitamina, contrariamente a quanto accade in altri frutti, è molto stabile rispetto alla temperatura e all'ossigeno[168].
Uno SCIROPPO di ribes nero perde solo il 15% di vitamina C in 1 anno, e il 70% in 2 anni.
Probabilmente ciò è dovuto all'effetto di sostanze inibitrici delle ossidazioni che annullano l'acido ascorbico (vitamina P o C_2 in particolare.)
Inoltre è anche molto ricco di elementi minerali: la tabella 52 riassume i contenuti dei principali costituenti di 100 g di ribes nero.

TABELLA 52. COSTITUENTI PRINCIPALI DI 100 g DI RIBES NERO[169]

costituente	**contenuto in g**
PROTIDI	0,9
GLUCIDI	10-14
minerali e oligoelementi	**contenuto in mg**
FOSFORO	34
CLORO	15
SODIO	3
POTASSIO	872
MAGNESIO	17
CALCIO	60

Quindi, grande ricchezza di elementi minerali soprattutto alcalinizzanti (potassio, magnesio, calcio) di cui il nostro regime alimentare «*è spesso insufficientemente provvisto*» [170].
Inoltre, dal 2,5 al 3,5% di acidi liberi (acido malico, emulsina, pectina) e pigmenti antocianici e flavonici.

168. Studi di R. Charonnat e L. Beauquesne, di L. Random e P. Fournier.

169. L. Randoin.

170. L. Binet.

PROPRIETÀ E INDICAZIONI

– Analoghe alla foglia del ribes rosso: reumatismi, artritismo, gotta, diarrea, epatismo.
Inoltre: scorbuto, affaticamento generale, superlavoro.
Contro l'angina: mangiare i frutti e fare gargarismi con il loro DECOTTO (50 g/l d'acqua).

RICETTE UTILI E GRADEVOLI

1. *Liquore di ribes nero (Cassis)*

1 kg di frutti di ribes nero molto maturi, 2 g di cannella e 12 g di chiodo di garofano.
Lasciare macerare 1 mese in 3 l d'acquavite, con 750 g di zucchero di canna. Mescolare ogni giorno.
Poi schiacciare il ribes nero. Passare attraverso un lino spremendo. Filtrare, mettere in bottiglie.

2. *Vino di ribes nero*

Si fanno macerare per 3 giorni i frutti in buon vino rosso. Poi, si passa il tutto al setaccio e si mescola a caldo con uno sciroppo di zucchero.

3. *Crema di ribes nero*

Si ottiene mettendo le bacche a secco in una bottiglia alternando con strati di zucchero in polvere. Si tappa la bottiglia e si lascia macerare diversi mesi, agitando ogni tanto.
Si filtra e ne risulta un liquore dal profumo delizioso. Occorrono 5-6 bottiglie piene di bacche per ottenere una bottiglia di crema di ribes nero. Si ebbe anche l'idea di distillare i frutti e se ne ricavò un alcol bianco di ottima qualità.

NOTA BENE

1. Nel XVIII secolo, il ribes nero era considerato "un frutto che favoriva la longevità dell'uomo". Così l'abate P. Bailly de Montaran poteva scrivere nel 1712 a questo riguardo:

«Non c'è nessuno che, avendo giardini, non debba piantarne un gran numero per i bisogni della sua famiglia». Léon Binet, che riporta queste parole, non ha mancato di "seguire questo consiglio", come del resto molte persone consapevoli.
Come è noto, per assicurarsi una bella piantagione è sufficiente piantare delle talee in novembre a 1- 1,50 m d'intervallo.

2. In una pubblicazione dedicata al ribes nero, L. Binet terminava con queste parole:
«All'estremità del frutteto ci sono le arnie delle api, di questi meravigliosi insetti che vanno alla ricerca del nettare e forniscono il miele (oltre alla pappa reale, al polline e a un veleno usato in terapia).
Come si sa, questo notevole alimento permette di lottare contro i danni dell'età e sostituisce bene lo zucchero negli infusi, autentici fattori di salute fra cui preferiamo questi tre: infuso di foglie di ribes nero al mattino, infuso di menta a mezzogiorno, tè di tiglio la sera.
Cura di diuresi, direte voi?
Ma anche cura disintossicante, cura tonica, cura calmante».

3. La zona di coltura del ribes nero si estende, sulla Costa d'oro, per una lunghezza di 70 km e una larghezza di 3-6 km.

4. Infuso antireumatico:

foglie di ribes nero	100 g
foglie di frassino	aa 50 g
cime fiorite di regina dei prati	aa 50 g

1 cucchiaio da minestra in 1 tazza d'acqua bollente, 3-4 tazze al giorno[171].

5. Contro le punture d'insetti, spiegazzare alcune FOGLIE di ribes nero e strofinare la parte.

---

171. H. Leclerc.

Riso

• ***Oryza sativa, Graminacee***

Sembra ne esistano più di 3000 varietà. Così com'è raccolto, viene detto "paddy". Il riso "mercantile" è il riso completamente privato della sua prima pellicola, la *pula*. Corrisponde all'80% del peso del paddy. Si trovano quindi il riso "semicompleto" (75% del paddy), che ha subìto una prima lavorazione, e il riso "bianco" o "perlato" (60% del paddy), privato dell'insieme della buccia e della base proteica.

PRINCIPALI COSTITUENTI NOTI

Vitamine A, B_1, B_2, B_6 (che scompaiono con la brillatura), carboidrati, materie grasse e azotate, calcio, fosforo, ferro, potassio, sodio, zolfo, magnesio, manganese, cloro, iodio, zinco, fluoro, arsenico.

PROPRIETÀ

– Energetico, costruttore.
– Ipotensore.
– Favorisce l'eliminazione dell'urea[172].
– Astringente.

INDICAZIONI

– Crescita.
– Superlavoro.
– Ipertensione.
– Azotemia.
– Diarree, fermentazioni intestinali.

MODO D'IMPIEGO

Uso interno

1. Nell'alimentazione sotto molte forme.
2. "ACQUA DI RISO": 20-25 g/l d'acqua, a volontà (diarree).

172. W. Kempner.

Uso esterno

1. CATAPLASMI di farina contro le infiammazioni cutanee.

NOTA BENE

1. Consumare solo riso completo o semicompleto come il parboiled (e non riso perlato o brillato). Può aver bisogno di maggior cottura e nel caso occorre tenerlo a bagno in precedenza.
Nei paesi in cui il riso costituisce la base dell'alimentazione, l'uso del riso brillato provoca regolarmente "epidemie" di beriberi. La cura, in genere, consiste nel sostituire il riso brillato con paddy, cioè con riso integrale, a cui non è stata tolta la pellicola.

2. Léon Binet ha insistito sulle proprietà ipotensive del riso e sui suoi benefici nei casi di azotemia. Ma, scrive, «*affinché la cura porti vantaggio, occorre osservare il regime a lungo: l'associazione con composta di mele, dando al riso un gusto gradevole, permette di tollerarlo più facilmente*».
Questa ricetta viene da tempo trasmessa fedelmente in numerose famiglie. Ricordo di aver mangiato spesso – una quarantina d'anni fa – riso con mele in casa di un ottuagenario che conservava la ricetta di una nonna nata nel 1782.

3. Una considerevole quantità di riso consumato in Francia proviene dall'Italia. Ricordiamo, comunque, le risaie della Camargue, senza dubbio pregevoli.

Rutabaga

• ***Brassica napus, varietà di rapa, Crocifere***

Paragonabile alla rapa (navone).

PRINCIPALI COSTITUENTI NOTI

Calcio, magnesio, manganese, sodio, ferro, potassio, fosforo, silicio, essenza solfo-azotata.

PROPRIETÀ

– Diuretico.
– Rimineralizzante.
– Anticancro (?).

MODO D'IMPIEGO

1. Nelle minestre.
2. Grattugiata nelle verdure crude.
3. Come i "crauti" (disinfettante intestinale).

NOTA BENE

1. Per molti nostri compatrioti nati prima del 1940, la parola rutabaga basta a evocare un doloroso periodo nel quale la popolazione, sprovvista della maggior parte degli ortaggi abituali grazie ai tedeschi, dovette per 4 anni contentarsi di questa pallida crocifera, tanto più insipida in quanto non c'era, in genere, neanche il burro per cucinarla.
   Tuttavia, la rutabaga è un ottimo alimento da tenere in considerazione. Basterà un po' di abilità nel cucinarla per farla apprezzare e trovare così un grande amico della salute.

Scalogno

• ***Allium ascalonieum, Gigliacee***

Paragonabile alla cipolla.

PROPRIETÀ

– Ortaggio sano e leggero.
– Aperitivo.
– Leggermente ipnotico.

Sedano

• ***Apium graveolens, Ombrellifere***

È l'appio coltivato.

PARTI USATE

Costole, rapa.

PRINCIPALI COSTITUENTI NOTI

Vitamine A, B e C; minerali e metalloidi: magnesio, manganese, ferro, iodio, rame, sodio, potassio, calcio, fosforo; un'essenza (anidride sedanonica), colina, tirosina, acido glutammico…

PROPRIETÀ

Uso interno

- Aperitivo.
- Stomachico.
- Tonico nervino e generale.
- Stimolante surrenale.
- Rimineralizzante.
- Rinfrescante.
- Antiscorbutico.
- Depurativo, rigeneratore sanguigno.
- Antimalarico.
- Diuretico.
- Antireumatico.
- Favorisce il drenaggio polmonare ed epatico.
- Antisettico.
- Dimagrante.

Uso esterno

- Cicatrizzante.

INDICAZIONI

Uso interno

- Inappetenza.
- Digestioni lente.
- Astenia, superlavoro, convalescenze, insufficienza surrenale.
- Nervosismo.
- Demineralizzazione (tubercolosi).
- Scrofolosi.
- Impotenza.

– Febbri intermittenti.
– Reumatismi, gotta.
– Litiasi urinaria, coliche nefritiche.
– Affezioni polmonari.
– Epatismo, ittero.
– Obesità, pletora.

Uso esterno

– Piaghe, ulcere, cancri, angine, geloni.

MODO D'IMPIEGO

Uso interno

1. CRUDO in insalata, il vostro sedano tagliato a fiammifero in salsa rémoulade riscuoterà molti complimenti se aggiungerete 1/4 di mela per 3/4 di sedano.
   – Nelle minestre.
2. COTTO (molto digeribile).
3. SUCCO di coste di sedano: 1/2 bicchiere al giorno per 15-20 giorni, per cure intensive (reumatismi); 200 g al giorno in 3 volte, nell'intervallo degli attacchi di malaria.
4. Brodo (o DECOTTO) di FOGLIE: 30 g/l, o di RAPA: 50 g/l.

Uso esterno

1. SUCCO (cicatrizzante) per lozioni o impacchi su piaghe, ulcere, cancri, per gargarismi e lavaggi della bocca contro ulcere della bocca, angine, abbassamento di voce.
2. Contro i geloni, DECOTTO DEI GAMBI, o della RAPA, O BUCCE DI RAPA di 250 g/l d'acqua. Bollire 1 ora. Pediluvi caldissimi per 10 min 3 volte al giorno. Asciugare e proteggere dall'aria. Ho avuto l'opportunità di constatare più volte l'efficacia di questa cura, grazie a numerose lettere di malati che me lo confermavano.

NOTA BENE

1. Seccare al forno foglie, costole, rape (a fette di 1 cm) di sedano per usarle d'inverno nella minestra.

2. Nella Franche-Comté, si dice che il sedano aumenti la vigoria sessuale: «*Se l'uomo conoscesse l'effetto del sedano ne riempirebbe il suo cortile*» (o giardino, proverbio della Franche-Comté).

Segale

• ***Secale cereale, Graminacee***

PRINCIPALI COSTITUENTI NOTI

Carboidrati, materie azotate, sali minerali (ferro, calcio).

PROPRIETÀ

– Fluidificatore sanguigno.
– Antisclerotico.
– Energetico.
– Costruttore.

INDICAZIONI

– Iperviscosità sanguigna.
– Aterosclerosi.
– Affezioni vascolari.
– Ipertensione.
– Raccomandato ai sedentari.

MODO D'IMPIEGO

1. Pane di segale.
2. DECOTTO con 30 g di semi ogni litro d'acqua (rinfrescante, emolliente, lassativo).

NOTA BENE

1. L'aterosclerosi e le malattie cardio-vascolari sono rare o inesistenti fra quei popoli che consumano regolarmente pane di segale.

Soia, o fagiolo del Giappone, o fava di riso

• ***Soja hispida, Leguminose (Papilionacee)***

Originaria dell'Asia, si conosce dal 1739 in Francia, dove le prime vaste colture datano dal 1932. Per il suo interesse alimentare è stata talvolta chiamata "pianta miracolosa". Numerosi Cinesi vegetariani la consumano come, da migliaia di anni, i loro progenitori.

PRINCIPALI COSTITUENTI NOTI

Protidi (circa il 40%, contro il 15-20% della carne), lipidi (12-25%, contro l'1-4% della carne), glucidi (10-15%), sali minerali: calcio, ferro, magnesio, fosforo, potassio, sodio, zolfo. Vitamine: A, B_1, B_2, acido folico, D, E, F. Diastasi, lecitina simile a quella del tuorlo d'uovo, cera, resina, cellulosa.

La caseina della soia è simile alle caseine animali.

La tavola 53 a p.399 fa un confronto del contenuto di aminoacidi presenti in 100 g di soia e in 100 g di carne di manzo[173]: queste cifre propendono incontestabilmente a favore della soia.

PROPRIETÀ

– Alimento completo e molto digeribile.
– Costruttore di prim'ordine (muscoli, ossa, nervi).
– Potente energetico.
– Rimineralizzante.
– Equilibrante cellulare.

INDICAZIONI

– Complemento dell'alimentazione indicato soprattutto per: bambini, affaticati da eccesso di lavoro, demineralizzati, nervosi.

MODO D'IMPIEGO

1. In cucina, in grani o farina, si presta alle più svariate preparazioni. Il suo uso dovrebbe essere generalizzato.
2. Il "LATTE DI SOIA" è privo di germi patogeni. Si prepara tenendo a bagno nell'acqua i chicchi per 36 ore

173. L. Randoin.

TABELLA 53. CONTENUTO IN AMINOACIDI DI 100 g DI SOIA E 100 g DI CARNE DI MANZO

aminoacidi essenziali	contenuto in g nella soia	contenuto in g nella carne di manzo
ISOLEUCINA	2,5	1,0
LEUCINA	3,5	1,5
LISINA	2,9	1,6
METIONINA	0,6	0,5
FENILALANINA	2,3	0,8
TREONINA	1,8	0,8
TRIPTOFANO	0,6	0,2
VALINA	2,4	1,0
aminoacidi non essenziali	**contenuto in g nella soia**	**contenuto in g nella carne di manzo**
ACIDO ASPARTICO	5,6	1,8
ACIDO GLUTAMMICO	8,5	2,8
ALANINA	1,9	1,9
ARGININA	3,3	1,2
CISTINA	0,8	0,2
ISTIDINA	1,1	0,7
PROLINA	3,1	0,9
SERINA	3,0	0,8
TIROSINA	14	0,6

(150 g/l). Si separa il liquido dai residui che si riutilizzano per una nuova triturazione e che si mescolano con altro liquido. Si decanta e si filtra. Questo latte si deve consumare entro le 24 ore.

3. L'OLIO DI SOIA (→ p.400)

NOTA BENE

1. La farina di soia è 4 volte più ricca di azoto della farina di frumento e 20 volte più ricca di materie grasse. È un alimento più equilibrato, essendo da 3 a 5 volte meno ricca di carboidrati.

2. Con la soia si può preparare un pasto completo e appetitoso: questo menù comprende pane, vermicelli, filetto, rognone con maionese, polpetta, scaloppa, zampetto cotto a vapore, grani germinati saltati, grani germinati in insalata, dolce e caffè. Questa colazione di propaganda, organizzata nel 1962 da M. H. Vergnaud (segretario generale dell'Istituto agricolo e industriale della Soia a Parigi), conteneva soltanto soia.

3. Il valore dei protidi (o proteine) dipende in massima parte dagli aminoacidi essenziali che li costituiscono (essenziale significa che l'organismo non può sintetizzare questi elementi indispensabili, che è dunque necessario fornirglieli). Esso dipende anche dalla percentuale di questi aminoacidi, e molti protidi mancano uno o più tra questi costituenti. I protidi della soia contengono tutti gli aminoacidi necessari in percentuale pressoché soddisfacente.
   Ricordiamo i nomi degli aminoacidi essenziali: cistina, isoleucina, leucina, lisina, metionina, fenilalanina, treonina, triptofano, valina.

• Olio di soia

Il chicco di soia dà olio pari al 12-25%. Questo olio contiene:

- Acidi grassi insaturi (85%).
  Monoinsaturi: (25-35%);
  Polinsaturi: acido linoleico (40-50%), linolenico (2-10%), arachidonico (tracce, ma in maggior quantità rispetto a tutti gli altri oli).
- Acidi grassi saturi (10-15%): acido stearico, palmitico, arachidico, lignocerico.

L'abbondanza nell'olio di soia di acidi grassi polinsaturi e la presenza dell'acido arachidonico gli assicurano forti proprietà ipocolesterolemianti [174]. In alcuni malati, il tasso di colesterolo diminuisce dopo 3 settimane di trattamento.

174. F. Decaux.

Spinacio

• ***Spinacia oleracea, Chenopodiacee***

PRINCIPALI COSTITUENTI NOTI

Sali minerali in abbondanza: la tabella 54 indica le quantità dei principali presenti in 100 g di foglie fresche.

TABELLA 54. MINERALI PRINCIPALI IN 100 g DI SPINACI

minerali e oligoelementi	contenuto in mg
SODIO	510
POTASSIO	375
CALCIO	49
FOSFORO	37
MAGNESIO	37
ZOLFO	29
MANGANESE	0,60
ZINCO	0,45
RAME	0,13

Inoltre: iodio, arsenico, vitamine B, C, carotene, B_9 (acido folico), B_{12}; colorofilla, spinacina (arginina, lisina), mucillagini, glucidi (7 g%), protidi (2 g%), lipidi (meno di 0,50 g%).
Quanto al ferro, contrariamente a ciò che spesso si è detto, il suo contenuto è piuttosto modesto: 2-5 mg per 100 g, mentre altri alimenti ne contengono fino a 15 mg[175].

PROPRIETÀ

- Rimineralizzante di grande valore.
- Antianemico, antiscorbutico.
- Tonicardiaco.
- Attivatore della secrezione pancreatica (*spinach sekretin*).
- Anticancro (?).

175. Dottor M. Astier-Dumas.

– Pulitore dell'apparato digestivo.

Per la dottoressa Ch. Davenport, che visse 111 anni: "Buon umore, respirazione profonda e spinaci in quantità".

INDICAZIONI

Uso interno

- Anemia.
- Convalescenza.
- Scorbuto.
- Invecchiamento.
- Rachitismo, crescita.
- Astenia fisica e nervosa.
- Cancri (?).

Uso esterno

- Scottature, dermatosi squamose, piaghe atone.

MODO D'IMPIEGO

Uso interno

1. Preferibilmente CRUDO, in insalata e in pinzimonio.

2. Un bicchierino di vino + 1/5 di SUCCO di spinaci (convalescenze, invecchiamento).

– Un bicchiere di SUCCO (una manciata di spinaci + una di crescione, p. 240) ogni mattino, nelle depressioni fisiche e nervose.

3. INFUSO DI SEMI: 5-10 g per tazza (stipsi).

Uso esterno

1. CATAPLASMI DI FOGLIE cotte nell'olio d'oliva contro scottature, dermatosi squamose, piaghe atone.

CONTROINDICAZIONI

– Epatismo, reumatismo, artritismo, calcolosi, infiammazioni gastriche o intestinali (a causa degli ossalati di potassio e di calcio di cui si libera lo spinacio "sbiancandolo"). Da notare che lo spinacio contiene 700 mg di acido urico/100 g, cosa che lo rende indicato, in quantità ragionevoli, agli iperuricemici

NOTA BENE

1. L'acqua di cottura degli spinaci serve a pulire gli indumenti neri di lana.

Tè

• ***Camellia sinensis, Teacee***

PARTI USATE

Foglie.

PRINCIPALI COSTITUENTI NOTI

a. Basi xantogeniche (1-5%), soprattutto teina, teofillina, teobromina.
b. Tannini (7-25% nella foglia secca).
c. Vitamine: 300 mg di vitamina C per chilo di foglie fresche, P, B_2, acido pantotenico…
d. Sali minerali.
e. Non contiene quasi protidi, glucidi e lipidi. Si sono già trovati nell'aroma del tè 450 costituenti circa. G. Ohloff e coll. ne avevano identificati 68 nuovi, alcuni anni fa.

PROPRIETÀ

– Tonico generale e cerebrale.
– Antiaterosclerotico[176].
– Vasodilatatore (coronarie).
– Diuretico.
– Facilita la digestione.
– Astringente.

INDICAZIONI

– Affaticamento generale e intellettuale.
– Prevenzione dell'aterosclerosi.
– Diarree.

176. Katz e Stamler, W. Young…

MODO D'IMPIEGO

1. In infusione.

NOTA BENE

1. Ogni varietà di tè ha i suoi estimatori. Il tè di Ceylon è tra i più apprezzati insieme al tè al gelsomino della Cina.
2. Vedi Caffè, nota bene 2. p. 178.

3. ***Modo di preparare il tè*** [177]

Usare una teiera in terracotta adibita solo a questo uso. Versarvi acqua bollente, agitare per scaldarne accuratamente l'interno, attendere 1 min e gettar via l'acqua.
Mettere la dose di tè a seconda del numero delle tazze: 1 cucchiaino a persona più 1 per la teiera, come dicono gli Inglesi.
Versare un po' d'acqua bollente, coprire, lasciare in infusione per 3 min, aggiungere il resto dell'acqua bollente e servire subito. Se il tè è troppo forte, versare dell'acqua calda nella tazza.

Tetragonia o spinacio dei poveri

• ***Tetragonia expansa, Aizoacee***

Pianta da consumare come lo spinacio. Molto vitalizzante.

Topinambur

• ***Helianthus tuberosus, Composite***

Radice bulbosa, il topinambur non è molto apprezzato dalle massaie che lo considerano un ortaggio povero. Grave errore, poiché la composizione del topinambur è vicina a quella della patata e

177. Una maggiore conoscenza del tè si acquisisce presso l'associazione (legge 1901) "Les Maîtres du Thé", 23, rue Saint-Germain a Courbevoie; "La Cie Anglaise des Thés", 11, rue de Ponthieu, a Parigi 8°, è membro di questa associazione.

del fondo di carciofo. Ne esistono numerose varietà: la varietà a tubercoli multipli è riservata all'alimentazione dell'uomo, mentre le altre servono all'alimentazione animale.
La storia del topinambur è uguale a quella della rutabaga: durante l'occupazione della Francia da parte dei nazisti (periodo molto duro che purtroppo gli attuali contestatori non hanno potuto conoscere), i topinambur come la rutabaga erano pressoché i soli ortaggi lasciati alla fame della popolazione. Senza lardo, né burro, né olio, non costituivano certamente una leccornia. Ma oggi le cose sono ben diverse.

PRINCIPALI COSTITUENTI NOTI

Carboidrati assimilabili dai diabetici – inulina, come il carciofo (p. 178), la cicoria (p. 224), la scorzonera – vitamine A e C, nitro, albumine (più della patata), mucillagini.

PROPRIETÀ

- Energetico.
- Favorisce la secrezione lattea.
- Disinfettante.

INDICAZIONI

- Bambini, vecchi.
- Astenie.
- Allattamento.
- Benefico per dispeptici, gottosi, reumatici.
- Stipsi.

ALCUNE RICETTE

Lavare e spazzolare. Pelare e fare cuocere in acqua salata per 25-30 min.

1. *Al burro*

Senza lasciarli raffreddare, mettere i topinambur a fette abbastanza spesse in un piatto molto caldo, in fondo al quale si sarà versata un po' d'acqua calda.
Cospargere di pangrattato e prezzemolo tritato. Irrorare con burro biondo fuso.

2. *Insalata*

Affettare. Lasciare raffreddare. Condire con olio, aceto di vino, cerfoglio, prezzemolo, cipolla tritata.

3. *Saltati, fritti, a frittelle, in purè*

Come le patate, con burro.

NOTA BENE

1. Il topinambur si coltiva con facilità e si adatta perfettamente ai terreni poveri.
2. Il topinambur "a fuso", rosato e levigato, è il migliore per l'uomo.

Vite

• ***Vitis vinifera, Vitacee***

PRINCIPALI COSTITUENTI NOTI

La tabella 55 p.407 riassume i dati principali relativi ai costituenti della vite nera della Borgogna[178].

Nelle ceneri: potassio (62%), manganese, calcio, magnesio, sodio, ossido di ferro e di magnesio, cloro, silicio (2,182%), acido fosforico (17%), iodio, arsenico.

L'uva è molto ricca di vitamine: A (50 UI%), B_1 (200 UI%), B_9; meno di vitamina C. Fattori vitaminici P (antocianosidi, protettori vascolari e che favoriscono l'acutezza visiva).

Contiene da 120 a 150 g di zuccheri al chilo (glucosio e levulosio), zuccheri direttamente assimilabili.

L'uva nera contiene un colorante: l'enocianina, che è un tonico.

La tabella 56 p.407 mette a confronto (in%) i costituenti principali del succo d'uva con quelli del latte di donna: per Herpin, il succo d'uva è una "specie di latte vegetale".

Notevole il valore calorico: più di 900 cal/kg ovvero con più di 3767 J/kg.

178. Girard e Linder, 1895.

TABELLA 55. COSTITUENTI PRINCIPALI DELLA VITE

costituente	contenuto (%) nella polpa	nella buccia	nei vinaccioli
ACQUA	72,92	64,32	30,45
ZUCCHERO FERMENTABILE	23,51		
CREMOR TARTARO	0,52	0,92	
ACIDO TARTARICO LIBERO	0,29		
ACIDO MALICO E ALTRI	0,29		
MATERIE AZOTATE	0,38		
MATERIE NON DOSATE	1,80		
MATERIE MINERALI	0,15	2,09	1,81
LEGNI INSOLUBILI	0,43	32,43	53,19
ACIDI LIBERI		0,36	
ACIDI VOLATILI			0,76
TANNINO		1,16	3,50
OLIO			7,69
MATERIE RESINOSE			2,60

TABELLA 56. COSTITUENTI PRINCIPALI DEL LATTE DI DONNA E DEL SUCCO D'UVA

costituenti	contenuto in % nel latte di donna	contenuto in % nel succo d'uva
ACQUA	87	75-83
MATERIE AZOTATE	1,5	1,7
MATERIE MINERALI	0,4	1,3
ZUCCHERO	11	12-30

PROPRIETÀ

– Molto digeribile.
– Energetico muscolare e nervoso.
– Rimineralizzante.
– Disintossicante (favorisce il drenaggio organico).

– Stimolante e decongestionante epatico.
– Rinfrescante.
– Colagogo.
– Diuretico.
– Lassativo (e antiputrescibile).
– Ringiovanisce la pelle (uso esterno).

INDICAZIONI

– Anemie, convalescenze, demineralizzazione.
– Gravidanza (come banana p. 172, ciliegia p. 226, fragola p. 101, ribes p. 386, pera p. 353, mela p. 304).
– Superlavoro, astenia.
– Sport di resistenza.
– Stati febbrili acuti.
– Congestione del fegato, della milza.
– Temperamenti biliosi e sanguigni.
– Artritismo, reumatismo, gotta, litiasi.
– Pletora, obesità.
– Nefriti, azotemia, edemi.
– Intossicazioni.
– Disturbi dell'ipertensione.
– Disturbi digestivi (dispepsie).
– Stipsi, enterite.
– Dermatosi (eczema, foruncolosi).
– Cure del viso.

MODO D'IMPIEGO

Uso interno

Lavare con cura l'uva con acqua corrente per eliminare il solfato di rame che generalmente copre gli acini.

1. Cura d'uva: consumarne esclusivamente 1-2 kg al giorno (da 700 a 1400 g di succo).
Diuretica, lassativa, eliminatrice dell'acido urico, provoca un'ipersecrezione biliare.
Indicata per i dispeptici, gli stitici, i litiasici biliari e urinari, gli artritici, come contro le intossicazioni croniche da mercurio e quelle saturnine, le dermatosi, le

emorroidi, alcune tubercolosi polmonari [179]. Per H. Leclerc, le migliori uve sono lo chasselas di Fontainbleau, il pineau piccolo grigio, il pineau nero di Borgogna, il pineau bianco, il morillon, il riesling, il savagnin giallo del Giura.

– Obesità: 2 giorni su 10, mangiare solo uva (1,200 kg al giorno).

– Disintossicazione: 3 bicchieri da vino di succo al giorno, lontano dai pasti.

2. Raisiné: confettura in cui l'uva serve da eccipiente, con mele, pere, cotogne; è lassativa.

3. II SUCCO raccolto prima della maturazione (*agresto*) è rinfrescante, usato negli stati febbrili e anche contro angine, stomatiti, emottisi.

4. Il MOSTO: succo d'uva matura, è diuretico e lassativo.

5. L'UVA PASSA: privata dei vinaccioli, ha più o meno le stesse virtù che allo stato fresco. Inoltre, è molto energetica e dotata di proprietà emollienti e pettorali. Indicata nelle affezioni polmonari, tracheali, renali, vescicali, epatiche.

6. La LINFA DI PRIMAVERA (i *pianti della vite*): 1 cucchiaino da caffè il mattino contro la litiasi urinaria e biliare, la calcolosi.

7. L'OLIO DI VINACCIOLI: l'estrazione di un olio dai vinaccioli risale, in realtà, fin dall'inizio del XIX secolo, ma fu studiato a fondo solo durante l'ultima guerra.

L'analisi rivelò la sua abbondanza di acidi grassi polinsaturi (circa l'8%) e del fattore vitaminico E. Così, questo sottoprodotto degli sfruttamenti vinicoli è vivamente consigliato da certi studiosi nella dietetica delle ipercolesterolemie, delle ateromatosi e delle affezioni cardio-vascolari.

La composizione dell'olio di vinaccioli è stabile alla temperatura normale. Una cottura di 2-3 ore, a una

179. H. Leclerc.

temperatura inferiore al punto di fumo, sembra che non provochi la formazione di alcun prodotto di deterioramento tossico.

Uso esterno

1. Per il viso, un batuffolo di ovatta imbevuta del SUCCO in lozione. Lasciare seccare 10 min e lavare con acqua tiepida e un pizzico di bicarbonato di soda.
2. La LINFA DI PRIMAVERA: in impacchi sulle piaghe (cicatrizzante); in collirio contro le oftalmie.
3. Per mascherare l'incanutimento dei capelli: usare la preparazione ottenuta facendo bollire 4 g di solfato di ferro in 250 g di vino rosso. Bagnare il pettine e passarlo tra i capelli una decina di minuti al giorno, per 15-20 giorni. Lasciare seccare. In seguito, solo 2 volte a settimana.

• Il vino

Per quello che riguada il "succo fermentato della pergola" cioè il vino, è noto che in molti casi, non merita più, già da molto tempo, quel complimento di Pasteur che lo definiva "la bevanda più igienica". Il fatto è che i vini sono troppo spesso adulterati – non è più un segreto per nessuno ormai – e che gli elementi chimici aggiunti squilibrano la normale flora micro-organica, in particolare i lieviti che contribuiscono alle qualità organolettiche di queste bevande e nuocciono alle virtù alimentari e medicinali un tempo attribuite ai vini "genuini".
È evidente che queste virtù appartengono ancora ad alcune produzioni che vengono tuttora prescritte negli ospedali, come ad esempio, il Banyuls, alcuni Bordeaux e lo Champagne.
Con vini simili, bevuti con moderazione, dovrebbe accadere oggi quel che accadeva in passato, quando si diceva: "C'erano più vecchi bevitori di vino che vecchi bevitori d'acqua" [180].

---

180. Esistono ancora, grazie a Dio, viticoltori che producono vini genuini ma,

Molti medici si sono espressi sull'argomento: i costituenti del vino rosso ne fanno un prodotto alimentare incontestabile e la loro presenza – come ha scritto il dottor Maury – può renderlo indicato, secondo la provenienza, la produzione, i componenti, in un certo numero di affezioni. Inoltre è un antisettico intestinale. E poi, provate a mangiare uno stufato di carni miste con fagioli bianchi o una *potée*, bevendo soltanto acqua: anche i più resistenti non sfuggiranno a un'indigestione.
Anche il vino bianco (di qualità, è chiaro) possiede proprietà specifiche, soprattutto a livello della diuresi. Non è che i vini infiacchiscano, ma ne conosco alcuni che favoriscono il sonno, anche se la cosa è abbastanza rara.
Per secoli, il vino bianco serve da veicolo ai macerati vegetali terapeutici, ed è tuttora così: penso alla radice di genziana, alle radici secondarie di porro, trattamento di cui ho potuto constatare l'efficacia in alcuni casi di eccesso di urea (30 g di radici secondarie per 1 l di vino bianco secco...).
Alcuni non sopportano la birra o la tisana di tiglio (che può provocare insonnia), altri avvertono disagio dopo aver bevuto un mezzo bicchiere di vino. L'unico comportamento ragionevole è quello di astenersi da ciò che può causare fastidi.
Per gli altri, bere vino in quantità moderata non può che favorire l'equilibrio cellulare e psichico: in quest'ultimo caso – questo è un mio parere personale – agisce da antistress. Non è necessario esagerare le dosi per cadere, un giorno o l'altro, nell'alcolismo.
"Gli antichi avevano divinizzato l'ebbrezza" ricorda Max Léglise nel suo libro *Une initiation à la dégustation des grands vins*, di cui raccomando la lettura[181]. Nessuno più di me ci tiene a questa "permanenza", dato che le divinità hanno cambiato posizio-

generalmente, la loro raccolta è limitata e prenotata da un anno all'altro da una clientela fedele. Potete richiedere la *Guide de la vente directe* edita da Nature et Progrès, che ha selezionato agricoltori, orticoltori, apicoltori, viticoltori... secondo regole rigide.

181. M. Léglise, Direttore della Station oenologique de Bourgogne, INRA, a Beaune, Côte d'Or.

ne nella scala dei valori e sono state soppiantate da una sola: i soldi. Ma le considerazioni di Léglise, non prive di poesia, sono un arricchimento. Ho cercato d'immaginare il successo che potrebbe avere un libro intitolato: *Une initiation à la degustation des grandes eaux*.

In tutti i campi proseguono le ricerche, che naturalmente ci forniscono ulteriori conoscenze.

Due medici londinesi, M. E. Jennings e J.-M. Howard, hanno pubblicato nel 1980 il risultato delle loro osservazioni: il consumo di vino fa diminuire il rischio d'infarto. Come ho detto precedentemente, per quel che mi riguarda, ci vedo i benefici di un allontanamento dalle ripetute seccature della vita moderna, a cui non siamo ancora del tutto abituati.

Ma, per gli autori, questo effetto benefico sarebbe dovuto al contenuto di cromo[182] nel vino, poiché nelle popolazioni occidentali esiste una carenza cronica di cromo correlata, sembra, con il consumo di zucchero raffinato.

Le aorte degli individui deceduti per infarto contengono meno cromo di quelle dei soggetti morti in incidenti stradali. Dal momento che con l'età il contenuto di cromo nei tessuti diminuisce, sembra che le persone anziane bevitrici d'acqua farebbero bene a bere vino in modo da eliminare una possibile causa di affezione coronarica.

Naturalmente, attenzione agli eccessi! Vale forse la pena di morire di cirrosi? Notate come le trappole siano in agguato a ogni angolo: l'astinenza nei cirrotici da alcolismo può provocare un tumore al fegato, causando una rigenerazione epatica troppo brutale[183]. Su 66 cirrotici da alcolismo ospedalizzati, 46 avevano continuato a bere e 10 contrassero un cancro epatico (22%). Tra i 20 che avevano smesso di bere, 19 svilupparono un tumore, il 95% dunque (in 3-4 anni).

---

182. È con una certa vergogna che ammetto di non sapere nulla di questo metallo, all'infuori di quanto ne dice il Larousse, in particolare che fu scoperto nel 1797 dal chimico francese Vauquelin.

183. Dottor Tadao Unuma, Soc. giapponese di epatologia, Tokyo; citato da Tribune Médicale dell'ottobre 1980.

L'alfa-fetoproteina lo ha ogni volta testimoniato (precisazione rivolta ai professionisti).
In conclusione, è necessario saper bere, sapere che cosa si beve, sapersi moderare a tempo senza abbandonare brutalmente i fumi del vino, fattore di uno squilibrio molto spiacevole dalle conseguenze talvolta funeste.

RICETTE

1. *Confettura d'uva*

Ingredienti: procurarsi 200 g di zucchero per 500 g di frutta. Lavare, sgranellare, far seccare gli acini. Cospargerli di zucchero. Versarli in una terrina e lasciarli macerare fino al giorno seguente. Dopodiché, metterli a cuocere a fuoco basso.
Dal momento dell'ebollizione, calcolare 1 ora di cottura. Mescolare di tanto in tanto. Schiumare diverse volte, togliendo i vinaccioli che emergono. Lo sciroppo di cottura deve essere a 29° al pesasciroppo. Mettere in barattoli e chiudere quand'è ancora caldo.

1. *Uva passa e noci all'alcol*

Mescolare in un recipiente 550 g di uva passa di Smirne e 100 g di gherigli di noce dell'anno. Aggiungere 100 g di zucchero. Coprire con alcol di buona produzione. Chiudere e lasciare invecchiare per 1 mese.

Zucca e zucca muschiata

• ***Cucurbita pepo, e Cucurbita moschata, Cucurbitacee***

Come per tutti i vegetali, ne esistono numerose specie e varietà, tra le quali la zucca del Brasile, la zucca muschiata di Marsiglia, la zucca gialla che può pesare 30-35 kg, la zucca rossa di Etampes, il cui peso può superare i 50 kg, la zucca grigia di Boulogne, quella verde, la zucca a turbante, la zucca pasticcina, la zucchina, la coloquintide...

PARTI USATE

Polpa, semi, (peponidi).

PRINCIPALI COSTITUENTI NOTI

Leucina, tirosina, peporesina, vitamina B, provitamina A, fosforo...

PROPRIETÀ

- Nutritiva.
- Sedativa.
- Rinfrescante.
- Emolliente.
- Pettorale.
- Lassativa.
- Diuretica.

INDICAZIONI

- Astenie.
- Infiammazioni urinarie.
- Insufficienza renale.
- Emorroidi.
- Dispepsie.
- Enteriti, dissenteria.
- Stipsi.
- Affezioni cardiache.
- Insonnie.
- Diabete.

MODO D'IMPIEGO

Uso interno

1. CRUDA mescolata agli antipasti, in minestra, a stufato.
2. Un bicchiere di SUCCO, ogni mattina a digiuno, è un lassativo molto efficace.

Uso esterno

1. In CATAPLASMI, contro scottature, infiammazioni, ascessi, gangrene senili.

• I semi

Si usano, inoltre, i semi.

PROPRIETÀ

– Antielmintico non irritante, né tossico.

INDICAZIONI

– Tenia, botriocefalo.
– Ascaride.

MODO D'IMPIEGO

1. Pestare 30-40 g di semi. Mischiarli a un po' di miele. Consumare in 3 volte, ogni $^{1}/_{2}$ ora.
Un'ora dopo, prendere una tisana purgativa preparata nel seguente modo: 1 cucchiaio da minestra o da dolce di scorza di frangola in 1 grande tazza d'acqua. Bollire 2-3 min. Aggiungere quindi 1 cucchiaio da dolce o da minestra di foglioline di senna. Tenere in infusione 10 min.
Per i bambini, ridurre la dose in proporzione e fare prendere la miscela parecchi giorni prima di dare la purga.

NOTA BENE

1. I semi servono a preparare una salutare orzata.
Con quelli del cetriolo (p. 223), del melone (p. 312) e della zucca comune fanno parte delle "4 semenze fredde" alle quali gli antichi attribuivano virtù anafrodisiache.

2. L'EMULSIONE ottenuta facendo cuocere in acqua o latte semi sgusciati e triturati è calmante e rinfrescante (insonnia, dolori delle infiammazioni urinarie).

3. I semi ubriacano le anatre, che ne sono molto ghiotte.

Capitolo VII
Succhi di frutta e di ortaggi

I succhi di frutta e di ortaggi godono di sempre maggior considerazione. Poiché nulla è nuovo sotto il sole, si ritorna tardivamente ad alcune abitudini dei Romani, che aromatizzavano le loro bevande con frutti schiacciati, piante odorose, fiori o miele.
Preziosi per numerosi malati che ne traggono notevoli vantaggi e talvolta persino la guarigione, i succhi di frutta e di ortaggi – soprattutto se estratti al momento dell'uso – costituiscono per gli individui sani un'alimentazione energetica spesso incomparabile e un'efficacissima protezione contro la malattia.
La loro composizione (e quella che attualmente noi conosciamo sembra già sufficiente) spiega le loro possibilità energetiche.
Un litro di succo d'uva o di ananas (con le sue 800-900 cal o 3348-3767 J), ha un valore energetico pari a quello di 1,3 l di latte o di 650 g di carne, di una decina di uova o di 4,5 kg di patate.
Un litro di succo di mela apporta circa 500 cal o 2093 J; un litro di succo di ciliegia 450 cal o 1884 J; un litro di succo di pera 420 cal o 1758 J; un litro di succo d'arancio 400 cal o 1674 J; un litro di succo di fragola 220 cal o 921 J.
Ma un alimento, si sa, non vale solo in funzione del suo potere calorico. Da tempo si è dimostrato che un'alimentazione "calorica" può avere i suoi "principi vitali" essenziali (vitamine, diastasi, oligoelementi...) oppure, secondo i casi, essere più o meno devitalizzata – se non interamente – per invecchiamento, o per certe fermentazioni pregiudizievoli, o più ancora per i troppi trattamenti nocivi.
Per alcuni studiosi, le nostre cellule si nutrono prima di tutto di energie elettromagnetiche generate dalla luce solare. È certo che, esaminati da questo particolare punto di vista, i vegetali freschi e sani occupano un posto di assoluta preminenza.
In ogni caso e allo stato attuale delle nostre cognizioni, l'importanza di frutti e ortaggi – consumati allo stato naturale e soprattutto come succo – sembra derivare dai loro innumerevoli ele-

menti costitutivi già scoperti: zuccheri direttamente assimilabili, lipidi, protidi (gli aminoacidi essenziali), diastasi, mucillagini, fattori antibiotici, princìpi ormonali diversi, vitamine, sali minerali, oligoelementi e, in generale, tutti quei costituenti che ne fanno soluzioni ionizzate. Il loro valore riguarda anche l'indispensabile equilibrio acido-base che essi concorrono a mantenere o a ritrovare.
Ecco, brevemente esposte, le proprietà e le indicazioni principali dei succhi di frutta e di ortaggi attualmente più usati. Per maggiori precisazioni, sarà bene far riferimento agli studi particolareggiati che abbiamo dedicato loro nelle pagine precedenti.

Succhi di frutta

Succo di albicocca

L'abbondanza di vitamine e sali minerali in questo frutto ci fa comprendere il valore del suo succo nei casi di affaticamento fisico e intellettuale, nell'anemia, nelle convalescenze.

Succo d'ananas

Anche questo frutto è ben ricco di vitamine, oligoelementi e sali minerali. Contiene, inoltre, un fermento digestivo molto potente. Il suo succo sarà indicato nei casi d'insufficienze digestive, crescita, convalescenze.
Diuretico, ha anche proprietà disintossicanti.

Succo d'arancio

Bevanda consumata soprattutto per le sue proprietà rinfrescanti e toniche, è anche un fluidificante sanguigno e un protettore vascolare. Per un maggiore risultato, si userà la scorza oltre che la polpa del frutto.

Succo di ciliegia

È rimineralizzante, depurativo, antireumatico e indicato per aterosclerotici, pletorici, gottosi, artritici.
Energetico, è anche un fattore preventivo dell'invecchiamento per la sua azione rigeneratrice ed eliminatrice dei residui e delle tossine.

Artritici, obesi, stitici avranno vantaggio nel consumare il succo di 1 kg di frutti al giorno.

Succo di fragola

Si tratta di un succo rimineralizzante, antireumatico e antigottoso per la sua azione eliminatrice dell'acido urico. È pure uno stimolante epatico, regolatore del sistema nervoso, indicato nell'aterosclerosi, nell'auto-intossicazione, nelle litiasi urinarie.
Possiede, inoltre, proprietà battericide, rilevate soprattuto contro il bacillo del tifo.

Succo di lampone

Bevanda tra le più gradevoli. Indicata, pura o allungata con acqua, nei reumatismi, nella gotta, nelle dermatosi, negli stati febbrili.
La mescolanza di succo di lampone e succo di ribes, diluita con acqua, molto rinfrescante, è una bevanda raccomandata nelle febbri eruttive, nelle affezioni febbrili in generale, nelle infiammazioni urinarie.

Succo di limone

Come il succo d'arancio, di pompelmo, di carota, di mela, d'uva, anche il succo di limone ha una reputazione salutare ben fondata. Questo frutto è stato studiato nella mia opera *Aromathérapie*.
Le sue indicazioni sono molteplici. È indicato persino nei casi di ulcera gastrica, e le sue proprietà depurative sanguigne ne fanno un alimento da consumarsi giornalmente.
Lo si consumerà puro o mescolato a qualunque altro succo.

Succo di mandarino

Sostituirà gradevolmente succhi analoghi. È rivitalizzante e, per il suo bromo, possiede proprietà sedative.

Succo di mela

Succo che, a buon diritto, gode di una grande rinomanza. Tonico muscolare e nervino, diuretico e antireumatico, antigottoso, antisettico intestinale, depurativo, è indicato in numerose affezioni. Gli stitici ne useranno in quantità. Come il succo di carota, il succo di mela potrà essere mescolato a molti altri succhi per donare loro il suo sapore.

Succo di mirtillo

È indicato specialmente nella cura delle infezioni intestinali: enteriti, coliti, diarree, dissenterie amebiche o altre, putrefazioni intestinali, colibacillosi. Possiede un'azione elettiva su un certo numero di germi intestinali patogeni come il bacillo d'Eberth (tifo) e il colibacillo. Inoltre è un dissolvente dell'acido urico. Aumenta infine la sensibilità visiva notturna.

Succo di mora

Allungato con acqua, è un rinfrescante e un lassativo. Lo si può usare per gargarismi contro angine, afte, stomatiti.

Succo di pera

Depurativo, diuretico, eliminatore dell'acido urico, il succo di pera è anche rimineralizzante, indicato nelle anemie, il superlavoro, la tubercolosi. Astringente, è un rimedio contro le diarree.

Succo di pesca

Diuretico e leggermente lassativo, il succo di pesca sarà anche utile ai dispeptici. Spesso è più pratico consumare il frutto ben maturo, tale e quale.

Succo di pompelmo

Eupeptico, digestivo, depurativo, il succo di pompelmo è anche un potente stimolante epatico e un eccellente purificatore della cistifellea.
Come il succo d'arancio, è un fluidificatore sanguigno e un vasoprotettore.

Succo di prugna

Stimolante nervoso, energetico, il succo di prugna è anche diuretico, lassativo e disintossicante. Il suo uso sarà utile a reumatici, aterosclerotici e affaticati in genere.

Succo di ribes

È eupeptico e digestivo, diuretico, depurativo. La sua azione si manifesta sulla circolazione sanguigna (stati pletorici), sul fegato (insufficienza e congestione epatiche), infiammazioni dell'apparato digerente e delle vie urinarie, reumatismi, gotta. Il succo, allungato con acqua costituisce un'eccellente bevanda per i febbricitanti.

Succo di ribes nero

A coloro che lo preferiscono all'infuso di foglie, il succo di ribes nero renderà analoghi servizi per le sue proprietà antireumatiche, antiartritiche, antigottose, e per la sua azione stimolatrice sul fegato.

Succo di uva

Le sue qualità sono tali che hanno potuto chiamarlo "una specie di latte vegetale". Non è quindi più il caso di dilungarsi a cantarne le lodi. Il suo valore calorico è notevole: più di 900 calorie per chilo. Stimolante, rimineralizzante, potente fattore di disintossicazione, è indicato nei seguenti casi: stati pletorici, artritismo, reumatismo, gotta, litiasi, eccesso d'urea sanguigna, disturbi dell'ipertensione, enterite, congestione epatica.
Una cura di 1,0 kg di succo d'uva per qualche giorno sarà utile agli obesi e alle persone molto affaticate.
Secondo il grado di tossiemia, la cura potrà potrarsi per 15 giorni - 3 settimane, con una media di 1,2-1,4 kg al giorno.

Succhi di ortaggi

Succo di barbabietola

Energetico, è indicato ad anemici, demineralizzati, tubercolotici, nervosi, gottosi. Lo si userà preferibilmente mescolato ad altri succhi. Per il suo pigmento colora di rosso le urine.

Succo di carota

Anemie, ulcere gastriche e duodenali, coliti, enteriti, diarree, ma anche stipsi, affezioni epato-biliari, intossicazioni, dermatosi, ecco alcune delle molteplici indicazioni di questo succo che dovreb-

be essere usato quotidianamente. Ferro, calcio, fosforo, magnesio necessari alla costruzione sanguigna e tissutale in genere, numerose vitamine, soprattutto la provitamina A, pectina, tutto spiega le straordinarie proprietà del succo di carota. I lattanti e i vecchi ne avranno un incomparabile vantaggio e anche gli adulti che, con il suo uso, ritarderanno l'invecchiamento.
Il succo di carota è insipido. Lo si potrà migliorare con succo di sedano, pomodoro, prezzemolo o limone, o ancora meglio con tutti questi succhi, ottenendo così un cocktail salutare tra i più efficaci.

Succo di carciofo

Questo succo non è usato abitualmente. Lo si potrà aggiungere in piccola quantità ad altri succhi per un'azione epatica più forte in casi di eccesso di urea o di colesterolo nel sangue.
Il cerfoglio, la cicoria, il dragoncello, il prezzemolo saranno usati allo stesso modo, aggiunti ad alcuni miscugli per ravvivare il gusto e soprattutto per le loro virtù particolari.
(*Cerfoglio*: depurativo, diuretico; *cicoria*; depurativa, stimolante epatica e renale, aperitiva; *dragoncello*: antisettico generale e delle vie digestive; *prezzemolo*: depurativo, stimolante, agente circolatorio).

Succo di cetriolo

Dissolvente dell'acido urico, depurativo, disintossicante, il succo di cetriolo – insipido e, per alcuni, nauseante – verrà aggiunto ad altri succhi (carota, uva, mela, sedano).
La sua azione locale antirughe è sfruttata, in genere, per le cure di bellezza.

Succo di cipolla

Sarà utile aggiungerlo in piccola quantità ad altri succhi. I diabetici, i reumatici, i prostatici, gli affaticati, gli affetti da edemi ne trarranno grandissimo vantaggio.

Succo di crescione

Questo succo è un depuratore epatico e renale, un antisettico pol-

monare, un rimineralizzante, un potente antiscorbutico. Oltre all'essenza solforata che contiene, oltre ai suoi sali minerali e alle sue vitamine, che spiegano le sue numerose proprietà, ha proprietà anticancro e antidiabetiche. È indicato anche nelle dermatosi e nelle affezioni del sistema pilifero (cuoio capelluto).
Una cura di succo di crescione è una cura di disintossicazione e di bellezza.

Succo di dente di leone

Farà parte delle cure depurative indicate ai pletorici, ai litiasici, a chi soffre d'insufficienza biliare, di colesterolo in eccesso... insomma, a tutti. Lo si aggiungerà ad altri miscugli.

Succo di finocchio

Lo si aggiungerà ad altri succhi per le sue proprietà diuretiche, antireumatiche, vermifughe, galattogene.

Succo di lattuga

Molto ricco di minerali e vitamine, è anche un antispasmodico e un sedativo per il lattucario che contiene. Sarà utile ai nervosi, a chi soffre d'insonnia, agli affetti da spasmi. In genere, lo si mescola ad altri succhi.

Succo di patata

Molto sgradevole al palato, sarà prezioso nei casi di ulcere gastroduodenali e di diabete. Un mezzo bicchiere, 4-5 volte al giorno per 1 mese nelle ulcere, per brevi cure di 10 giorni ogni mese o ogni 2 mesi per i diabetici, sono le dosi da non superare. Aggiungerlo al succo di carota o di limone.
Il succo composto da patata, carota e sedano in parti uguali è particolarmente ricco di princìpi rivitalizzanti.

Succo di pomodoro

Il suo uso è divenuto corrente e la sua associazione con il sedano ormai classica.
Si useranno pomodori molto maturi. Le sue numerose proprietà lo consigliano a demineralizzati, pletorici, reumatici, intossicati,

aterosclerotici, a tutti coloro che vogliono evitare un invecchiamento precoce.

Succo di rabarbaro

Sarà aggiunto ad altri succhi ai quali conferirà le sue proprietà depurative, stimolanti generali ed epatiche, antianemiche.

Succo di porro

Diuretico, eliminatore dell'acido urico, è indicato in casi di reumatismi, gotta, litiasi urinarie, aterosclerosi... Si può dire che una cura di porro equivale a una cura a Vichy.
Questo succo si deve aggiungere ad altri (carota, sedano).

Succo di rapa

La sua composizione spiega i suoi effetti salutari sui bronchi, sulle vie biliari, negli stati di demineralizzazione. È un rivitalizzante generale e nervino, un diuretico, un rinfrescante. Lo si consumerà preferibilmente mescolato a succo di carota (1 parte di succo di rapa per 3-4 parti di succo di carota).

Succo di ravanello

Nero o rosa, il ravanello è uno stimolante epatico e della cistifellea, un potente antiscorbutico, un diuretico, un antisettico polmonare. I suoi effetti sono utili nei casi di reumatismo, inappetenza, atonia epatica, litiasi biliare o urinaria. Lo si mescolerà ad altri succhi.

Succo di sedano

Si preferirà il succo di sedano "a gambi", ma il sedano rapa ha proprietà analoghe. Purificatore epatico e renale, tonico nervino e delle surrenali, depurativo, antireumatico e antigottoso, dotato di proprietà antisettiche, ha – come si vede – numerose indicazioni. Lo si berrà puro o mescolato al succo di carota, al limone o ad altri preparati.

Succo di spinaci

Rigeneratore del sangue per la sua clorofilla e per il ferro che con-

tiene, rimineralizzante, lo si userà con profitto nei casi di anemia, convalescenza, fatica fisica e intellettuale, nei bambini come nelle persone anziane. Va aggiunto a miscugli diversi.
Le associazioni: spinacio-carota, spinacio-carota-sedano, spinacio-crescione in uguali quantità possiedono grandi virtù.

Secondo la stagione agli ortaggi da centrifugare si aggiungerà con vantaggio qualche fagiolino, alcune foglie di carota o ravanello, o un po' di tetragonia chiamata a volte "lo spinacio del povero". Né vanno dimenticate le virtù depurative delle foglie di calendula, le proprietà toniche e antianemiche dei nuovi germogli d'ortica pungente.
Il gusto sgradevole, perfino nauseante, di alcuni di questi succhi sarà migliorato aggiungendo succhi di frutti diversi. Ognuno potrà comporre il suo cocktail secondo i propri gusti. L'amaro che – malgrado tutto – potrà qualche volta rimanere, sarà largamente compensato dagli immensi vantaggi che non mancherà di portare l'uso quotidiano dei vari succhi di ortaggi[1].

Alcuni esempi di succhi di erbe utili

Essi interessano troppi malati… e troppe persone sane (come la "cura di primavera" che seguirà) per non essere ricordati anche brevemente in questo capitolo.
Si consumeranno, vantaggiosamente, in dose di 1-2 bicchieri al giorno, per 15-20 giorni, al momento della stagione.

1. Succo di erbe amaro e apertivo

erba angelica (gambi verdi)	1 pugnetto
fumaria	2 grossi pugni
viola del pensiero selvatica	2 grossi pugni
cicoria	2 grossi pugni

1. **N.B.** Per eliminare dagli ortaggi i germi microbici e i parassiti che spesso li infestano, sarà opportuno lavarli molto bene in acqua, prima di pulirli per usarli a proprio piacimento (lo stesso vale per la frutta). È nel vostro interesse preparare personalmente i succhi: saprete così cosa bevete e risparmierete anche!

dente di leone .... 2 grossi pugni
Per affezioni biliari.

2. *Succo d'erbe amaro e tonico*

menta piperita .... 1 pugnetto
veronica .... 2 grossi pugni
piccola centaurea .... 2 grossi pugni
trifoglio d'acqua .... 2 grossi pugni
luppolo (gambi verdi) .... 2 grossi pugni
Debolezza.

3. *Succo d'erbe antiscorbutico*

rafano selvatico .... 3 pugni
borsa del pastore .... 2 pugni
crescione di fonte .... 3 pugni
Scorbuto, ulcere della bocca.

4. *Succo d'erbe rinfrescante*

portulaca .... 1 pugno
dente di leone .... 1 pugno
acetosa .... 1 pugno
bietola .... 1 pugno
lattuga .... 1 pugno
scorzonera .... 1 pugno
Diuretico.

La cura di primavera del Curato J. Kunzle

Gli affaticati, i nervosi, i reumatici, i gottosi, i pletorici, chi è colpito da affezioni cardio-vascolari, i grassi e i magri, gli stitici, i cellulitici e molti altri ancora ne trarranno incontestabili vantaggi. Alcuni potranno raccogliere personalmente gli ingredienti e godranno così di una buona boccata d'aria supplementare lontano dal fracasso. Venuta la stagione, taglieranno qualche tenero ramoscello di tutte le piante spinose di siepe: rosa canina, moro, crespino, rovi vari. Aggiungeranno ramoscelli di ribes, di lampone, di abete, faggio, nocciolo, quercia, ciliegio, larice, frassino, pioppo, eventualmente gemme d'alberi da frutto.

Si triterà il tutto e, dopo averlo mescolato con cura, lo si conserverà in sacchetti in un luogo fresco e arieggiato. Se ne userà un pugno per 2 l d'acqua, facendo bollire qualche minuto e tenendo in infusione.
Per una cura efficace, si consiglia di bere quotidianamente 1 l di decotto per 1-2 settimane.
Ai bagni di pino che J. Kunzlé raccomandava di associare a questo infuso, noi preferiamo bagni composti da un insieme di essenze aromatiche naturali e totali, scelte per le loro proprietà polivalenti e sinergiche: antireumatiche, circolatorie, rinforzanti delle difese naturali, antisettiche generali, polmonari, intestinali, genito-urinarie, tonificanti e antispasmodiche, in quanto riequilibranti.

CAPITOLO VIII
L'ARGILLA

Dal punto di vista della forma, eccetto quando ci si diverte a modellarla, l'argilla evidentemente non ha nulla che possa farci ricordare un ortaggio o un frutto. Ma, come i vegetali che accoglie e arricchisce, contiene numerosi minerali e oligoelementi in quantità. E, come ortaggi e frutta, è dotata d'innumerevoli proprietà. Ho ritenuto, quindi, di doverle dedicare qualche pagina nell'ambito di questo lavoro.

Tutto ciò che ho detto sul cavolo (p. 191) e i suoi impieghi per via interna (p.201) o esterna (p.199), potrebbe essere ripetuto parola per parola per quanto riguarda l'argilla. Questa antichissima cura, infatti, è di rara potenza e il suo unico torto è certamente d'essere stata troppo conosciuta e quindi volgarizzata, diventando per alcuni addirittura volgare. Tuttavia è facile ritrovare nella letteratura medica dei secoli scorsi alcuni straordinari esempi di guarigioni di una moltitudine di affezioni spesso gravissime.

L'argilla sembra possedere pressoché tutte le qualità. È un potentissimo agente di rigenerazione fisica. Lo si comprende meglio ora che si sono scoperti gli oligoelementi impiegati in terapia. La composizione dell'argilla ci permette di spiegare la sua azione rimineralizzante, riequilibrante, anche antitossica. Tutte queste proprietà erano ben conosciute nell'antichità e nei secoli passati.

Sembra che alcuni studi degli antichi sull'argilla, così come su altri argomenti, siano andati perduti. Sappiamo però che gli Egizi la usavano per mummificare i loro morti (proprietà antisettiche dell'argilla).

In una delle sue opere, Zimmermann scrive: «*Ai malati che vengono a mostrare a Gesù le loro membra nodose e le loro deformità... egli indica un luogo sulla riva del fiume, in cui si trova fango scaldato dai raggi del Sole. E Gesù disse loro: "Immergete i vostri piedi in quel fango affinché l'abbraccio dell'angelo della Terra possa togliere dalle vostre ossa ogni impurità e tutte le ma-*

lattie che le corrodono. Allora voi vedrete come Satana e i vostri dolori saranno scacciati dall'abbraccio dell'angelo della Terra. E i gonfiori delle vostre ossa si dissolveranno e le vostre membra si raddrizzeranno e voi sarete liberati da tutti i dolori"».

Evidentemente, questo testo non ci precisa il numero e la qualità delle guarigioni avvenute in quell'epoca con questo mezzo terapeutico. Se si prende alla lettera, l'argilla sembrerebbe essere stata dotata molto tempo fa di alcune potenti virtù scomparse ai nostri giorni. Infatti, nessuno penserebbe oggi di curare tumori e deformazioni ossee con impiastri d'argilla, se non come terapia d'integrazione.

Può darsi che alcuni popoli, privi d'altri mezzi, usino ancora per curare casi simili questi impiastri o bagni d'argilla, e ne ottengano qualche vantaggio.

Noi l'ignoriamo, ma è possibile.

È possibile, nondimeno, che applicati a certe lesioni ossee, gli impiastri o bagni d'argilla non provochino più ai nostri giorni i benefici osservati un tempo, sia per un processo di assuefazione sviluppatosi su più generazioni, sia a causa di modificazioni fisiologiche sopravvenute in alcuni gruppi umani (di civiltà occidentale, ad esempio). I componenti biologici dei nostri contemporanei sono, infatti, alquanto diversi da quelli dell'uomo vissuto 2000-3000 anni fa. Così, soltanto mezzo secolo fa si stimava che il tasso normale del colesterolo fosse tra 1,80 e 2,20 g/l. Oggi, numerosi studiosi pensano che esso possa arrivare a 2,40-2,50 g.

Pertanto, le reazioni alle diverse terapie possono modificarsi in funzione delle modalità fisiologiche del momento. È forse questa una delle spiegazioni possibili ad alcune "mode terapeutiche" successivamente denigrate: le nuove medicine danno il cambio alle vecchie, divenute inattive a lungo andare.

In Indocina, negli anni 1950-1953, ho notato che alcuni medicamenti, divenuti inefficaci per i feriti francesi, si rivelavano utili quando erano somministrati ai Vietnamiti.

Sembra che l'assuefazione ai medicamenti naturali sia molto più rara e abitualmente limitata nel tempo.

Ma secondo molti contemporanei, proprio grazie al lungo oblìo nel quale è stato tenuto, il trattamento a base di argilla può svol-

gere un ruolo terapeutico "nuovo" con le sue varie possibilità.
Il medico greco Dioscoride attribuiva all'argilla una forza straordinaria. Plinio il Vecchio, Galeno, Avicenna ne hanno parlato a lungo nei loro scritti.
Luigi XIV consumava volentieri l'argilla. Ma il suo solido appetito gli procurava a volte qualche guaio. La letteratura, d'altronde, ha spesso trattato di fistole anali, emorroidi e altre infermità "pletoriche" del Re Sole. È la ragione per cui, secondo Saint-Simon, Luigi XIV faceva grande uso di profumo?
In *Sciences et Voyages*, M. M. Deribéré e A. Esme scrivono: «*Marco Polo segnalava già che i pellegrini che si recavano alla città santa di Niabar erano spesso colpiti dalla febbre terzana o quartana, che essi curavano ingerendo un po' di terra rossa del lago che si trova vicino alla città*».
Più vicini a noi, Kuhn (di Leipzig), Stiunpf, Just, Kneipp hanno contribuito alla riabilitazione della terapia a base di argilla. Nel 1903 il Professor Strunpf dell'Università di Berlino prescrisse l'argilla a numerosi malati colpiti dal colera asiatico. In seguito ai risultati ottenuti, un libraio, A. Just, si fece divulgatore della terapia.
Durante la Grande Guerra, si aggiungeva alla senape destinata ad alcuni reggimenti francesi una piccola quantità d'argilla. Contrariamente a quanto accadde ad altre unità, questi reggimenti non furono mai decimati dalla dissenteria. Anche le truppe russe usavano l'argilla per via orale.
Questa usanza esiste tuttora in forme diverse in molti ambienti popolari. Vi sono paesi in cui i malati continuano a curarsi ingerendo argilla, soprattutto in Africa, nell'America del sud, in India, dove Gandhi ne raccomandava l'uso.
La geofagia di alcune tribù è, in effetti, come ricorda G. Fenillet, un fatto molto noto. Fornisce vari sali minerali e metalli come il ferro e il calcio.
In Indocina sono stato spesso sorpreso dall'abitudine che hanno gli autoctoni di intorbidare l'acqua dei ruscelli prima di bere. La spiegazione che ci veniva data era che l'acqua limpida cela "lo spirito maligno". Intorbidando l'acqua, la si libera da questo spirito. Penso che la vera spiegazione sia un'altra, più semplice: si trat-

ta senza dubbio di una salutare precauzione le cui origini sono state dimenticate. I progenitori degli attuali Vietnamiti bevevano probabilmente acqua argillosa poiché ne avevano compreso le virtù disinfettanti e tonificanti.

Ricordiamo le parole di Alexis Carrel: «*Noi siamo letteralmente fatti del limo della Terra. Questa è la ragione per cui il nostro corpo e le sue qualità fisiologiche e mentali sono influenzate dalla costituzione geologica del paese in cui viviamo*». È interessante avvicinare queste parole alla frase del pastore Felke: «*Si guarisce il corpo in modo più perfetto servendosi dell'elemento dal quale è stato tratto*».

Il Dr. Keller-Hoerschelmann, che nella sua clinica curava con l'argilla, ebbe a dichiarare che «*il suo uso orale in casi di pleurite, peritonite, infiammazioni al basso ventre, catarro della vescica, appendicite, calcoli biliari, vermi, cancri, ulcere, pleurite secca ecc. ha un'efficacia sorprendente*».

Alcuni studiosi ritengono che l'uso che attualmente facciamo del sale e di acque minerali non sia – in definitiva – che una forma mascherata e più raffinata della semplice ingestione di terra. Bisognerebbe, lo si capisce, presentarne i vantaggi.

Per ciò che riguarda l'uso dell'argilla per via esterna, gli animali, che per istinto conoscono le piante necessarie alla loro salute, sanno anche immergersi nel fango argilloso quando sono feriti o malati.

Fin da tempi lontanissimi, anche gli uomini hanno usato questo sistema, e le descrizioni abbondano nella letteratura.

Il "fango dei coltellinai", che altro non era se non argilla, veniva usato in Francia, contro le scottature, ancora in tempi relativamente recenti. Oggi si conosce l'azione analoga del caolino, del silicato di allumina. L'argilla è composta in gran parte da quest'ultima sostanza.

Erede di una lunga tradizione, il curato Kneipp impiegava normalmente un miscuglio di argilla e aceto di vino per i suoi cataplasmi e i suoi impiastri.

Attualmente, in Germania e in Svizzera, alcuni specialisti nella tisi spalmano il torace dei loro malati con un impiastro di argilla calda da tenersi molte ore e a volte tutta la notte.

Le proprietà dell'argilla sono numerose. Come si è visto precedentemente, è antisettica e, come tutti gli altri antisettici naturali (le essenze aromatiche in particolare), non presenta gli inconvenienti di certi antisettici chimici che uccidono i microbi ledendo, al tempo stesso, le cellule che compongono i nostri tessuti.
Alexis Carrel, con molti altri, ha spesso parlato dell'"intelligenza della natura". L'argilla ne è certamente provvista, ma questa intelligenza, (così scriveva) "non è spiegabile dalle nostre attuali conoscenze".
Le proprietà battericide dell'argilla saranno messe a profitto in numerose forme infettive: enteriti, coliti, colibacillosi, affezioni polmonari o parassitarie (parassitosi intestinali).
Una piaga purulenta trattata con argilla guarisce con stupefacente velocità. Il pus viene eliminato e i tessuti si riformano. Come per il cavolo, l'argilla – per via interna o esterna – attira la suppurazione e, in definitiva, disinfetta e depura l'organismo.
L'analisi compiuta nel maggio 1928 dal professor Laborde, docente alla facoltà di Farmacia di Strasburgo, ha permesso di constatare che l'argilla curativa è sterile, vale a dire esente da germi microbici.
Sembra, inoltre, che l'argilla sia radioattiva, come del resto tutti i corpi. La sua concentrazione sarebbe, secondo i casi, da 0,3 a 1,25 unità Mache[1].
Oltre alle sue proprietà antisettiche e cicatrizzanti, l'argilla è un notevole assorbente: 5 g sono sufficienti a decolorare 10 ml di una soluzione di blu di metilene allo 0,1%. Assorbe i cattivi odori (facile disinfezione delle tinozze e dei vasi da notte). E il suo potere

1. Poiché 1 nC (nanocurie) = 2,75 UM (unità Mache), questi valori corrispondono, rispettivamente, a 0,12 nC e 0,46 nC. Poiché un'acqua termale viene classificata radioattiva quando possiede almeno 1 nC (= 2,75 UM) per litro (si distinguono acque debolmente radioattive fino a 30 nC; mediamente radioattive fra 30 e 150 nC e fortemente radioattive oltre i 150 nC), se anche queste quantità si riferiscono a 1 l di argilla è evidente che questi valori sono molto al di sotto della soglia normalmente considerata di effetto terapeutico negli stabilimenti termali. [N.D.R.]

assorbente spiega forse la conservazione delle uova come si usa nell'Estremo Oriente. Tutti hanno sentito parlare delle "uova marce" dei Cinesi. Non si tratta di uova marce, bensì di uova che sono state conservate in terra argillosa.
Paragonabili per importanza alle proprietà assorbenti dell'argilla, sono le sue proprietà antitossiche.
Una quantità minima di una soluzione di stricnina somministrata ad alcuni topi ne causò la morte in pochi minuti. La stessa dose di stricnina fu poi somministrata ad altri topi aggiungendovi, questa volta, un po' d'argilla. Gli animali sopportarono il veleno senza inconvenienti.
Il considerevole potere assorbente dell'argilla è sempre stato sfruttato per eliminare lo sgradevole odore di certi oli medicinali e di alcune materie grasse che vogliono far concorrenza al burro. L'industria se ne serve per la decolorazione degli oli minerali o vegetali.
È appunto il potere assorbente dell'argilla che le conferisce proprietà sgrassanti e decoloranti: i lavandai romani pigiavano la biancheria nell'acqua argillosa (terra da purgo). Ora, negli Stati Uniti, si usano ogni anno centinaia di milioni di chili di terra da purgo, soprattutto per il trattamento dei prodotti petroliferi.
La tabella 1 riassume (in %) i valori trovati nell'analisi dell'argilla verde.

TABELLA 1. Analisi dell'argilla verde

costituente	contenuto in %
Silicio	49,10
Allumina	14,61
Sesquiossido di ferro	5,65
Calce	4,44
Magnesia	4,24
Ossidi alcalini	3,08
Diossido di titanio	0,74
Umidità	7,40
Perdita al fuoco	40,85

La sua grande ricchezza di silice la rende indicata in numerose affezioni, in particolare l'aterosclerosi, la tubercolosi, l'invecchiamento, gli stati degenerativi multipli.
L'importanza in terapia del magnesio, del ferro, del calcio, permette di spiegare la funzione delle cure argillose nelle astenie, nelle demineralizzazioni, negli stati cancerosi, nelle anemie.

L'argilla per uso esterno

La preparazione della pasta d'argilla è molto facile. Si versa l'argilla in un recipiente di vetro, di legno, di maiolica, di porcellana (mai di metallo nudo né, possibilmente, di plastica) e la si mescola – aggiungendo acqua – fino a ottenere una pasta densa, appena più malleabile della pasta da modellare. Alcuni consigliano di coprire l'argilla con l'acqua e di attendere qualche ora per ottenere una poltiglia omogenea.
Si faranno cataplasmi, dello spessore di $^1/_2$ -2 cm, secondo le indicazioni, e su una superficie leggermente superiore alla parte da curare.
I cataplasmi – o impiastri – saranno applicati freddi, tiepidi o caldi, secondo i casi:
- *freddi* sulle parti infiammate o sul basso ventre. Saranno rinnovati non appena divenuti caldi (generalmente dopo 15, 20 o 30 min). In caso di persistente sensazione di freddo, si sostituirà l'impiastro con un'applicazione tiepida;
- *tiepidi* o *caldi* sulla regione epatica, i reni, la vescica, le ossa.

I cataplasmi saranno applicati direttamente sulla pelle, sopra una garza.

In alcune affezioni (affezioni cardiache, contusioni, varici) occorrono – almeno all'inizio del trattamento – applicazioni di impacchi più che di impiastri.
Per prepararli, è sufficiente ottenere una poltiglia molto liquida nella quale s'immergerà un pezzo di tela che basterà far sgocciolare prima di metterla sulla parte.
Impacchi o impiastri saranno tenuti *in loco*, secondo le parti curate, con una fascia Velpeau, una striscia di flanella o una benda a T (per il perineo).

Per un impiastro sulla nuca, fissare la fascia intorno alla fronte e non intorno al collo.
La durata delle applicazioni varia, secondo i casi, da 1 ora a 2-3 ore, a volte tutta la notte. In caso di sensazioni sgradevoli (freddo, dolori), si toglierà l'impiastro e lo si rinnoverà solo 12 o 24 ore dopo. Se il cataplasma secca troppo rapidamente, lo si sostituirà con un altro preparato di fresco.
Dopo aver tolto l'impiastro o l'impacco, levare le particelle rimaste aderenti alla pelle con un semplice lavaggio d'acqua fredda o tiepida.
Il succedersi delle applicazioni varia in rapporto alle affezioni da curare e alle reazioni del malato.

- ***Ascessi, suppurazioni varie***: rinnovare gli impiastri ogni mezz'ora o ogni ora, poi ogni ora e mezzo, giorno e notte se necessario. Per la notte si potrà sostituire l'impiastro con una compressa d'acqua argillosa che si rinnoverà 1-2 volte.
- ***Regioni lombari, addome, basso ventre, regione epatica***: le applicazioni possono provocare reazioni più o meno violente. Ci si limiterà quindi a un cataplasma al giorno, della durata di 2-4 ore. Si potrà, a volte, lasciare l'impiastro tutta la notte.

Non si devono fare più impiastri in una volta. Qualora gli impiastri siano necessari in più parti (per esempio basso ventre e polmone), si lascerà un intervallo di 2-4 ore tra le diverse applicazioni. Ci si asterrà dalle applicazioni di argilla durante le mestruazioni.
È necessario gettar via l'argilla dopo l'uso poiché essa è impregnata di tossine. Si laveranno le garze, le tele, e le bende usate.
Ogni cura esterna d'argilla deve essere preceduta o affiancata da un trattamento disintossicante orale di fito-aromaterapia, succo di limone, leggeri lassativi, argilla per ingestione, alimentazione sana, atossica.
Una volta iniziata, la cura d'argilla non deve essere interrotta prima del risultato desiderato (salvo eccezioni). Essa scatena, infatti, un insieme di processi successivi (purificazione, rivitalizzazione) e fermarli nel loro svolgersi potrebbe essere nefasto.

All'inizio della cura, come avviene in numerose altre cure attive, si potrà osservare un apparente aggravamento dell'affezione (ingrandimento di una piaga atona, di un'ulcera, recrudescenza temporanea dei dolori reumatici).

Si comincerà sempre con cataplasmi di spessore limitato ($^1/_2$ cm), poco estesi, di 1-2 ore. Progressivamente si useranno impiastri di 1-2 cm di spessore, più larghi e di durata più lunga. Tutto questo a condizione che le applicazioni siano sopportate bene.

Oltre che in impiastri e impacchi, l'argilla può essere impiegata vantaggiosamente in polvere, come talco, tanto nei bebé che nei bambini e gli adulti. Sulle escoriazioni cutanee e le piaghe, la polvere d'argilla ha un'azione antisettica e cicatrizzante. Lo stesso vale per le screpolature, gli eczemi, le ulcere, alcuni casi di eritema.
Le maschere di bellezza contengono molto spesso un poco d'argilla.
Si agirà più semplicemente, più economicamente e in modo più efficace, usando argilla in polvere con cui si farà una pasta con acqua e succo di cetriolo o di pomodoro o di uva in parti uguali [2].
Questa pasta verrà spalmata in uno strato sottile su tutto il viso e conservata finché rimarrà umida (generalmente 15-30 min).
La si toglierà con acqua tiepida. Questa abitudine, una volta la settimana, non può procurare altro che vantaggi.
Nello stesso modo si potranno trattare l'acne, le eruzioni del viso, la couperose o l'acne rosacea, le rughe.
L'argilla in polvere mescolata a olio d'oliva, dà una crema ammorbidente ugualmente efficace in tutti questi casi.
Inoltre, l'argilla può essere usata per lavande vaginali e per clisteri, in dose di 3-4 cucchiai da minestra per litro d'acqua leggermente tiepida (perdite bianche, metriti, coliti, rettiti, parassitosi intestinali).
Per i malati bisognosi di bagni di fango, che non hanno il tempo,

---

2. R. Dextreit.

né i mezzi per fare una cura in una stazione termale specializzata, ecco il modo per beneficiare, nonostante tutto, di questo metodo terapeutico.
Si preparerà una poltiglia d'argilla in quantità sufficiente da riempire una tinozza o un mastello. Il bagno potrà essere usato più volte. Basterà aggiungere, ogni volta, una sufficiente quantità d'acqua calda.
La durata di questi bagni sarà di 5-10 min all'inizio, poi di 15-20 min. Si faranno ogni 2 giorni o 2 volte a settimana per 1 mese. Ripetere, se occorre, dopo un'interruzione di 3-5 settimane.
Questi bagni sono indicati soprattutto nell'artritismo, nelle affezioni reumatiche o ossee, e anche nell'anemia.
Bagni locali saranno praticati nei casi di reumatismo alle mani o ai piedi.
È opportuno preparare l'argilla con acqua salata (con sale marino, naturalmente): sembra che ne accresca l'efficacia.

L'acqua salata e l'acqua di mare

Per la sua composizione, il sale marino integrale ha sempre avuto una funzione importante nei trattamenti di numerose affezioni. Contiene magnesio, bromo, iodio, rame, nichel, oro, cobalto, sodio, fosforo, calcio, allo stato di sali diversi, in sostanze ponderabili o sotto forma di catalizzatori. Quindi il suo intervento s'impone nelle carenze e agisce con molta efficacia nei fenomeni di ossido-riduzione. I suoi poteri battericidi, tonificanti e citofilattici sono riconosciuti da molto tempo e largamente sfruttati.
Il sale marino può essere considerato come l'intermediario fra il mare e la terra. Come l'argilla, sembra attirare le tossine.
L'acqua salata è indicata per lavare le piaghe, per i gargarismi, per gli sciacqui della cavità orale (nell'artrite dentaria e la piorrea, si raccomanda di fare, ogni mattina e più volte al giorno, sciacqui con acqua molto salata: 1 cucchiaio da minestra di sale marino in un bicchiere d'acqua).
I bagni d'acqua salata sono tonificanti, antiscrofolosi, antianemici: 2-3 kg di sale marino in un bagno caldo di 15-20 min per gli adulti; 1 kg per un bambino di meno di 12 anni. Si faranno 1-2 di questi bagni a settimana.

I pediluvi caldi d'acqua salata (3 pugni di sale marino) hanno analoghe proprietà.
In alcuni casi di squilibrio endocrino, si aggiungerà al bagno caldo salato un decotto di goemoni (→ p. 277) o di *Laminaria flexicaulis* (→ p. 279), alghe correntemente usate in commercio.
I cataplasmi preparati con goemoni e sale hanno, inoltre, proprietà dimagranti.
Sale marino, acqua salata fanno subito pensare all'acqua di mare le cui virtù terapeutiche, note da millenni, sono state spiegate scientificamente da molti studi, e in particolare da quelli di Quinton.
La composizione dell'acqua di mare è molto complessa: sodio, potassio, litio, cesio, rubidio, calcio, stronzio, bario, magnesio, alluminio, titanio, ferro, manganese, cobalto, zinco, rame, piombo, argento, arsenico, stagno, bromo, iodio, fosforo, acido solforico, fluoro, cloro, ammoniaca, silicio, materie organiche basiche e acide, acidi organici, materie colloidali, radioattività (citata dal laboratorio della Biomarina).
La sua complessità è tale che non si è riusciti a ricostituirla e i tentativi di allevare animali e colture vegetali nell'acqua di mare artificiale non hanno tutt'oggi molto successo.
Ma si conoscono da tempo gli effetti spesso notevoli dei bagni caldi d'acqua di mare nei reumatismi, nelle artrosi, nelle affezioni ginecologiche, nelle sindromi dolorose nel loro insieme. Un mio amico, vecchio medico bretone cui le terapie a base d'acqua di mare sono familiari da molti anni, consiglia da tempo un'originale cura ai malati di tubercolosi ossea. Si tratta semplicemente di una zattera sulla quale si fanno sdraiare i malati in modo che il mare li copra quasi interamente. Un canotto a motore trascina la zattera. Così all'azione dell'acqua salata si aggiunge quella di un leggero massaggio che agisce anche da tonificante tissutale.
Ricorderò brevemente che alcuni prodotti farmaceutici non sono altro che diluizioni isotoniche d'acqua di mare prelevata a 10-20 m di profondità. L'identità di queste soluzioni con l'ambiente interno degli animali superiori è tale da poter farci vivere cellule isolate, in particolare i globuli bianchi del sangue. Così questi preparati hanno acquisito da parecchi anni un posto importante nei

trattamenti di numerose affezioni, grazie alla loro azione rigeneratrice dell'organismo: sostituzione graduale dell'ambiente interno, impoverito o sporco, con un ambiente più adatto allo sviluppo e alla massima attività delle cellule. Il loro uso è consigliato in affezioni molto diverse, quali:

- *nei lattanti*: la tossicosi, le gastroenteriti, l'anoressia, alcuni eczemi;
- *nei bambini e negli adulti*: le sindromi dissenteriche, l'enterite e la stipsi, numerose affezioni cutanee, la tubercolosi, alcune forme endocrine e ginecologiche, le riniti, le sinusiti, alcune mieliti, l'invecchiamento, l'anemia, l'astenia, le modificazioni del terreno.

L'acqua di mare può essere usata al naturale, per via orale, in tutte le sindromi e le affezioni appena citate.

La sabbia e le sue applicazioni

Ecco ora – anche se l'argomento si allontana dall'argilla – qualche parola sulla sabbia e le sue applicazioni.

Le sabbiature hanno molteplici indicazioni: debilitazione, demineralizzazione, rachitismo, affezioni ossee, artritismo, reumatismi. Circa 5 secoli avanti Cristo, Erodoto ne mise in risalto le applicazioni in caso di asma, di congestioni polmonari, di gotta, di alcune paralisi, di magrezza, di idropisia, di nevralgie.

Per fare una sabbiatura basta scavare leggermente lo strato di rena, sdraiarsi nella cavità e farsi ricoprire con abbondante sabbia, fatta naturalmente eccezione per la testa che si riparerà dal Sole con un ombrello.

Queste sabbiature non dovranno farsi durante la digestione. All'inizio avranno una durata massima di 15 min; poi, gradualmente, in 8-10 giorni, si arriverà a un totale di 1 ora giornaliera, da dividersi in 2-3 sedute.

Come per i bagni di mare o di fiume, occorre evitare di avere una spiacevole sensazione di freddo.

In molti casi sono consigliabili anche i cataplasmi di sabbia. Si fa scaldare la sabbia (di mare o eventualmente di fiume) in una padella o nel forno. La si versa in un sacchetto della misura della parte da trattare e la si applica calda. Il cataplasma sarà tenuto $^1/_2$ ora, 1 ora o più, e lo si ripeterà 2-4 volte al giorno (nevralgie, demineralizzazioni).

L'argilla per uso interno

L'argilla non è più difficile da assorbire del bismuto e del caolino, comunemente prescritti. Secondo certi studiosi, sarebbe superiore a queste sostanze, con applicazioni molto più vaste. In ogni tempo, del resto, l'argilla ha fatto parte di numerosi preparati farmaceutici.

È opportuno usare un'argilla grassa, finemente setacciata, priva di sabbia, non cotta e non mescolata a prodotti medicinali. Vi sono argille verdi, bianche, gialle, rosse. Prove preliminari permettono di determinare la varietà più attiva per ciascuno. In linea di massima, l'argilla del posto in cui si vive è la più raccomandabile. Personalmente, uso di solito l'argilla verde.

La dose quotidiana abituale è 1 cucchiaino da caffè per $^3/_4$ di bicchiere d'acqua ($^1/_2$ cucchiaino per i bambini sotto 12 anni).

Può essere utile cominciare col bere solo acqua argillosa per 4-5 giorni. In alcune affezioni (dissenterie, affezioni gastrointestinali, anemie, tubercolosi) si potranno invece assorbire 2-3 cucchiaini da caffè al giorno.

La preparazione deve essere fatta il giorno prima: si mette 1 cucchiaino da caffè d'argilla in $^3/_4$ di bicchiere d'acqua, si lascia riposare tutta la notte e, il mattino dopo, si beve dopo aver mescolato. Si può anche prendere l'argilla prima di coricarsi, oppure $^1/_2$ ora prima di uno dei due pasti principali.

Qualora la cura provochi stipsi, diminuire la dose d'argilla, aumentare la quantità d'acqua e bere in 2-3 volte durante la giornata ($^1/_2$ ora prima dei pasti).

Se la stipsi continua, occorrerà interrompere l'ingestione di argilla per 10-15 giorni.

Ai bambini che, chiaramente, non potrebbero inghiottire la soluzione d'argilla, si prepareranno piccole palline d'argilla con un infuso aromatico (gemme di pino, eucalipto, timo, menta). Succhiando queste palline, otterranno gli stessi benefici.

Inoltre, si consiglia di succhiare piccoli pezzi d'argilla in caso di

gengiviti, stomatiti, piorrea alveolare, angine, raffreddori.
Secondo la posologia stabilita dalla maggioranza degli studiosi, io faccio seguire la prima cura d'argilla per 3 settimane. Poi per 10 giorni al mese, o a settimane alterne.
La cura d'argilla è incompatibile con un'alimentazione ricca di materie grasse, ed è opportuno bere a sufficienza tra i pasti: limonate, infusi o acqua pura.
Ricordiamo ancora una volta l'azione battericida e antisettica dell'argilla. Il suo potere assorbente le permette di neutralizzare il gusto sgradevole di certe acque. Inoltre, l'argilla può essere impiegata per sterilizzare l'acqua da bere: è sufficiente aggiungerne qualche pizzico ogni litro. In caso di epidemie, limone o argilla saranno regolarmente usati in questo modo.
Nell'intestino, l'argilla assorbe i gas e le tossine nocive: la si somministrerà soprattutto ai malati affetti da malattie contagiose.
Nelle affezioni dell'apparato digerente, la spalmatura argillosa è più efficace di molte altre, per le sue proprietà eliminatrici, cicatrizzanti e ricostruttive (ulcere, cancri, dissenterie, coliti, enteriti).
I neonati colpiti da diarree trarranno beneficio da qualche cucchiaino da caffè quotidiano d'acqua argillosa. Anche la stipsi è spesso favorevolmente influenzata da questo medicamento.
Per le sue proprietà polivalenti, l'ingestione di argilla è indicata anche nell'anemia, nel linfatismo, nella foruncolosi. Essa, infatti, depura il sangue e tutto l'organismo, neutralizza le tossine, apporta all'ambiente interno e alle cellule alcuni elementi indispensabili alla loro vitalità e alla loro difesa: silice, allumina, ferro, calcio, sodio, potassio, magnesio.
Come si è detto a proposito del cavolo, tuttavia, l'analisi dell'argilla in sé non basta a spiegarne tutte le possibilità. Siamo quindi costretti ad ammettere – anche ai nostri giorni – di non avere ancora trovato la spiegazione a molti misteri. Probabilmente la troveranno le generazioni future.
Comunque, l'argilla stimola gli organi non efficienti e – come gli oligoelementi di cui è abbondantemente dotata – sembra spesso agire più con la sua presenza che con la sua massa.
Agisce sulle ghiandole endocrine che regola, svolgendo un'azio-

ne eccitante o moderatrice, secondo la necessità. È anche un potente antiparassitario, come si può facilmente constatare con l'esame delle feci.

Dopo l'analisi dell'argilla che effettuò nel 1928, il Prof. Laborde, docente alla facoltà di Farmacia di Strasburgo, dichiarò: «*La terra curativa, presa regolarmente o periodicamente, è il dono che purifica, vivifica, compensa e risana, proprietà essenziali della natura. È un potente dinamogeno che ristabilisce un equilibrio stabile risvegliando l'attività delle ghiandole deficienti.*

Ostacola le colture microbiche, le uccide, aumenta l'attività del fermento diastasico esistente nelle cellule e i prodotti di secrezione dell'organismo. Ha il potere di assorbire i prodotti dell'infiammazione e attiva l'escrezione delle materie fecali. La terra curativa ridona la resistenza, ravviva la gaiezza e la gioia del lavoro, regolarizza la circolazione intracorporale».

Il Prof. Graeser, da parte sua, scrive che l'argilla «*dovrebbe divenire un medicamento domestico popolare, e che ogni madre di famiglia dovrebbe imparare a conoscerlo.*

In tutti gli istituti, le caserme, le prigioni nei quali le infezioni s'infiltrano e si propagano tanto facilmente, così come sui piroscafi, la polvere d'argilla dovrebbe essere sempre a portata di mano. Questo medicamento è assolutamente innocuo, anche se preso inutilmente o in dosi troppo forti. Preparati molto più pericolosi vengono consumati dal pubblico, senza critica e senza esame».

Indicazioni e modi di usare l'argilla[3]

- ***Acne***: applicazioni, 2-3 volte la settimana, di acqua argillosa o di fango che si lascia seccare. Lavare dopo 20 min, con acqua pura o acqua di rose, e applicare il succo di un limone.
  Argilla per via orale, ogni mattina.
- ***Adeniti*** (→ ascessi).
- ***Aerofagie*** (→ ulcere gastriche).

3. Cfr. l'avvertenza all'inizio del libro, e le idee generali del capitolo XI. Inoltre, le applicazioni di foglie di cavolo o l'uso di complesse scelte di essenze aromatiche naturali ci sono talvolta sembrati più efficaci.

- ***Affezioni nervose*** (→ nervi).
- ***Albuminuria*** (→ reni).
- ***Anemia*** (→ stanchezza generale).
- ***Angina, laringite***: cataplasmi d'argilla sulla gola, 3-4 volte al giorno, per 2 ore. Gargarismi con acqua salata, acqua limonata, acqua argillosa o con un decotto di foglie di rovo, unito a un miscuglio scelto di essenze aromatiche naturali molto diluito con acqua tiepida (Tegarome).
- ***Antrace*** (→ ascessi).
- ***Aterosclerosi*** (→ stanchezza generale).
- ***Artrite dentaria, piorrea***: alternare, come dentifricio, argilla e acqua molto salata (1 cucchiaio da minestra di sale marino grezzo per 1 bicchiere d'acqua). Questa acqua salata deve essere usata ogni giorno in sciacqui della cavità orale della durata di 2-3 min. Succhiare un pezzetto d'argilla durante la giornata o coricandosi.
- ***Ascessi, antraci, foruncoli, paterecci***: cataplasmi di grande spessore per 1 ora circa. Se si ha una sensazione di calore intenso, rinnovare prima con un cataplasma fresco. Da 4 a 6 cataplasmi al giorno, alternare, 2-3 volte nella giornata:
  – con cataplasmi caldi di cipolle cotte al forno, lasciati un'ora;
  – o con applicazioni di foglie di cavolo;
  – o con impacchi a base di un miscuglio particolare di essenze aromatiche naturali (Tegarome).

  Continuare ancora qualche giorno dopo la fine della suppurazione.

  Trattamento generale adeguato, disintossicazione (regime, vegetali).

  Argilla per via orale ogni mattina.
- ***Ascessi dentari***: cataplasmi d'argilla sulla gota che si rinnoveranno ogni 2 ore. Naturalmente, consultare un dentista.
- ***Asma, bronchiti***: cataplasmi tiepidi d'argilla sul petto e le spalle: 2-4 ore al giorno.

  Inalazioni di essenze aromatiche naturali.
- ***Astenia*** (→ stanchezza generale).
- ***Blefariti*** (→ occhi).
- ***Bronchiti*** (→ asma).

- ***Cardiache*** (→ cuore).
- ***Cirrosi*** (→ fegato).
- ***Cistifellea*** (→ fegato).
- ***Cistite*** (→ vescica).
- ***Coliche epatiche*** (→ fegato).
- ***Coliche nefritiche*** (→ reni).
- ***Coliti*** (→ stipsi).
- ***Congestione cerebrale e insolazione***: cataplasmi freddi d'argilla sulla nuca: durata 1 ora. Rinnovare più volte al giorno. Contemporaneamente, cataplasmi sul basso ventre (2 volte per 2 ore al giorno). Continuare per qualche giorno. Si possono alternare con applicazioni di foglie di cavolo.
- ***Congiuntivite*** (→ occhi).
- ***Contusioni***: cataplasmi freddi d'argilla della durata di 1-2 ore. Rinnovare più volte al giorno. Impacchi d'acqua argillosa durante la notte. Anche applicazioni di foglie di cavolo.
- ***Convulsioni*** (→ nervi).
- ***Corea*** (→ affezioni nervose).
- ***Coriza*** (→ sinusiti).
- ***Cuore, affezioni cardiache***: cominciare con impacchi d'acqua argillosa a 18-20 °C, della durata di 1/2 ora; poi, dopo qualche giorno, di 1-2 ore.
  Se gli impacchi sono sopportati bene, 8-10 giorni dopo sostituirli con sottili cataplasmi (1/2 cm), leggermente tiepidi, da tenere da 1-2 ore.
  Dopo qualche giorno, se il cataplasma è ben tollerato, si potrà lasciare sulla parte da 6-8 ore.
  Ma prima di tutto chiamare il medico.
- ***Demineralizzazione*** (→ stanchezza generale).
- ***Dermatosi***: argilla per via orale ogni mattina. Fitoterapia appropriata. Localmente: spennellature d'argilla, che si lascia seccare, 1-2 volte al giorno. Lavare dopo 20 min.
- ***Diarree, dissenterie, enteriti, coliti*** (→ stipsi).
- ***Dolori gastrici*** (→ ulcera gastrica).
- ***Dolori reumatici, nevralgie***: cataplasmi d'argilla, freddi o tiepidi in caso di crisi acute, caldi nelle forme croniche, 2-3 applicazioni al giorno, di 2-4 ore o per tutta la notte. Una sola ap-

plicazione al giorno per una cura d'integrazione.

- ***Eczema*** (→ dermatosi).
- ***Emicranie***: cataplasmi d'argilla alternati sulla fronte e sulla nuca: sulla fronte argilla fredda per un'ora, sulla nuca, argilla tiepida o calda per due ore. Pediluvi caldi.
(Indispensabile curare la causa: fegato, ovaie...)
- ***Emorroidi***: piccoli cataplasmi d'argilla fredda per 1-2 ore. Si possono alternare con applicazioni di foglie di cavolo.
Cura generale indispensabile.
- ***Enterite*** (→ stipsi).
- ***Epilessia*** (→ affezioni nervose).
- ***Fegato, cistifellea (ittero, cirrosi, congestione, coliche epatiche, tumori)***: leggeri cataplasmi freddi lasciati sulla parte 2 ore (se non si ha alcuna sensazione di freddo, malessere, dolori). Se le applicazioni sono sopportate bene, usare qualche giorno dopo cataplasmi di maggior spessore (2 cm).
In caso contrario applicare un cataplasma tiepido o caldo.
Quello della sera può essere conservato tutta la notte, se non dà alcun disturbo.
- ***Ferite*** (→ piaghe).
- ***Foruncoli*** (→ ascessi).
- ***Foruncoli e follicoliti delle narici***: ripetute applicazioni, di 1 ora ciascuna, di una pallina d'argilla introdotta nella narice. Non spremere MAI i foruncoli (→ ascessi).
- ***Gambe (varici, sindromi vascolari diverse)***: spalmare la gamba con uno strato d'argilla liquida. Lasciare un'ora e lavare, 1-2 volte al giorno.
Si può alternare con applicazioni di foglie di cavolo. È indispensabile una cura generale.
- ***Gangrena*** (→ piaghe).
- ***Gastrite*** (→ ulcera gastrica).
- ***Gotta*** (→ dolori reumatici).
- ***Gozzo***: cataplasmi d'argilla su tutta la parte anteriore del collo. Conservare tutta la notte.
- ***Impetigine*** (→ dermatosi).
- ***Insolazione*** (→ congestione cerebrale).
- ***Intestino*** (→ stipsi).

- ***Invecchiamento*** (→ stanchezza generale).
- ***Ittero*** (→ fegato).
- ***Itterizia*** (→ fegato).
- ***Laringite*** (→ angina).
- ***Linfatismo*** (→ stanchezza generale).
- ***Litiasi*** (→ reni).
- ***Lombaggine***: cataplasmi d'argilla tiepidi o caldi, 1-2 volte al giorno, di 2-4 ore, o per tutta la notte se non recano disturbo.
- ***Maschera di bellezza*** (→ acne).
- ***Metriti***: lavande vaginali quotidiane con 2 cucchiani da caffè d'argilla per un irrigatore d'acqua tiepida. Consultazione ginecologica.
- ***Morsi*** (→ piaghe).
- ***Necrosi*** (→ piaghe).
- ***Nefriti*** (→ reni).
- ***Nervi, affezioni nervose (tic, corea, convulsioni, spasmi, epilessia, paralisi)***: cataplasmi d'argilla sulla nuca, sulla colonna vertebrale e sul basso ventre. Frizioni alle membra e alla colonna vertebrale.
  Argilla per via orale: 1 cucchiaino da caffè in 1/2 bicchiere d'acqua, ogni giorno, per periodi di 10-20 giorni.
  Consultazione medica necessaria.
- ***Nevi*** (→ verruche).
- ***Nevralgie*** (→ dolori reumatici).
- ***Nevrastenia*** (→ stanchezza generale).
- ***Nevrosi***: argilla per via orale, 1 cucchiaino da caffè in 1 bicchiere d'acqua ogni giorno, per periodi 10-20 giorni.
  Cataplasmi d'argilla sulla nuca, di 1-2 ore, 3-4 volte al giorno.
  Applicazioni sulla fronte, sul basso ventre, sulla colonna vertebrale.
- ***Occhi (irritazioni varie, congiuntiviti, blefariti)***: la consultazione oftalmologica è spesso consigliata.
  Sovente è indispensabile una cura generale.
  Localmente: cataplasmi d'argilla dentro una garza, applicati con l'occhio chiuso (1-2 volte al giorno, se necessario, fino alla guarigione). Inoltre, lozioni e lavaggi agli occhi con camomilla, acqua salata... anche questa formula del dottor Leclerc:

foglie di piantaggine .... 510 g
fiori di meliloto .... 5 g
fiori di fiordaliso .... 5 g

Tenere in infusione 15 min in 250 g d'acqua bollente. Passare attraverso una pezzuola (bagni oculari, lozioni).
Limone: 1 goccia in ogni occhio, 2-3 volte a settimana.

- ***Occhi lacrimosi (ostruzione delle vie lacrimali)***: limone negli occhi, cataplasmi d'argilla sugli occhi e lungo le pinne nasali. Farsi visitare da un medico.
- ***Otiti***: cataplasmi sull'orecchio e la parte circostante, soprattutto dietro. Rinnovare ogni ora o ogni 2 ore. Per le forme leggere o croniche, 1-2 cataplasmi di 2 ore ogni giorno.
  Qualche goccia di limone nell'orecchio (eccetto in casi di timpano perforato) 3 volte a settimana. Il giorno prima si può mettere qualche goccia d'olio d'oliva tiepido nell'orecchio.
  Consultare lo specialista.
- ***Palpitazioni*** (→ cuore).
- ***Papillomi*** (→ verruche).
- ***Paralisi*** (→ nervi).
- ***Paterecci*** (→ ascessi).
- ***Perdite bianche*** (→ metriti).
- ***Piaghe***: cataplasmi freddi d'argilla, della durata di 1-2 ore, da rinnovarsi 2-3 volte al giorno. Lavare poi con acqua salata, quindi mettere un impacco d'acqua argillosa. Si sono constatati casi in cui i corpi estranei sono stati attirati dall'argilla.
  (I cataplasmi d'argilla agiscono beneficamente nei casi di aderenze o di cicatrici).
- ***Piaghe atone, infette, cancrenose***: cataplasmi di notevole spessore per 1 ora circa. Da rinnovarsi prima in caso di dolori o sensazione di calore insopportabile, 6-8 volte al giorno.
  La notte: medicazione umida con decotto di bosso (40 g di foglie ogni litro d'acqua, bollire fino a ridurre a metà), o con una soluzione allungata di essenze aromatiche scelte.
  N.B.: all'inizio della cura, si rileva in genere un apparente peggioramento (estensione della piaga o dell'ulcera) dovuto all'eliminazione dei tessuti necrotizzati.
- ***Pleuriti***: cataplasmi tiepidi localizzati, alternando petto e spal-

le a giorni alterni (su uno o due lati) da 2 a 3 ore. Contemporaneamente, cataplasmi freddi sul basso ventre 1 giorno su 2 alternati con cataplasmi tiepidi sulla regione epatica, da 2 a 4 ore. Dopo 3 settimane si potrà applicare giornalmente un cataplasma tiepido sul petto e sulle spalle (3-6 ore).
– Anche: essenze aromatiche per bocca e per inalazioni.
Chiamare urgentemente il medico.

- ***Prostata***: cataplasmi d'argilla fredda alternati con applicazioni di foglie di cavolo: 1-2 volte al giorno, per 2-3 ore.
- ***Piorrea*** (→ artrite dentaria).
- ***Rachitismo*** (→ stanchezza generale).
- ***Raffreddore*** (→ asma).
- ***Reni (nefriti, coliche nefritiche, litiasi, albuminuria)***: argilla per via orale, 1 cucchiaino da caffè in 1 bicchiere d'acqua, ogni giorno, per periodi da 10 a 20 giorni.
  Cataplasmi d'argilla freddi alternati ad applicazioni di foglie di cavolo: 1-2 volte al giorno, per 2-3 ore.
- ***Reumatismi*** (→ dolori reumatici).
- ***Salpingiti*** (→ metriti).
- ***Scottature***: cataplasmi di notevole spessore per 1 ora, inserendo una garza tra la scottatura e l'argilla. Non togliere la garza se questa aderisce ai tessuti. L'argilla evita l'infezione, elimina le cellule necrotizzate, favorisce la cicatrizzazione. Rinnovare ogni 2 ore, compresa la notte, fino alla formazione dei nuovi tessuti. Saranno allora sufficienti 3-4 applicazioni di 2 ore al giorno, poi 1 o 2 fino alla cicatrizzazione. In genere la cicatrice è di buona qualità.
  – Per le scottature delle mani e dei piedi, immergere per 1 ora gli arti in un recipiente contenente fango d'argilla. Rinnovare 2 volte al giorno. Tra ogni applicazione, bendaggio di garza non assorbente.
  – Anche: complesso speciale di essenze aromatiche naturali.
  Vedere anche: cavolo (→ p. 191) e, per le scottature gravi, il medico.
- ***Sinusiti***: aspirare acqua argillosa 2-3 volte al giorno (1 cucchiaino da caffè d'argilla in 1 tazza d'acqua preparata 24 ore prima). Ripetere parecchie volte per ogni narice.

– Anche: inalazioni con un miscuglio d'erbe aromatiche (eucalipto, timo, aghi di pino, lavanda), o con Climarome (prodotto per l'igiene).
– Succo di limone nelle narici.
– Se occorre: cataplasmi d'argilla lungo le pinne del naso e sulla fronte.

- ***Spasmi*** (→ affezioni nervose).
- ***Stanchezza generale (anche anemia, nevrastenia, linfatismo, rachitismo)***: argilla per via orale, 1 cucchiaino da caffè in 1 bicchiere d'acqua, ogni giorno per periodi da 10 a 20 giorni.
– Anche: ingestione d'acqua di mare.
– Cataplasmi d'argilla tiepida alla nuca e sul basso ventre (2-3 ore se ben tollerati).
- ***Stipsi***: cataplasmi d'argilla freddi sull'addome 2 volte 2-3 ore al giorno e, se occorre, tutta la notte. Argilla per via orale, 1 cucchiaino da caffè in 1/2 bicchiere d'acqua, ogni giorno, per periodi da 10 a 20 giorni (fermarsi se non si ottengono rapidi miglioramenti).
- ***Stomaco*** (→ ulcera gastrica).
- ***Tic*** (→ nervi).
- ***Tosse*** (→ asma).
- ***Tubercolosi*** (→ pleuriti).
- ***Tumori***

1. Ricordarsi che spesso i cancri sono affezioni generali e che il tumore non è che una manifestazione locale. Grande importanza, perciò, hanno la cura generale e l'alimentazione biologica.
Farsi visitare da un medico il più presto possibile.
Localmente, applicazioni di cataplasmi d'argilla. Cominciare con cataplasmi sottili (1/2 cm), 1 volta al giorno, della durata di 1-2 ore. Contemporaneamente, un cataplasma sulla parte sottombelicale dell'addome, per 2 ore.
Dopo 1 settimana, 2 cataplasmi al giorno sul tumore (2-3 ore), uno sul basso ventre.
Dopo un'altra settimana, 2 cataplasmi spessi (2 cm) al giorno sul tumore, per 2-3 ore. Continuare sul basso ventre.

Non è possibile precisare la durata della cura che, comunque, non sembra poter fare miracoli.

2. *Tumori benigni*: 1-2 cataplasmi al giorno (2-3 ore ogni volta). Anche in questo caso, non possiamo aspettarci dei miracoli.

- ***Ulcere*** (→ piaghe infette).
- ***Ulcera gastrica***: cataplasmi quotidiani d'argilla sulla cavità epigastrica, tra i pasti (2 ore dopo i pasti, togliere un'ora prima del pasto seguente).
  Per via orale: 1/2 cucchiaino da caffè di argilla in 1/2 bicchiere d'acqua, 1/2 ora prima dei pasti (→ cavolo p.191).
- ***Varici*** (→ gambe).
- ***Vecchiaia*** (→ stanchezza generale).
- ***Vermi*** (→ stipsi).
- ***Verruche, papillomi, nevi***: applicazione di una piccola quantità d'argilla da lasciare sulla parte 1-2 ore. Rinnovare più volte al giorno. Questo trattamento può richiedere più settimane ed è spesso inefficace. In generale, è indicato l'intervento del medico.
- ***Vescica***: 2 cataplasmi al giorno, da 2 a 4 ore ogni volta purché non si abbia una sensazione di freddo o un qualunque malessere; lontano dai pasti e mai durante le mestruazioni.

Capitolo IX
Il polline

Come l'argilla, il polline non dovrebbe essere classificato fra gli ortaggi o la frutta. Ma grazie alla particolare ricchezza dei suoi costituenti e delle sue interessanti proprietà, non merita forse d'essere preso in considerazione in queste pagine?

Ne ho parlato in altre opere e, per questo breve capitolo, ho attinto i punti essenziali dai miei precedenti scritti, tratti tutti dalla mia esperienza e da lavori antecedenti, in particolare da quelli di Jacques Meurant, apicoltore a Castellane (Alpi Basse) [1].

Dalle numerose osservazioni che ho avuto l'opportunità di raccogliere, alcune spontaneamente fornitemi dagli stessi consumatori, risulta che il polline merita il nome di alimento-medicamento. Uno in più, che gli specialisti non sanno ancora dove collocare nella nomenclatura.

Dubito che un giorno si possa classificare il polline in una qualche lista, e soprattutto imporne la vendita da parte di questa o quella categoria di commercianti. Chi sarebbero i venditori? I produttori, certamente, ma le grandi drogherie o altri? I negozi di prodotti dietetici, le farmacie? Non troviamo forse certi tipi di pane dai panettieri, nei centri dietetici, da Inno, Prisunic e nelle farmacie? Lo stesso vale per il miele, la pappa reale e per moltissimi altri prodotti inclassificabili, dal momento che possono essere considerati sia come alimento che come medicamento.

Qualunque cosa si dica o si faccia, sarà probabilmente difficile proibire ad alcuni prodotti della natura – anche se dotati di poteri salutari – il diritto di essere consumati quotidianamente, come si fa da sempre, e di essere venduti ovunque.

È il caso del prezzemolo, dalle innumerevoli proprietà. Uno dei

1. Éts Apijouvence, 04120 Castellane. Ringrazio J. Meurant per avermi permesso, grazie ai suoi prodotti (polline, pappa reale, propoli...) una vasta sperimentazione da vent'anni a questa parte.

suoi estratti figura da tempo nella Farmacopea. Per non parlare della carota, che fu studiata dal professor Léon Binet e da M. Strumza per le sue proprietà antianemiche e la sua azione sul transito e sulla flora intestinale.
È il caso anche del cavolo, che consente di preparare gustosi piatti a base di carne e verdure stufate o eccellenti crauti, ma la cui azione nel caso di ulcere allo stomaco e di cirrosi è riconosciuta scientificamente.
Infine, non si può non parlare del germe di grano, delle alghe, degli aromi e di molti altri frutti, ortaggi, cereali, tutti considerati "alimenti-medicamenti".
Il polline fa parte di questo gruppo. Grazie alla sua eccezionale ricchezza di vitamine, aminoacidi, minerali e oligoelementi diversi[2], porta all'organismo numerosi elementi indispensabili, di cui la moderna alimentazione è troppo spesso priva!
Così come nel caso del germe di grano o delle alghe, i suoi elementi agiscono in sinergia, come la natura li ha associati e non in proporzioni singole, come avviene per numerosi prodotti moderni, prodotti incompleti "di confezione".
Al pari del germe di grano o delle alghe alimentari, del miele o degli oli vergini da tavola, il polline non dovrebbe essere assimilato a un qualunque medicamento. Innanzitutto, è un alimento la cui ricchezza vieta che sia consumato in dosi esagerate.
È tonificante. Le persone anziane, come anche tutti i soggetti sovraffaticati (intellettualmente o fisicamente[3], le donne in stato interessante...) ne trarranno sensibile giovamento, talvolta anche in tempi rapidi. Gli anemici e i soggetti con minor resistenza alle infezioni ne beneficeranno indiscutibilmente. Per i fattori di crescita che contiene, esso si rivela utile anche ai bambini.
Come molti prodotti naturali, e anche più di alcuni, agisce da rie-

2. Vedere la tabella a fine capitolo (p.453) per il dosaggio medio di alcuni elementi, secondo Louveau, Caillas e E. Lenormand.

3. Dal punto di vista sessuale, diversi consumatori se ne sono dichiarati soddisfatti. Sperimentalmente, topi nutriti esclusivamente con polline e acqua si sono potuti riprodurre fin oltre la sesta generazione.

quilibrante organico. Inoltre, l'esperienza ha dimostrato che possiede alcune proprietà regolatrici (intestinali soprattutto) e disintossicanti generali.
Per la sperimentazione, che da oltre 20 anni ho intrapreso a questo riguardo, mi sono servito del polline di J. Meurant. Ho potuto constatare così la validità delle osservazioni che questo specialista aveva da tempo scrupolosamente annotato.
Oltre alle astenie, al nervosismo e all'insonnia, numerosi disturbi colitici di origini assai diverse (comprese le coliti amebiche) trovano grande giovamento dalle cure a base di polline. Le stipsi, come le diarree, anche di lunga durata, migliorano in buona parte dei casi e, addirittura, a volte guariscono. Anche soggetti sofferenti di artrosi vertebrali hanno trovato sollievo a seguito di una cura di polline.
L'uso ripetuto del polline ha permesso di far riacquistare peso ad alcuni ammalati dimagriti, che nient'altro era riuscito a far ingrassare. Al contrario, il polline non dovrebbe appesantire un soggetto portato all'obesità.
Anche il prostatismo, se posso giudicare in base a quanto mi è dato verificare (per casi ancora troppo limitati), grazie alle cure di polline in parte migliorerebbe.
Una cura prevederà da 500 g a 1 kg di polline per un adulto, da assumersi in dosi variabili secondo i casi e i soggetti, a colazione o prima del pasto di mezzogiorno, accompagnato da un sorso d'acqua. È preferibile cominciare con 1 cucchiaino da caffè, per 8-15 giorni. Si aumenterà progressivamente la dose fino ad arrivare a 1 cucchiaio da minestra.
Per alcuni, il consumo di polline può, all'inizio, comportare effetti lassativi – generalmente modesti – che soprattutto gli stitici cronici apprezzeranno.
Per veder sparire molto rapidamente l'inconveniente, per gli altri sarà sufficiente diminuire la dose.
Per i bambini al di sotto dei 10 anni, 1/2 cucchiaino da caffè ogni mattina, per 1-2 mesi, sembra essere la dose utile e necessaria.
Le cure di polline potranno essere ripetute: 2-3 cure annuali, della durata di 1 1/2 - 2 mesi ciascuna, costituiranno la cadenza indicata nella maggior parte dei casi.

TABELLA 1. Composizione media del polline

vitamine	contenuto in mg/g
Tiamina	8
Riboflavina	18
Acido nicotinico	150
Piridossina	5
Acido pantotenico	30
Biotina	0,15
Acido folico	5
Lattoflavina	1,5
Vitamina A	tracce
Vitamina B_2	17
Vitamina C	150-450
Vitamina D	0,4
Vitamina E	0,25
Inositolo	35
aminoacidi	**contenuto in % del peso secco**
Arginina	6
Istidina	3
Isoleucina	5
Leucina	7
Lisina	7
Metionina	2
Fenilalanina	4
Treonina	3
Triptofano	1,5
Valina	6
minerali e oligoelementi	**contenuto in % delle ceneri**
Potassio	35
Magnesio	9 (1-12)
Calcio	10 (1-15)
Rame	0,07
Ferro	0,2 (0,01-0,3)
Silicio	2-10
Fosforo	1-20
Zolfo	1
Cloro	0,8
Manganese	1,4

Le si alternerà o le si combinerà, a seconda dei casi, con la pappa reale a dosi di 1,50 g per 100 o 125 g di miele [4].
Come per l'alimentazione, sarà opportuno rivolgersi a un produttore serio, che garantisca la purezza dei suoi prodotti, *condicio sine qua non* della loro efficacia e innocuità.
Un estratto di polline è stato sperimentato su un certo numero di bambini di età compresa fra i 3 mesi e i 12 anni ricoverati presso la clinica pediatrica J.-B. Thiéry di Nancy (1974). Si sono potuti riscontrare effetti benefici relativamente alla mancanza d'appetito, al peso e all'astenia. «*Il fatto* – concludono gli sperimentatori – *che si tratti di un prodotto naturale, di origine vegetale, non può che esortare alla sua prescrizione*».

La tabella 1 a p. 453 riassume la composizione media del polline secondo Louveau, Caillas e E. Lenormand. Inoltre, il polline contiene fattori regolatori di crescita e numerosi pigmenti.
Nota bene: il polline raccolto delle api contiene circa 20% di miele. In 1 cucchiaio da minestra (20 g) di polline, dunque, ci sono 4 g di miele.

4. Formula di J. Meurant, già citato.

CAPITOLO X
ALIMENTI RICCHI DI VITAMINE

Ho pensato che potrebbe fare piacere al lettore conoscere la ricchezza di vitamine di alcuni alimenti scelti fra i più comuni (o almeno che comuni dovrebbero essere).
È noto che attualmente le vitamine sono classificate – secondo il loro potere di solubilità nell'acqua o nei grassi – in 2 categorie: idrosolubili e liposolubili.
A pp. 456-457 ho riportato due tavole esplicative (tavola 1 e tavola 2) pubblicate dall'Istituto superiore dell'Alimentazione.
I vari alimenti sono classificati in ordine decrescente rispetto alla ricchezza di vitamine.
Gli alimenti che contengono 4 vitamine in quantità notevole sono segnati in neretto.
Si potrà constatare che, in queste tabelle, i cereali, la frutta e gli ortaggi occupano generalmente ottime posizioni.
Si vedrà in particolare che le foglie di ravanello, abitualmente buttate nella pattumiera, verrebbero assai meglio utilizzate – in considerazione della loro ricchezza – in un piatto di antipasti o aggiunte alle minestre.
Le massaie preoccupate della salute della loro famiglia hanno conservato questa sana abitudine ereditata dalla loro madre. Molte altre l'hanno fatto... durante l'occupazione. Allora si trattava soprattutto, secondo loro, di non buttar via nulla, ma tornata l'abbondanza...
Come si vedrà, la foglia del ravanello non può assolutamente essere considerata un ripiego.
Un tempo si sapevano arricchire le insalate con foglie di cappuccina o di fragola. Lo si fa tuttora, in certe regioni dove le insalate "miste" sono apprezzate. Ma noi siamo ancora lontani dalle insalate del tempo di Napoleone I, che erano a volte composte di 15 varietà di vegetali.
Un tempo, ancora, non si mancava mai di mettere nelle minestre di verdura qualche tenero germoglio d'ortica. Analisi relativa-

TABELLA 1. ALIMENTI RICCHI DI VITAMINE IDROSOLUBILI

alimenti ricchi di vitamina:

C ANTISCORBUTICA	B_1 ANTIBERIBERI O ANTINEVRITE	B_2 DI USO NUTRITIVO
CINORRODO DI ROSA CANINA	LIEVITO DI BIRRA	LIEVITO DI BIRRA
DRUPA DI BIANCOSPINO	GERME DI CEREALE	ESTRATTO DI LIEVITO
PREZZEMOLO	FEGATO CRUDO	FEGATO CRUDO
PEPERONCINO	TUORLO D'UOVO	ESTRATTO DI MALTO
CAVOLO VERDE	SEMI DI LEGUMINOSE	TUORLO D'UOVO
CRESCIONE	FARINA DI LENTICCHIE	ROGNONE
ACETOSA	PISELLI FRESCHI	CAMEMBERT
FOGLIE DI RAVANELLO	LIMONE	BIETOLA
PISELLI FRESCHI	ARANCIO	MELANZANA
CAVOLI DI BRUXELLES	OSTRICA	PRUGNA-SUSINA
ARANCIO	CASTAGNA	SEMI DI LEGUMINOSE
LIMONE	DENTE DI LEONE	DOLCETTA
SPINACI	SEMI DI CEREALI	ALBICOCCA SECCA
BIETOLA	BARBABIETOLA	CASTAGNA
DOLCETTA	BIETOLA	PISELLI FRESCHI
CASTAGNA	FICO SECCO	BIANCO D'UOVO
DENTE DI LEONE	CAROTA	SPINACI
FEGATO CRUDO	CICORIA	FOGLIE DI RAVANELLO
POMPELMO	FOGLIE DI RAVANELLO	ACETOSA
MELANZANA	UVA SECCA	DENTE DI LEONE
CICORIA	PRUGNA-SUSINA	SEMI DI CEREALI
AGLIO	SPINACI	CAVOLO
PORRO	ACETOSA	CRESCIONE
POMODORO	PANE INTEGRALE	PREZZEMOLO
SEDANO	PREZZEMOLO	LATTE (LATTICELLO)
INDIVIA	LATTUGA ROMANA	GERME DI CEREALE
PATATA	CRESCIONE	OSTRICA
RAVANELLO		

mente recenti hanno dimostrato, una volta di più, che l'usanza era valida e che gli antichi "erano nel vero". Nella nostra epoca in cui le ipovitaminosi, come le carenze, in genere, sono innume-

TABELLA 2. Alimenti ricchi di vitamine liposolubili

alimenti ricchi di:

Carotene provitamina A	Vitamina A antixeroftalmica	Vitamina D antirachitica	Vitamina E della riproduzione
Prezzemolo	Olio di fegato	Olio di fegato	Olio di germe
Dente di leone	Olio di tonno	Olio di tonno	Olio di grano
Cicoria	Olio di merluzzo	Olio di ippoglosso	Germe di cereale
Indivia	Olio di pesce	Olio di merluzzo	Fegato
Bietola	Fegato crudo	Olio di aringa	Olio di arachide
Spinaci	Cervello	Olio di sardina	Seme di cotone
Zucca	Burro	Olio di nasello	Olio di palma
Acetosa	Tuorlo d'uovo	Tuorlo d'uovo	olio di soia
Lattuga	Uovo	Burro d'estate	Lattuga
Albicocca	Rognone	Burro di cocco	Crescione
Crescione	Crema	Fegato crudo	Muscolo di Manzo
Foglie di ravanello	Formaggi grassi	Ostrica	Grasso di maiale
Carota	Grasso di manzo	Latte d'estate scremato	Olio d'oliva
Piselli freschi	Ostrica		Olio di noce
Prugna-susina	Latte condensato zuccherato		Burro
Piselli secchi	Latte fresco		Pane integrale
Peperoncino	Carne grassa		
Oliva			
Barbabietola			
Sedano			
Pomodoro			
Mandorla			
Banana			
Germe di cereale			
Aglio			
Noci			

revoli e tanto più pericolose in quanto di solito non diagnosticate, non sarebbe inutile ricordare che effettivamente, come scriveva Calude Nativelle, "nelle piante c'è un tesoro".

Capitolo XI
Formulario[1]

Ai termine di questo studio, sembra necessario fare alcune precisazioni, a costo di qualche ripetizione.
Leggendo alla voce "anemia" i nomi dell'albicocca, del crescione, del dente di leone o dell'uva, non si dovrà concludere che questi alimenti siano di per se stessi e in ogni circostanza sufficienti a provocare un aumento dei globuli rossi o del tasso dell'emoglobina. Ma saranno incontestabilmente, in tutti i casi, molto utili se non ineguagliabili come trattamenti d'integrazione.
Può darsi che, in alcuni soggetti, risolvano da soli il problema. Ma ripeto che, per dare al malato le massime possibilità, occorre usate allo stesso tempo vari medicamenti sinergici, i quali, del resto, non mancano certo in natura.
Devo inoltre ribadire che questo formulario non saprebbe, più d'un altro, sostituire la scienza del medico in casi di affezioni gravi o semplicemente mal diagnosticate.
Nell'agosto 1961, la stampa riportò il caso di un giovane agricoltore di 18 anni colpito da dolori addominali, che il padre non aveva voluto far visitare prima della fine della mietitura. Tre giorni dopo, il malato moriva per una peritonite appendicolare. Esempi del genere sono purtroppo molto più frequenti di quanto s'immagini.
Ma questo studio saprà senza dubbio essere utile.
Le indicazioni date non dovranno essere considerate come le sole possibili e definitivamente stabilite. Se ne scoprono (o riscoprono) costantemente delle nuove, sia per caso che in seguito a esperimenti. Così i decotti di foglie di betulla impiegati in impacchi o bagni locali, hanno guarito un certo numero di vecchi ecze-

1. Il formulario sarà utilmente completato da quelli che figurano nei miei libri *Aromathérapie* e *Phytothérapie*. A tale proposito, talvolta mi è stato chiesto come mai non avessi scritto un volume unico. La domanda è apparentemente sensata. Ma un libro di oltre 2.000 pagine sarebbe stato maneggevole?

mi, ribelli a tutte le terapie. Solo un caso fortunato permise un giorno di scoprirne le virtù. Allo stesso modo, il mirtillo, ben noto per le sue proprietà astringenti, antiputride, battericide (soprattutto anticolibacillari) e dissolventi uriche, viene prescritto per aumentare la sensibilità visiva di notte da qualche anno soltanto.
Attualmente, comunque, numerose affezioni ritenute dal medico non legate a gravi lesioni organiche – ma non per questo meno ribelli ai vari medicamenti in uso – trarranno vantaggio dai semplici trattamenti suggeriti in questo libro.

ABBASSAMENTO DI VOCE (→ afonia).
ACNE: argilla, cavolo, dente di leone, lattuga, pomodoro, rapa.
ACIDITÀ DI STOMACO (→ gastrite).
ACIDO URICO (→ gotta).
ADENITI: alghe, argilla, cavolo, goemone, laminarie.
ADIPOSITÀ (→ obesità).
ADOLESCENZA (→ crescita). Vedere anche *Aromathérapie* e *Phytothérapie*[2].
AEROCOLIA (→ aerofagia, meteorismo).
AEROFAGIA: argilla, cavolo.
AFFANNO (→ asma).
AFFATICAMENTO CARDIACO: argilla, cavolo, fagiolini (→ coronariti).
AFFEZIONI CARDIACHE (→ affaticamento cardiaco, coronariti, palpitazioni).
AFFEZIONI CARDIO-VASCOLARI (le stesse e → aterosclerosi).
AFFEZIONI FEBBRILI (→ stati febbrili).
AFFEZIONI NERVOSE (→ nervosismo).
AFFEZIONI POLMONARI (→ anche bronchiti, pleurite, tossi, tuberolosi): acetosa, argilla, asparago, carota, cerfoglio, crescione, fico, orzo, pompelmo, pinolo dolce, ravanello nero, ravanello rosa, ribes nero, uva.
AFFEZIONI URINARIE (→ vie urinarie).

---

2. J. Valnet, éd. Vigot, 2001; *Fitoterapia*, in questa stessa collana dal 2005.

AFONIA: argilla, cavolo, cerfoglio, fico, sedano.

AFTE: carota, gelso nero, mirtillo.

ALBUGINI (→ cornea).

ALBUMINURIA: argilla, cavolo, fagiolo.

ALCOLISMO: argilla, cavolo, prezzemolo.

ALGIE (→ gotta, nevralgie, reumatismi).

ALITO FETIDO: alghe, argilla, carciofo, dente di leone, mela, prezzemolo.

ALLATTAMENTO:

– *insufficienza lattea*, carota, frumento, lenticchia, mandorla dolce, topinambur;

– *per far cessare la lattazione*, carciofo, cerfoglio, prezzemolo.

ALLERGIE: alghe, ravanello nero.

ALOPECIA: crescione.

AMENORREE (→ mestruazioni).

ANEMIA: albicocca, alghe, ananas, arancio, argilla, asparago, barbabietola, carota, castagna, cavolo, cicoria selvatica, crescione, dattero, dente di leone, dolcetta, frumento, funghi, lieviti, mela, melanzana, melone, noci, oliva, pera, porro, prezzemolo, prugna, rabarbaro, rafano, spinaci, tetragonia, uva.

ANGINE: argilla, cavolo, gelso nero, fico, mora selvatica, rapa, ribes nero, sedano.

ANGINA PECTORIS (urgenza medica, → coronariti).

ANGIOCOLITE: dente di leone, ravanello nero.

ANGOSCE (→ nervosismo).

ANORESSIA (→ inappetenza).

ANSIETÀ (→ nervosismo).

ANTRACE (→ foruncolosi).

APPETITO (→ inappetenza).

ARTERITE (→ aterosclerosi).

ARTRITISMO: ananas, argilla, asparago, banana, carciofo, cavolo, cetriolo, cicoria selvatica, ciliegia, dolcetta, fragola, lattuga, mela, pastinaca, patata, pera, pomodoro, pompelmo, porro, ravanello nero, ravanello rosa, ribes, ribes nero, uva.

ARTRITE DENTARIA (→ piorrea).

ARTROSI (→ reumatismo cronico).

ASCARIDE (→ parassiti intestinali).

ASCESSI CALDI: acetosa, argilla, bietola, carota, cavolo, fico, lattuga, lenticchia, melone, oliva, porro, rapa, zucca.

ASCESSO DENTARIO: argilla, cavolo, fico.

ASCESSI FREDDI: argilla, cavolo.

ASCITE: argilla, cavolo.

ASMA: argilla, carota, cavolo, cerfoglio, goemone vescicoloso, laminaria, lattuga, prezzemolo, rafano, ravanello nero, ravanello rosa.

ASTENIA: albicocca, alghe, arachide, arancio, argilla, asparago, avena, banana, barba, caffè, carota, castagna, cavolo, cece, cicoria selvatica, crescione, dattero, dente di leone, fagiolo, fico, finocchio, fragola, frumento, gelso nero, goemone vescicoloso, laminarie, lampone, lenticchie, lieviti, mais, mandorla dolce, mela, melograna, miglio, pera, polline, pomodoro, prezzemolo, prugna, rabarbaro, riso, sedano, spinacio, soia, topinambur, tetragonia, uva, zucca.

ASTENIA INTELLETTUALE (→ superlavoro).

ASTENIA SESSUALE (→ impotenza).

ATEROMATOSI (→ colesterolo).

ATEROSCLEROSI: alghe, ananas, argilla, carciofo, carota, cavolo, ciliegia, dolcetta, fragola, frumento, girasole, laminaria, lieviti, mela, mirtillo, noce, polline, pomodoro, porro, prugna, segale, soia.

ATONIA BILIARE: dente di leone, prezzemolo, ravanello nero.

ATONIA DIGESTIVA (→ dispepsie).

ATONIA GASTRICA (→ dispepsie).

AZOTEMIA: carciofo, dente di leone, lampone, mirtillo, pomodoro, porro, riso, uva.

BAMBINI (→ crescita, rachitismo, scrofolosi).

BELLEZZA (→ viso).

BLEFARITE (→ palpebre).

BRONCHITE ACUTA: argilla, carota, cavolo, cerfoglio, gelso nero; lattuga, mela, mora selvatica, rapa.

BRONCHITE CRONICA: argilla, asparago, carota, cavolo, cerfoglio, cotogna, crescione, dolcetta, fico, lattuga, mela, orzo, rafano, ravanello nero, ravanello rosa.

CADUTE (→ contusioni).

CALCOLI (→ litiasi).
CALCOLOSI: carota, cetriolo, cicoria selvatica, dente di leone, nespola, rapa.
CALLI: fico, porro.
CALVIZIE (→ alopecia).
CANCRI: argilla, barbabietola, carota, cavolo, cerfoglio, crescione, dattero, fragola, pesca, prezzemolo, sedano, spinacio.
CAPELLI (caduta): crescione, oliva.
CAPILLARI (→ fragilità capillare).
CARIE DENTARIE: carota.
CATARRI: (→ bronchite cronica).
CEFALEE: argilla, cavolo, melà.
CELLULITE: alghe, dente di leone, goemone, laminarie, prezzemolo.
CIRCOLAZIONE (→ vie circolatorie).
CIRROSI: argilla, cavolo.
CISTIFELLEA (→ colicistite, epatismo, litiasi biliare).
CISTITE: argilla, cavolo, orzo, porro, rapa.
CLOROSI: alghe, carota, spinacio.
COLESTEROLO (eccesso di): carciofo, dente di leone, girasole, laminarie, mais, noci, soia.
COLIBACILLOSI: avocado, carota, cetriolo, dolcetta, mirtillo.
COLICHE EPATICHE: argilla, cavolo, cerfoglio, cicoria selvatica, mandorla dolce, ravanello nero.
COLICHE INTESTINALI: cetriolo.
COLICHE NEFRITICHE: argilla, cavolo, mandorla dolce, nocciola, sedano.
COLICISTITE: ravanello nero.
COLITI (→ intestino e spasmi).
COLPI (→ contusioni).
CONGESTIONE EPATICA (→ anche epatismo): cicoria selvatica, dente di leone, uva.
CONGIUNTIVITE: argilla, cavolo, cerfoglio.
CONTUSIONI: argilla, cavolo, cerfoglio, laminarie, prezzemolo.
CONVALESCENZE: albicocca, alghe, ananas, arancio, asparago, avocado, castagna, dattero, fagiolo, fico, mais, mandorla dolce, mela, sedano, soia, spinacio, topinambur, uva.

CONVULSIONI: argilla, cavolo.
CORIZA: argilla, cavolo.
CORNEA (macchie della): soffione.
CORONARITI (→ anche aterosclerosi): argilla, cavolo, laminarie, mela, segale.
COUPEROSE (→ viso).
CRESCITA: albicocca, alghe, ananas, arancio, avena, avocado, banana, barba di becco, carota, castagna, ciliegia, dattero, fagiolo, fico, frumento, laminarie, lieviti, mais, mandorla dolce, melanzana, nocciola, orzo, prezzemolo, soia, topinambur.
CUOIO CAPELLUTO (→ alopecia, capelli).
CUORE (→ coronariti, affaticamento cardiaco, palpitazioni).
DEBILITAZIONE (→ rachitismo, scrofolosi).
DEBOLEZZA O AFFATICAMENTO GENERALE (→ astenia, impotenza, superlavoro).
DECALCIFICAZIONE, DEMINERALIZZAZIONE: alghe, ananas, arancio, argilla, asparago, barbabietola, carota, cavolo, ciliegia, dattero, fragola, frumento, funghi, laminarie, lattuga, lieviti, mandorla dolce, mela, orzo, ravanello nero, ravanello rosa, ribes, sedano, soia, uva.
DENTI (→ carie).
DEPRESSIONE NERVOSA (→ anche superlavoro): albicocca, argilla, cavolo.
DERMATOSI: alghe, arancio, argilla, asparago, barba di becco, bietola, carota, cavolo, cerfoglio, crescione, dente di leone, fragola, lampone, lieviti, mandorla dolce, noce, riso, uva.
DERMATOSI SQUAMOSE: acetosa, argilla, carota, cavolo, cetriolo, crescione, fagiolo, mandorla dolce, oliva, ribes.
DIABETE: argilla, asparago, avena, barba di becco, cavolo, cicoria selvatica, crescione, fagiolo, gelso nero, lattuga, lieviti, mirtillo, nocciola, noce, oliva, patata.
DIARREE: albicocca, argilla, carota, castagna, cavolo, cotogna, fico d'India, gelso nero, mela, melagrana, mirtillo, mora selvatica, nespola, noce, orzo, pera, rabarbaro, ribes nero, riso.
DIGESTIONI LENTE (→ dispepsie).
DISSENTERIE: argilla, castagna, cavolo, cotogna, fico d'India, melagrana, mirtillo, nespola, orzo, prezzemolo, rabarbaro, zucca.

DISMENORREE (→ mestruazioni dolorose).

DISPEPSIE: acetosa, ananas, arancio, argilla, cavolo, cece, cipolletta, finocchio, lampone, melanzana, orzo, pesca, patata, pompelmo, prezzemolo, rabarbaro, rafano, ravanello nero, ribes, sedano, topinambur, uva, zucca.

DISTORSIONE: argilla, cavolo.

DISTURBI CIRCOLATORI: alghe, argilla, cavolo, dente di leone, laminarie, mirtillo.

DISTURBI GHIANDOLARI: alghe, goemone, laminarie, soia.

DOLORI GASTRICI (→ gastralgie).

DOLORI INTESTINALI (→ spasmi).

DOLORI REUMATICI (→ reumatismi).

DURONI: porro.

EBBREZZA: argilla, cavolo.

ECCHIMOSI (→ contusioni).

ECCITAZIONE SESSUALE: lattuga.

ECZEMA: arancio, argilla, asparago, carota, cavolo, crescione, dente di leone, mandorla dolce, oliva, rapa, ravanello nero, uva.

EDEMI: argilla, cavolo, cerfoglio, prezzemolo, uva.

EMATURIA: pesca, portulaca.

EMICRANIA: argilla, cavolo, ciliegia, finocchio, mandorla dolce.

EMOFILIA: portulaca.

EMORRAGIE: gelso nero, mirtillo, mora selvatica, portulaca.

EMORRAGIE GASTRO-INTESTINALI: carota.

EMORROIDI: argilla, barbabietola, castagna, cavolo, cerfoglio, dente di leone, melone, mirtillo, patata, porro.

EMOTTISI: cotogna, portulaca.

ENFISEMA (→ bronchite cronica).

ENTERITE ED ENTEROCOLITE (→ intestino).

EPATISMO: arancio, argilla, asparago, avocado, carciofo, carota, cavolo, cerfoglio, cicoria selvatica, ciliegia, cotogna, crescione, dente di leone, fagiolino, fragola, lattuga, mela, melanzana, mirtillo, oliva, orzo, patata, pompelmo, prezzemolo, prugna, rabarbaro, rafano, ravanello nero, ribes, ribes nero, sedano, uva.

EPILESSIA: argilla, cavolo, nocciola.

EPISTASSI (→ emorragie).

ERETISMO:
– *cardio-vascolare*: melanzana
– *genitale*: lattuga.
ERISIPELE: fagiolo, patata.
ERPES: mela, cavolo.
ERUZIONI: patata.
ETÀ CRITICA (→ menopausa).
FARINGITI: argilla, cavolo, mirtillo.
FEBBRI (→ stati febbrili).
FEGATO (→ epatismo).
FERITE (→ piaghe).
FERMENTAZIONI INTESTINALI: carota, ciliegia, cipolletta, dente di leone, lattuga, mandorla dolce, mirtillo, prezzemolo, rabarbaro, ravanello nero, ravanello rosa.
FETORE DELL'ALITO (→ alito).
FISTOLE ANALI: argilla, cavolo, cotogna.
FLATULENZE (→ meteorismo).
FORUNCOLOSI: acetosa, argilla, bietola, carota, cavolo, dente di leone, fico, lattuga, lieviti, oliva, rapa, uva.
FRAGILITÀ CAPILLARE: arancio, argilla, cavolo, grano saraceno, mirtillo, pompelmo.
FRATTURE (conseguenze di): alghe.
FRIGIDITÀ (→ impotenza).
GAMBE (→ arteriti, disturbi circolatori, varici).
GANGRENA: argilla, cavolo.
GASTRALGIE: argilla, carota, cavolo, cotogna, finocchio, fico, lattuga, mela, patata.
GASTRITE (→ gastralgie, ulcere).
GELONI: argilla, carota, cavolo, cerfoglio, cotogna, patata, rapa, sedano.
GENGIVITE: arancio, fico, gelso nero, mirtillo, mora selvatica.
GHIANDOLE ENDOCRINE (→ disturbi ghiandolari).
GONFIORE DEL VENTRE (→ meteorismo).
GOTTA: ananas, argilla, asparago, barba di becco, carciofo, carota, cavolo, cerfoglio, cetriolo, cicoria selvatica, ciliegia, dente di leone, fagiolo, fragola, goemone, lampone, lattuga, melone, nespola, oliva, pera, pomodoro, porro, prezzemolo, prugna, ra-

fano, rapa, ravanello nero, ribes, ribes nero, sedano, topinambur, uva.

GOZZO: argilla, cavolo, goemone, laminarie.

GRAVIDANZA: avocado, dattero, fico, frumento, mandorla dolce, mela, miglio, nocciola, pera, uva (→ anche convalescenze).

IDROPISIA: cerfoglio, crescione, rafano, ribes.

IMBARAZZI GASTRICI (→ indigestione).

IMPETIGINE: argilla, carota, cavolo.

IMPOTENZA: avena, pinolo dolce, sedano (→ anche astenia e superlavoro).

INAPPETENZA: albicocca, arancio, cicoria selvatica, cotogna, crescione, lampone, pomodoro, polline, pompelmo, prezzemolo, rabarbaro, rafano, sedano.

INDIGESTIONE: cotogna, lampone.

INDOLENZIMENTI (→ reumatismi).

INFARTO DEL MIOCARDIO (→ coronariti).

INFEZIONI INTESTINALI (→ fermentazioni intestinali e intestino).

INFEZIONI POLMONARI (→ affezioni polmonari).

INFEZIONI URINARIE (→ vie urinarie).

INFLUENZA: arancio, argilla, cavolo.

INGORGHI LATTEI (→ allattamento).

INSETTI (→ punture).

INSOLAZIONE: argilla, cavolo.

INSONNIA: albicocca, argilla, avena, cavolo, lattuga, mela, pesca, zucca.

INSTABILITÀ (→ nervosismo).

INSUFFICIENZA EPATICA (→ epatismo).

INSUFFICIENZA RENALE (→ oliguria).

INSUFFICIENZA SURRENALE: sedano.

INSUFFICIENZA TIROIDEA: alghe, avena.

INTESTINO (ENTERITE, COLITE): arancio, argilla, avocado, carota, carciofo, cavolo, dente di leone, dolcetta, fico, gelso nero, laminarie, lieviti, mela, mirtillo, nespola, orzo, polline, pomodoro, portulaca, rapa, ribes, uva, zucca (→ anche spasmi).

INTOSSICAZIONI (ALIMENTARI E ALTRE): ananas, arancio, argilla, carciofo, cetriolo, lieviti, pastinaca, pomodoro, pompelmo, prugna, uva.

INVECCHIAMENTO (→ senescenza).
IPERACIDITÀ GASTRICA (→ gastralgie).
IPERCOLESTEROLEMIA (→ colesterolo).
IPERGLICEMIA (→ diabete).
IPERTENSIONE ARTERIOSA: alghe, fragole, laminarie, oliva, riso, segala, uva.
IPERTIROIDISMO: mais.
IPERVISCOSITÀ SANGUIGNA: alghe, arancio, asparagi, goemone, laminarie, pomodoro, pompelmo, segala.
IPOACUSIA (→ sordità).
IPOTENSIONE: orzo.
IPOTIROIDISMO (→ insufficienza tiroidea).
IRRITABILITÀ (→ nervosismo).
ITTERIZIA (→ ittero).
ITTERO: argilla, carciofo, carota, cavolo, cerfoglio, cicoria selvatica, dente di leone, lattuga, ravanello nero, ravanello rosa, ribes, sedano.
LARINGITE (→ afonia).
LATTAZIONE (→ allattamento).
LENTIGGINI: cetriolo, crescione, dente di leone, mandorla dolce, prezzemolo
LEUCORREE (→ perdite bianche).
LINFANGITE: argilla, cavolo.
LINFATISMO: alghe, argilla, cavolo, cerfoglio, crescione, goemone, laminarie, rafano.
LITIASI: litiasi biliari: ananas, carciofo, ciliegia, crescione, fragola, lattuga, oliva, patata, pomodoro, ravanello nero, ravanello rosa, soffione,uva. Litiasi urinarie: argilla, asparago, avena, cavolo, cece, cerfoglio, ciliegia, crescione, dente di leone, dolcetta, fagiolo, fragola, mandorla dolce, mela, melone, nespola, nocciola, noce, pesca, pomodoro, porro, portulaca, prezzemolo, rafano, rapa, ravanello nero, ribes, sedano, uva.
LOMBALGIE, LOMBAGGINE (→ nevralgie, reumatismi).
MALARIA: arancio, nespola, prezzemolo.
MALATTIE INFETTIVE (→ stati febbrili).
MAL DI TESTA (→ cefalee).
MALINCONIA (→ nevrastenia, superlavoro).

MANI (cura delle: → viso).
MASTITE: prezzemolo.
MEMORIA (disturbi della: → superlavoro).
MENOPAUSA: albicocca, alghe, arancio, argilla, banana, carota, castagna, cavolo, ciliegia, dattero, fico, nocciola, pompelmo, segala, soia, spinacio, topinambur.
MENORRAGIE (→ emorragie).
MESTRUAZIONI:
– *assenza*: prezzemolo;
– *dolorose*: argilla, cavolo, lattuga, prezzemolo;
– *insufficienti*: fico, finocchio, prezzemolo.
METEORISMO: arancio, argilla, cotogna, finocchio, prezzemolo.
METRITE (→ perdite bianche).
METRORRAGIE (→ emorragie).
MIXEDEMA: alghe.
MORSICATURE: argilla, cavolo.
MUGHETTO: mirtillo.
NECROSI (→ gangrena).
NEFRITE (→ vie urinarie).
NERVI (→ nervosismo).
NERVOSISMO: albicocca, argilla, avena, avocado, barbabietola, cavolo, cotogna, lattuga, lieviti, mela, melanzana, pesca, polline, prezzemolo, sedano, soia.
NEVRALGIE: alghe, argilla, cavolo, mandorla dolce, oliva, prezzemolo, rafano (→ anche reumatismi).
NEVRASTENIA: (→ superlavoro).
NEVRITI: argilla, bietola, cavolo, lieviti.
NEVROSI (→ nervosismo).
OBESITÀ: alghe, ciliegia, dente di leone, goemone, laminarie, mela, patata, pastinaca, porro, rapa, sedano (→ anche pletora).
OCCHI LACRIMOSI: cavolo.
OPTALMIE: cerfoglio, lattuga, prezzemolo.
OLIGURIE: argilla, asparago, caffè, carciofo, cavolo, cece, cerfoglio, ciliegia, crescione, dente di leone, fagiolo, mela, melanzana, melone, pastinaca, pompelmo, porro, portulaca, prezzemolo, prugna, zucca.
OSSIURI: prezzemolo (→ parassiti intestinali).

OTALGIE: argilla, cavolo, mandorla dolce, mela.
OTITI: argilla, cavolo.
PALPITAZIONI: argilla, asparago, cavolo, lattuga, mandorla dolce, melanzana.
PALUDISMO (→ malaria).
PAPILLOMI (→ verruche).
PARALISI: argilla, cavolo, rafano.
PARASSITI INTESTINALI: argilla, carota, cavolo, cece, crescione, melagrana, noce, porro, portulaca, prezzemolo, rabarbaro, zucca.
PATERECCIO: argilla, cavolo (→ ascessi).
PELLE (→ dermatosi, viso).
PERDITE BIANCHE: acetosa, argilla, cavolo, cotogna, noce, prezzemolo, rafano.
PERTOSSE: argilla, cavolo, cotogna, lattuga, ravanello nero.
PIAGHE: argilla, carota, cavolo, goemone, porro, prezzemolo, sedano.
PIAGHE ATONE: argilla, banana, carota, cavolo, cerfoglio, crescione, fico, mela, mirtillo, nocciola, patata, prezzemolo, sedano, spinaci.
PINGUEDINE (→ obesità).
PIORREA ALVEO-DENTARIA: argilla, cavolo, dente di leone, oliva, rafano.
PIZZICORE (→ prurito).
PLETORA: ciliegia, dente di leone, dolcetta, fragola, lattuga, mela, pomodoro, pompelmo, prezzemolo, ribes, sedano, segala.
PLEURITE: argilla, cavolo.
POLMONI (→ bronchiti).
PRIAPISMO: lattuga.
PROSTATISMO: argilla, cavolo.
PRURITO: cerfoglio, cetriolo, mandorla dolce.
PSICASTENIA (→ nevrastenia, superlavoro).
PUNTURE D'INSETTI: argilla, cavolo, cerfoglio, pomodoro, porro, prezzemolo.
PUTREFAZIONI INTESTINALI (→ fermentazioni).
RACHITISMO: albicocca, alghe, argilla, carota, cavolo, frumento, goemone, laminarie, lieviti, noce, oliva, polline, ravanello nero, ravanello rosa, soia, spinacio.

RAFFREDDORE: argilla, cavolo (→ anche bronchiti).
RAFFREDDORE DEL FIENO (→ asma).
RAUCEDINE (→ afonia).
RENI (→ vie urinarie).
RESPIRAZIONE DIFFICILE (→ asma).
REUMATISMI CRONICI: acetosa, alghe, argilla, asparago, barba di becco, carciofo, carota, cavolo, cerfoglio, ciliegia, crescione, dente di leone, fagiolo, finocchio, fragola, goemone, laminarie, lampone, mela, melone, nespola, oliva, pera, polline, pomodoro, porro, prezzemolo, prugna, rafano, ravanello nero, ravanello rosa, ribes, ribes nero, sedano, topinambur, uva.
RUGHE (→ viso).
SALPINGITI: argilla, cavolo.
SCABBIA: crescione, mela.
SCIALORREA: cotogna.
SCIATICA (→ reumatismi).
SCORBUTO: arancio, argilla, cavolo, cerfoglio, crescione, dente di leone, patata, rafano, ravanello nero, ravanello rosa, ribes, spinacio.
SCORTICATURE (→ piaghe).
SCOTTATURE: argilla, bietola, carota, cavolo, cotogna, fico, lattuga, mandorla dolce, melone, patata, spinacio, zucca.
SCREPOLATURE: argilla, carota, cavolo, cetriolo, cotogna, mandorla dolce, oliva, patata.
SCROFOLOSI: alghe, carota, goemone, laminaria, melanzana, noci, rafano, sedano.
SEBORREA: argilla, cavolo.
SENESCENZA: albicocca, alghe, arancio, argilla, banana, carota, castagna, cavolo, ciliegia, dattero, fico, nocciola, pompelmo, segala, soia, spinacio, topinambur.
SIFILIDE: noce.
SIMPATICO (→ dispepsie, spasmi).
SINUSITE: argilla, cavolo.
SISTEMA NERVOSO (→ nervosismo, superlavoro).
SORDITÀ: argilla, cavolo, mandorla dolce.
SPASMI: argilla, cavolo, lattuga, mandorla dolce, pesca.
SPERMATORREA: lattuga.

STANCHEZZA (→ astenia).
STATI DEPRESSIVI (→ superlavoro).
STATI FEBBRILI: arancio, carota, cetriolo, fico, lampone, mela, orzo, pompelmo, prezzemolo, ribes, uva.
STIPSI: acetosa, albicocca, alghe, arancio, argilla, bietola, carota, cavolo, cerfoglio, cicoria selvatica, ciliegia, dente di leone, dolcetta, fico, fragola, gelso nero, laminaria, lampone, lattuga, mandorla dolce, melanzana, melone, mirtillo, oliva, patata, pesca, polline, pomodoro, prugna, rabarbaro, ribes, segala, spinacio, topinambur, uva, zucca.
STOMACO (→ dispepsie, gastralgie, ulcera).
STOMATITI (→ gengiviti).
STORDIMENTO (→ vertigini).
SUDORAZIONE (dei piedi, ascelle): mandorla dolce.
SUPERLAVORO intellettuale: albicocca, alghe, arachide, arancio, asparago, avena, avocado, banana, caffè, castagna, dattero, fagiolo, frumento, laminarie, mandorla dolce, mela, miglio, pera, polline, prugna, riso, sedano, soia, spinacio, uva.
TAGLI (→ piaghe).
TENIA: carota, melagrana, nocciola, noce, zucca.
TENSIONE NERVOSA (vedere nervosismo).
TESTA (→ cefalee, emicranie).
TIC: argilla, cavolo.
TIFO: orzo.
TIGNA: mela.
TIROIDE (→ gozzo, insufficienza tiroidea, ipertiroidismo, mixedema).
TOSSE: argilla, cavolo, cotogna, lattuga, mandorla dolce, rapa, ravanello nero.
TRACHEITE: fico, ravanello nero.
TRASPIRAZIONE (→ sudorazione).
TUBERCOLOSI: alghe, argilla, barbabietola, cavolo, ciliegia, cotogna, crescione, dattero, fragola, frumento, mandorla dolce, melone, nocciola, noce, orzo, pera, pinolo dolce, rafano, sedano.
TUMORI: bietola, carota, rapa, sedano.
TUMORI BIANCHI: acetosa, argilla, cavolo.

ULCERAZIONI ALLE GAMBE (→ piaghe atone).
ULCERE GASTRO-DUODENALI: argilla, carota, cavolo, mela, patata.
UREA (→ azotemia).
VARICI: argilla, cavolo, mirtillo, soffione.
VERMI (→ parassiti intestinali).
VERRUCHE: argilla, barba di becco, cavolo, dente di leone, fico.
VERTIGINI: arancio, finocchio.
VESCICA (→ cistite, vie urinarie).
VESCICHETTA BILIARE (→ colicistite, epatismo, litiasi biliare).
VIE URINARIE: argilla, cavolo, cicoria selvatica, crescione, dente di leone, fico, lampone, lattuga, orzo, porro, portulaca, ribes, uva, zucca.
VISCOSITÀ SANGUIGNA (→ iperviscosità sanguigna).
VISO: albicocca, ananas, arancio, argilla, carota, cavolo, cerfoglio, ciliegia, cotogna, fragola, mandorla dolce, mela, melone, pesca, porro, prezzemolo, uva.
VISTA (debolezza della): mirtillo.
VOMITO NERVOSO: finocchio.

Capitolo XII
Appendici

Il tabacco nella minestra

Il tabacco in aiuto della fame nel mondo. Chi l'avrebbe mai creduto? Eppure, questo sogno sta per realizzarsi, perché "l'erba di Nicot" si è rivelata straordinariamente ricca di proteine commestibili di cui ben si conosce l'importanza fondamentale in un'alimentazione equilibrata.

Per molti, proteine (o protidi) sono innanzitutto, se non esclusivamente, sinonimi di carne o di pesce. Ebbene, anche numerosi vegetali ne contengono, e talvolta in quantità molto maggiori rispetto all'alimento a base di carne. Se ne trovano anche nei lieviti alimentari, nei funghi, nella soia, nel mais, nei piselli, nei ceci, nei fagioli, nelle alghe...

Essendo l'uomo, fino a prova contraria, tuttora classificato nella categoria degli onnivori, si ritiene generalmente che nella sua alimentazione debba dare spazio ai prodotti animali a fianco degli ortaggi, della frutta e dei cereali. Ma, contrariamente a quanto molti pensano, la carne non è il nutrimento energetico ideale nel lungo periodo. Inoltre, è un alimento costoso, dunque riservato ai benestanti, perché l'animale restituisce sotto forma di carne soltanto il 6-20% delle proteine che assorbe. Inoltre, mentre alcuni vegetali forniscono il 25-30% (e oltre) di proteine, la carne ne contiene solo il 15-20%.

È evidente, dunque, quanto grande sia l'interesse di cercare di ottenere proteine vegetali in numero sempre maggiore.

L'incredibile deficit francese

La nozione di solidarietà internazionale esige che i paesi più ricchi diano il loro aiuto alle nazioni sfavorite, soprattutto in campo alimentare. Che un solo bambino possa ancora morire di fame ai nostri giorni è una vergogna che sia gli occidentali sia i cittadini di altri paesi di diversi continenti dovrebbero provare. Ebbene, tra i 15 e i 20 milioni di bambini muoiono di fame ogni anno sulla Terra. Come chiunque, conosco bene l'opinione di alcuni tra i nostri concittadini, e non soltanto dei Francesi, per i quali questa mortalità è un bene, una sorta di selezione "naturale", dal momento che i dirigenti dei paesi in via di sviluppo si rifiutano di limitare le nascite anche se sono consci, o almeno dovrebbero esserlo, della loro impossibilità di porre rimedio alle carestie. Per altri sostenitori del lasciar proseguire l'ecatombe, che ricordano senza dubbio "che spesso si è traditi proprio da coloro che abbiamo aiutato" (in questo caso, da intendere: salvato dalla morte per fame), l'attuale situazione, protratta a lungo, ritarderà l'ora in cui questi popoli diventeranno abbastanza potenti da volere la nostra distruzione e parteciparvi o, per loro stessa mano, ottenerla.

Tutti i ragionamenti sono rispettabili, pur senza avere l'obbligo di farli nostri. E per situazioni così atroci, il nostro rifiuto è assoluto.

Sembra che anche la più bella delle donne non possa dare che quello che ha. Se è noto che la Francia ha da sempre partecipato, sotto tutti i climi e secondo i suoi mezzi, alle misure di salvataggio che sembravano imporsi, c'è una cosa che attualmente avrebbe molta difficoltà a realizzare: l'esportazione – sia pure per una santa causa – di un solo grammo di proteina vegetale, considerato il suo incredibile deficit in questo campo. Tributario dell'estero per il 92% in questo ambito, nel 1979 il nostro paese ha importato 4,5 miliardi di tonnellate di proteine, cosa che colloca questo settore al terzo posto tra i responsabili del nostro disavanzo commerciale; al primo, si trova il settore petrolifero – e questo non stupirà nessuno – e al secondo, il mercato del legno!... E io che avevo creduto finora che il patrimonio boschivo francese fosse il più ricco d'Europa[1].

Fortunatamente nulla è perduto, anche quando l'incompetenza, accuratamente mantenuta, associata a innumerevoli interessi, obbliga a dolorosi risvegli. Infatti, anche qualora nutrissero lodevoli virtù filantropiche, comunque ben nascoste, numerosi tru-

1. 14 milioni di ettari, in realtà valorizzati male.

st francesi (e della Comunità, tanto per restare fra di noi) hanno da qualche tempo intravisto profilarsi dei redditi accattivanti. Conviene nondimeno felicitarsi con loro. I protidi vegetali forniti dai laboratori non saranno, già lo sappiamo, così a buon mercato, ma saranno in ogni caso meno cari della carne. Avranno, quindi, tutte le possibilità di mettere un freno all'incredibile spreco, tipico dei paesi industrializzati.

Protidi vegetali senza limiti

Questa attuale dipendenza della Francia quanto a proteine alimentari, non certo recente, è in realtà un tratto tipico dei Francesi stessi che, secondo P. Méhaignerie, ministro dell'Agricoltura nel novembre 1980, "vogliono le riforme ma aborrono i cambiamenti". La situazione economica del paese– non cessiamo di ripeterlo – non è particolarmente allegra: tutto è in calo (in recessione, per usare il termine idoneo... sconosciuto al Larousse nel 1926), salvo il numero dei disoccupati e il consumo di carne, che è aumentato di 1,5 volte da una quindicina di anni a questa parte.

Per soddisfare la domanda di bistecca (con il sudore della fronte non si guadagna più il pane ma la bistecca), si è dovuto migliorare il rendimento degli animali da allevamento (non per niente, ormoni e antibiotici sono serviti, e servono tuttora, a qualcosa) dando loro sempre più proteine e soprattutto soia.

Ma, come quelli del petrolio, i prezzi della soia sono molto aumentati ultimamente. E, dal momento che la maggior parte dei panelli di soia ci arrivano dagli Stati Uniti e dal Brasile e che un certo embargo è stato proclamato nel 1973, in Francia è stato decretato un "piano proteine"... 3 anni dopo...

In seguito, sono state aumentate le superfici coltivate a piselli, favette, colza, girasoli, foraggi...

Convertendo a queste colture 1 milione di ettari sui 24 milioni coltivabili, la Francia può sperare di far passare la sua dipendenza dal 92% al 65%.

C'è ancora molto da fare, dunque, e – come si può dedurre – il programma per ottenere i protidi vegetali è, in effetti, senza limiti.

Il tabacco come nutrimento

Si tratta di nutrire un bestiame in costante aumento e, al tempo stesso, l'uomo. Si debbono prendere in considerazione diverse componenti: le grandi superfici coltivate, i vegetali considerati più ricchi di proteine e infine l'equilibrio desiderato nelle proteine degli aminoacidi aventi il valore biologico necessario, una qualità nutrizionale almeno uguale a quella della carne.

Da qui, le tre categorie di proteine d'estrazione attualmente considerate:

- quelle prodotte dalle leguminose e dalle oleaginose: soia, arachide, colza, pisello, favetta, girasole...;
- quelle prodotte da alcuni microrganismi: lieviti, alghe, batteri, funghi;
- quelle prodotte da altri tipi di piante: tay-grass, erba medica, sorgo...

Nelle piante verdi, si distinguono le proteine cloroplastiche e le proteine citoplasmatiche; queste ultime, a causa delle loro funzioni enzimatiche, sono le uniche digeribili dagli animali monogastrici (con un solo stomaco) di cui fa parte l'uomo, al contrario delle proteine cloroplastiche (molto fibrose e di peso molecolare elevato) che possono essere assimilate soltanto dai ruminanti.

La ricerca principale delle piante ricche di proteine citoplasmatiche si è basata – e si basa tuttora – sugli ortaggi, sulle piante foraggere, ornamentali (ricordiamo che la patata fu conosciuta all'inizio in Francia per i suoi fiori che, un giorno, ornarono le asole di Luigi XVI), medicinali... È così che il tabacco (*Nicotiana tabacum*) si è rivelata una delle fonti più importanti di proteine dall'alto valore alimentare.

Appartenente alla famiglia delle Solanacee, come la patata, il pomodoro e la melanzana, conosciuto soprattutto come erba da fumo, il tabacco comprende numerose varietà classificate nelle specie *Nicotiana rustica* e *Nicotiana tabacum*.

Fu Cristoforo Colombo che, al pari dell'America, lo scoprì nel 1492. Acclimatato in Europa una sessantina di anni dopo, il tabacco venne introdotto in Francia da Jean Nicot, allora ambasciatore a Lisbona. Ben presto, Richelieu fece prevalere un diritto d'entrata, che Colbert trasformò in privilegio reale riguardante

la produzione di tabacco da fumo, la sua vendita e la sua distribuzione (il primo tabacco da truppa fu dato ai soldati di Luigi XIV).
All'epoca, la sua coltura veniva effettuata in Franche-Comté, Alsazia e Fiandre. Estesa poi ad altre regioni (Lot-et-Garonne, Dordogna...), la coltivazione del tabacco è attualmente in netta regressione (70.000 ettari recensiti nel 1970, 18.000 nel 1980) a causa, probabilmente, dei problemi connessi: semina [2] al riparo, prima del trapianto delle pianticelle – tra 15.000 e 50.000 ettari [3] – quando hanno 8-10 foglie e un'altezza di 10-20 cm. In totale, richiedono circa 2.500 ore di lavoro per ettaro.
Per svilupparsi, il tabacco ha bisogno di fertilizzanti in grande quantità: azoto, fosforo, potassio, cloro, calcio, magnesio, zolfo... e di oligoelementi: ferro, rame, zinco, manganese, molibdeno, boro... Per darne un'idea: 150-250 kg di fosforo per ettaro, 150 kg di calcio, 150-400 kg di zolfo ecc.
La raccolta del tabacco avviene in 3 tempi, foglia per foglia, dalla base verso la cima. Prima della completa maturazione, si raccoglie un tabacco leggero, più tardi un prodotto "saporito".
Si effettua la cernita, poi segue l'essiccamento realizzato negli essiccatoi, sia all'aria e al Sole, sia ad aria compressa non riscaldata, sia ad aria calda... le modalità possono combinarsi.
La fermentazione necessaria richiede l'impilaggio e il rovesciamento delle balle con il controllo della temperatura, che può avvicinarsi ai 60 °C. Nel corso di queste diverse operazioni si formano alcune sostanze (acidi grassi, aldeidi...) mentre altre diminuiscono: è il caso della nicotina, che perde tra il 15 e il 30% della sua massa.
Alcaloide principale, e temibile, del tabacco, la nicotina (0,5-1,6% del peso secco della pianta) si accompagna ad altri, tra cui la nicoteina, la nicotimina, la nicotellina, la nicotirina, l'anabasina... formando dall'1,8 al 6% della concentrazione totale di alcaloidi.

2. A titolo di curiosità: vi sono circa 12.000 semi di tabacco in 1 g.

3. Ad alte densità di piantagione, il contenuto di nicotina nel tabacco diminuisce.

La fermentazione, fortunatamente, corregge alcune di queste caratteristiche, trasformando ad esempio la nicotina in vitamina PP (acido nicotinico, → p.68).
Ultimo stadio della minuziosa preparazione del tabacco: avvenuta la fermentazione, i pacchi di foglie sono imballati per essere mischiati a 10 o 30 specie di provenienza differente prima di essere aromatizzati con dei "condimenti" (glicerina, liquirizia, zucchero d'uva o di acero, ad esempio, o rum, essenze d'arancio o di pesca). Segue infine la trinciatura.

Consumabile e commestibile

Ecco, brevemente riassunte, alcune nozioni relative al tabacco consumabile. I danni della tossicomania sono sempre più noti al consumatore: il tabagismo esercita la sua azione nefasta a livello dei polmoni, del sistema cardio-vascolare, del sistema nervoso, dell'apparato digerente, insomma su tutto l'organismo. Fumare è vivamente sconsigliato alle donne in gravidanza. Numerosi studi sono apparsi sull'argomento; tra essi vale la pena menzionare *Le tabac*, dei Laboratori Midy, apparso nel 1969[4], sempre di grande attualità.
Un'ultima precisazione: l'industria del tabacco fornisce, a seconda dei vari paesi, il 5-17% degli introiti nazionali.
Se centinaia di migliaia di persone in Francia vivono in funzione dell'industria del tabacco, l'erba di Nicot è in grado di nutrirne molte di più in avvenire, grazie alle sue proteine citoplasmatiche di cui è ricca e che le conferiscono un alto valore alimentare, con l'equilibrio desiderato di aminoacidi. Il 60% delle proteine può essere ottenuto con la semplice pressione della pianta. I residui fibrosi, che continuano a contenere il 15-18% di proteine, potranno costituire un eccellente foraggio per i ruminanti.
La tabella 1 di p.479, realizzata negli Stati Uniti, ci permette di valutare i rendimenti comparati in materia secca e in proteine estratte per ettaro e per anno, cifre espresse in migliaia di kilogrammi per 5 tipi di colture.

---

4. Documents Midy n° 74.

TABELLA 1. RENDIMENTI PER ETTARO E PER ANNO DI 5 COLTURE

coltura	materia secca in migliaia di kg	proteine in migliaia di kg
TABACCO	15	3,6
ERBA MEDICA	12,5	2,7
SOIA (SEMI)	2	0,8
MAIS (SEMI)	9,5	0,85
FRUMENTO (SEMI)	3,1	0,45

Il tabacco, dunque, si trova in ottima posizione.
Gli Americani hanno valutato i rendimenti della coltura del tabacco destinato all'estrazione delle proteine: da 16.500 a 33.000 kg di materia secca per ettaro e per anno[5]. Gli studiosi francesi prevedono all'inizio rendimenti di 10.000 kg di materia secca di tabacco per ettaro e per anno. Ne risulteranno 2.700 kg di proteine alimentari da destinare all'uomo e agli animali.
Tuttavia, malgrado le pianticelle abbiano uno scarso contenuto di nicotina, che è addirittura ancora minore nelle colture fitte, sarà necessario ottenere varietà di tabacco sprovviste di questo alcaloide.

Ancora molti problemi

Del resto, il tabacco è soggetto a numerose malattie causate da batteri (vari *Pseudomonas*), da funghi, da virus (virus del mosaico del tabacco, del mosaico del cetriolo...) da insetti e dalle loro larve, da nematodi, dalle lumache.
Oltre alla disinfestazione dei terreni, gli strumenti della lotta sono l'uso di antibiotici, di antimicotici, di nematocidi, di insetticidi... e soprattutto la creazione di varietà resistenti di piante di tabacco. Perché, qui come per tutte le colture destinate all'alimentazione, il problema dei residui tossici è d'importanza fondamentale. Non facciamoci illusioni: l'insetticida chimico resterà

5. S.C. Wildman.

ancora a lungo il procedimento maggiormente utilizzato dai coltivatori. "Se ci si accontenterà di adoperare con intelligenza gli insetticidi chimici di sintesi, avremo già fatto un grande passo avanti", ha dichiarato P. Ferron, direttore del Laboratorio di ricerche per la lotta biologica dell'INRA agli *Incontri sull'ambiente* svoltisi a Parigi nel dicembre 1980. In effetti, molti agricoltori francesi eseguono dei "trattamenti ciechi, assicurandosi contro tutti i rischi" [6]. Essi impiegano troppi prodotti tossici, non importa a quali condizioni; da qui, la quasi totale diffusione dei residui tossici nella catena alimentare.

L'avvenire sta, comunque, nella lotta biologica (calabroni, ragni, coccinelle, formiche...) con tutti i suoi vantaggi: minore inquinamento ambientale e costi meno elevati... il che, fatalmente, non farà piacere a molti trafficanti! Lotta biologica anche grazie agli insetticidi vegetali (il piretro, da tempo conosciuto; altri a base di anice, aglio, tossine, estratti di funghi), a tossine batteriche, come quella del *Bacillus thurigiensis*.

A proposito di quest'ultimo, ho avuto l'opportunità di leggere una recensione giornalistica del dicembre 1980: *I nuovi prodotti*. Ebbene, il *Bacillus thurigiensis* è stato sperimentato per la prima volta più di 15 anni fa; nella prima edizione del mio libro *Docteur Nature* [7] del 1970, avevo citato gli studi del professore belga R. Reding, presidente della Lega per la prevenzione dei tumori e la difesa della Salute pubblica. Dal 1966, le esperienze fatte su diverse colture erano state soddisfacenti. Veleno per i bruchi e per numerosi altri parassiti, il suddetto bacillo – secondo lo studioso – aveva agito anche come un vero stimolatore della vegetazione. Avevo creduto, all'epoca, di poter sperare «*che un giorno, una vol-*

6. Si tratta, in questo caso, di una chiara mancanza di coscienza professionale, sulla quale già è stato detto tutto. Ma questi coltivatori pagano talvolta molto caro il loro pericoloso e disonesto atteggiamento: quanti di loro sono morti o si sono ammalati gravemente! Nell'agosto 1980 sono stato testimone di un ennesimo caso, in Haute Saône: un agricoltore era già stato ricoverato 2 volte in ospedale per questo motivo e sua figlia di 10 anni, dal canto suo, rischiava di morire. Quest'incosciente, tuttavia, non ha mai abbandonato il suo metodo.

7. Fayard, riedizione del 1980.

ta che le fabbriche di pesticidi avessero riconvertito i loro capitali ad altri fini e i poteri pubblici avessero deciso di proteggere efficacemente la salute generale, la pratica della lotta biologica contro i parassiti avrebbe ritrovato il suo posto di primo piano».
Nel 1981, dopo 15 anni, i grandi trust chimici non avevano ancora avuto il tempo di riconvertirsi.
Del resto, ci si chiede perché mai dovrebbero farlo, considerato che, come abbiamo visto sopra, grazie a una pubblicità massiccia, anch'essa intossicante, il 90% dei contadini resta legato a veleni che talvolta li portano all'ospedale se non addirittura all'obitorio.
Quanto ai pubblici poteri, costituiti per la maggior parte da uomini ansiosi di far bene, quale potrebbe essere il loro atteggiamento per ottenere una maggiore efficienza? «*I dirigenti* – di cui parla Françoise Giroud – *malgrado il loro tentativo di ridimensionare i potenti facendo leva sul popolo, devono scendere a patti con le chiese o i capitali che incarnano o rappresentano.*»
La lotta biologica contro i parassiti d'ogni sorta per preservare le piantagioni e al tempo stesso permettere loro un rendimento maggiore pur rispettando i suoli, non potrà che imporsi in avvenire.
Il ruolo dei ricercatori dei laboratori farmaceutici e tossicologici delle facoltà di Farmacia, in questo caso, è di fondamentale importanza, perché le dosi dei residui tossici nell'alimentazione ritenute massime dovranno essere prese in sempre maggiore considerazione dai governanti così come da un'opinione pubblica ampiamente informata.
La coltura dei vegetali contenenti proteine a uso alimentare per l'uomo è in grado di accelerare il processo. Tuttavia, come per tutte le piante e ancor più, senza dubbio, per quel che riguarda il tabacco, sono necessarie ancora numerose ricerche di ordine genetico, agronomico, fisio-patologico, nutrizionale, tossicologico... che condizionano l'economia.
Quando tutti questi problemi saranno risolti – e lo saranno, perché tra l'invenzione della ruota e quella dei satelliti sono ancora disponibili ampi spazi – le proteine vegetali avranno raggiunto il loro scopo.

L'erba di Nicot darà vita a un "tabacco" completo quando potremo finalmente esclamare: "Ho del buon tabacco nella mia zuppiera".[8]

L'acqua

"Ci sono più vecchi bevitori di vino che vecchi bevitori d'acqua", recita un detto molto antico che trova la sua eco in questa frase di Louis Pasteur: «*Noi beviamo il 90% delle nostre malattie*».
Per Fred Vlès, «*la biologia è, in gran parte, la scienza dell'acqua*».
Bisogna ricordare che il neonato è formato dall'85% di acqua. Dalla nascita alla vecchiaia, si assiste a una disidratazione costante dei tessuti: l'anziano non contiene che il 60-65% d'acqua. Nei mammiferi, le ossa ne contengono l'80% e l'avorio dei denti il 10%. Un uomo di 70 kg di peso, costituito per il 70% di acqua, ne contiene approssimativamente 49 l.
Senza l'acqua, la vita è impossibile: non esiste vegetazione, e quindi né animali né esseri umani. In ogni tempo e in ogni luogo, è attorno a dei punti d'acqua che si sono creati gli agglomerati. In origine, fonti, pozzi, fontane, fornivano un'acqua pura. Ma a causa dell'infiltrazione delle acque di scolo e a seconda della natura degli strati filtranti del terreno, le acque non hanno tardato a "sporcarsi" con deiezioni animali e umane, tanto rapidamente e massicciamente quanto più la quasi totalità dei punti d'acqua è stata esposta con rara incoscienza, per non dire con incredibile indifferenza, a tutte le infezioni: vicinanza di stalle, letamai, pozzi neri... Quanti pozzi si trovano nei cortili delle fattorie! E le fontane sorgono generalmente al centro del villaggio, nel suo punto più basso, spesso accanto a lavatoi, aumentando la contaminazione.
Esistono anche pozzi scavati nelle scuderie. I cavalli rifiutano spesso di berne l'acqua, ma noi abbiamo conosciuto coltivatori che la consumavano col pretesto che era fresca e che lo facevano

8. Molte informazioni relative a questo capitolo sono state tratte dall'articolo: *Le tabac: combustible et prodigieux producteur de protéines comestibles*, di T. Stason, direttore del Laboratorio di antibiotici e di bioconversione INRA, rue du Maréchal Leclerc, 28110 Lucé, in: *Méd. et Nut.*, 1980, n° 5.

anche i loro padri. È chiaro che freschezza non è sempre sinonimo di qualità.

Per il dottor Maurice Piérot [9], «*la più grande distruttrice dell'habitat rurale è l'acqua per l'alimentazione, sia che venga distribuita da cisterne sia che venga distribuita da pozzi o fontane*». Il suo studio di 14 pagine, assai documentato, è ricchissimo di osservazioni sulla tubercolosi e sui tumori, osservazioni ricavate da una cinquantina d'anni di pratica in Franche-Comté. Ne riportiamo qualcuna.

– Un caffè-ristorante ha cambiato proprietario 3 volte in 30 anni. Esso era rifornito da una cisterna situata in prossimità di pozzi neri.
  Il primo proprietario è morto di un cancro facciale, sua moglie di un cancro all'utero. Tre dei loro figli sono morti di tubercolosi.
  Il secondo proprietario è deceduto per un cancro al fegato, sua moglie per un cancro al piloro, il loro unico figlio per tubercolosi polmonare.
  La moglie del terzo proprietario è morta di tubercolosi.
– Due famiglie dividevano un grande immobile. Da un lato, veniva usata l'acqua di una cisterna: marito e moglie sono morti entrambi di cancro alla laringe. Dall'altro lato, bevevano acqua di pozzo: padre e figlio sono morti di tubercolosi polmonare;
– Nell'agglomerato di P..., sono morte a intervalli ravvicinati 3 persone affette da cancro: uno alla laringe, uno al retto, uno al volto. Le prime 2 usavano una cisterna, la terza l'acqua di un pozzo.
– Nel municipio di C..., 120 abitanti, 26 famiglie e, in 25 anni: 23 casi di cancro e 24 di tubercolosi.
– A G..., pozzi in prossimità di stalle o di letamai. Bilancio:
  a. 1 cancro al rene e 1 caso di tubercolosi,
  b. 2 casi di tubercolosi
  c. 2 casi di tubercolosi e 1 angiosarcoma;

9. *Du cancer et de la tuberculose. Leur origine hydrique*, Pacomhy édit.; 7, rue Gustave-Nadaud, Parigi 16°, 1952.

d. 1 caso di tubercolosi e 1 di cancro;
e. 1 cancro.

– In un villaggio con 16 abitazioni rifornite d'acqua da pozzi individuali e da una fontana:

a. 1 cancro alla laringe e 1 tumore bianco;
b. 2 cancri e 1 caso di tubercolosi;
c. 1 cancro e 1 caso di tubercolosi;
d. 2 cancri;
e. 1 cancro e 1 caso di tubercolosi;
f. 1 cancro e 3 casi di tubercolosi;
g. 2 casi di tubercolosi;
h. 1 cancro;
i. 1 cancro;
j. 2 cancri;
k. 2 cancri;
l. 1 cancro;
m. 2 cancri, 3 casi di tubercolosi;
n. 1 caso di tubercolosi;
o. 5 casi di tubercolosi.

Ovvero 17 cancri e 17 tubercolosi.

Per M. Piérot, l'ambiente cancerogeno, la cui esistenza è da tempo provata, si mescola con l'ambiente della tubercolosi. Ricordando i lavori di alcuni nostri predecessori [10] sul potere patogeno del bacillo di Koch da un lato, e del colibacillo dall'altro, trovati nelle cisterne, nei pozzi e nelle fontane osservati, Piérot individua la causa dell'imponente morbosità rurale per tubercolosi e cancro nell'ingestione di acque contaminate.

La diffusione delle derivazioni idriche sotto la sorveglianza dei servizi d'igiene può spiegare, almeno in parte, la diminuzione dei casi di tubercolosi.

Quanto al cancro, dovrebbero essere ripresi gli studi sul colibacillo che, per Bec ed altri, è sicuramente in parte responsabile, oltre che di altri danni, della genesi dei tumori.

---

10. Galtier, A. Lumière, Chauveau, H. Vincent, Bec, P. Durand de Courville, Fiessinger…

Acqua minerale o vegetale?

Se esiste un libro che, senza dubbio, meriterebbe di essere riedito, è quello del dottor Julien Besançon *Ma médecine*, apparso nel 1942 e da molto tempo introvabile. Questa miniera di insegnamenti, basati su una lunga esperienza ospedaliera e privata in città, si è rivelata estremamente utile sia ai medici che all'uomo comune. Lo stile è vivace, per nulla enfatico, ricco di humour e il contenuto è pieno di buonsenso.

Per quanto riguarda l'acqua, che detestava, Besançon ne ammetteva l'uso per sé e per i suoi pazienti solo sotto forma di infusi o di minestre. Così usava soltanto acqua bollita e, inoltre, arricchita dei princìpi antimicrobici e antitossici contenuti nei vegetali. Vale la pena di prendere in considerazione la sua descrizione delle acque di fonte e di torrente. L'esame al microscopio di una goccia di queste acque chiare e fresche gli aveva permesso di osservare un mucchio di sporcizia, peli di ratti e molte altre sostanze incongruenti.

J. Besançon distingueva l'acqua minerale e l'acqua vegetale (quella degli ortaggi e della frutta), accordando una netta preferenza a quello che per lui rappresentava il *non plus ultra*, il vino, la bevanda che – diceva Pasteur – era "la più igienica" al mondo. Il vino, purché puro e "genuino" è, in effetti, un alimento e un antisettico intestinale [11]. Come per tutte le cose, se ne sconsiglia l'abuso. Bisogna credere che Besançon, bravo medico quant'altri mai, sapeva far uso del vino, visto che è morto a 94 anni... per uno stupido incidente.

---

11. Il vino favorisce anche la digestione, soprattutto in coloro che continuano a voler essere onnivori. Un'alimentazione costituita da prodotti animali, accanto agli indispensabili vegetali non dovrebbe combinarsi con l'acqua durante i pasti. In tutte le collettività che ho potuto osservare (pensionati, alcuni collegi, monasteri), quando la caraffa d'acqua sostituiva il boccale di vino ai pasti, le coliti e i disturbi digestivi erano diffusi e le spese farmaceutiche in costante aumento. Per gli stessi motivi, togliere il vino alle persone anziane è antiscientifico e antidietetico, insomma una sciocchezza. Il "dito di vino", vale a dire ancor meno di mezzo bicchiere, è tonificante e protettivo. Eliminarlo con un pretesto illusorio significa provocare disturbi e, sicuramente, accorciare l'esistenza.

Riguardo alle acque minerali, cerchiamo di riassumere al massimo quanto spesso è stato scritto. A quelle che vengono vendute in bottiglia sono talvolta attribuite proprietà terapeutiche. Malgrado le sacrosante pubblicità, dovrebbero essere consumate soltanto dietro consiglio medico (a condizione che il medico abbia una qualche idea sulla questione). Quelle che non hanno tali virtù mediche possono essere consumate abitualmente.
In questo caso, l'acqua del rubinetto fa al caso giusto.Talvolta, però, ha un gusto sgradevole? Sarà ottima cosa tenere, preparate in anticipo ed esposte alla luce, 3-4 caraffe o bottiglie d'acqua di rubinetto, nella quale sarà stato versato, a scelta, o 1 cucchiaino da caffè di polvere d'argilla per litro, o 1 cucchiaio di succo di limone. L'indomani, o anche 12 ore più tardi, avrete a disposizione un'acqua che non ha niente da invidiare a nessun'altra. E, al ritorno dalla spesa settimanale al supermercato, che sollievo per il bagagliaio della vostra macchina, la colonna vertebrale e il portafoglio!
In un ordine di idee un po' diverso, il problema della qualità dell'acqua si è maggiormente complicato da diversi anni a questa parte a causa di tutti i residui tossici riversati nei fiumi dalle fabbriche, i cui direttori preferirebbero rischiare delle multe piuttosto che modificare le installazioni. Si sa che, grazie alla determinazione delle autorità pubbliche, sono stati ottenuti alcuni risultati sostanziali, ma rimangono ancora numerosi depositi di residui tossici sul nostro territorio, che le acque di scolo pensano bene di riversare nei pozzi e nelle fontane. Al Consiglio dei Ministri del 12.10.1980 è stato precisato che gli 80 depositi recensiti in Francia sarebbero stati eliminati in 3 anni. Nella stessa sede, un attestato di lode è stato espresso per la diminuzione dell'inquinamento delle acque dopo il 1976, "risanamento tuttavia da continuare".
La disgrazia è – ma sarebbe chiedere troppo al Cielo – che le sostanze tossiche che s'infiltrano nell'acqua non neutralizzano i microbi né i virus (è partendo dall'acqua del rubinetto che il professor Lépine ha prodotto il suo vaccino antipolio).
Infine, non vorrei trascurare di citare qui i notevoli studi del professor L.-Cl. Vincent – che ho analizzato e a cui ho parzialmente

partecipato fin dal 1954, in particolare con J.-Cl. Reddet [12]. Per Vincent, se le acque inquinate dai germi microbici provocano le ecatombi infettive ben note, le acque contaminate rese artificialmente potabili generano malattie dette “del progresso”, che sono in costante aumento: aterosclerosi, nevrosi, diabete, artrosi e soprattutto tumori.
Troviamo la spiegazione nelle cifre sul pH, sul potenziale di ossido-riduzione e sulla resistività. La teoria bio-elettronica, di cui egli è uno dei più noti pionieri, pur non risolvendo certamente tutto, rimane uno dei fattori più credibili, insieme all’abuso dei medicinali chimici di sintesi, nella spiegazione del regresso delle patogenesi nelle nazioni industrializzate. La questione degli addolcitori ha ispirato numerosi studi medici resi noti dalla stampa. Ecco i punti fondamentali che ho creduto di doverle dedicare nella mia opera *Docteur Nature*.
L’acqua dolce si trova in determinate regioni, montuose o no, e non c’è bisogno di saperlo prima per rendersene subito conto: basta lavarsi le mani per avere la curiosa impressione di non riuscire a sbarazzarsi del sapone. Molto indicata per la pulizia personale e per il lavaggio della biancheria, quest’acqua ipominerale è meno adatta alla dentatura. Non era raro incontrare nei paesi con acqua dolce, ancora una trentina di anni fa, ragazzi con meno di vent’anni già sdentati. Il sesso femminile è quello maggiormente colpito.
Invece, nelle regioni che ho meglio conosciuto fin dall’infanzia (il Doubs e la Haute-Saône), le condizioni generali degli abitanti delle campagne erano ottime, e le affezioni cardio-vascolari costituivano l’eccezione.
Dopo le osservazioni dell’inglese J. N. Morris antecedenti al 1970, si è creduto di poter affermare che le acque meno ricche di calcare (e probabilmente squilibrate a livello degli altri ioni) provocano un aumento delle affezioni cardio-vascolari. Ma, cosa da considerare, le comunicazioni che ho avuto l’opportunità di leggere non parlano d’acqua dolce naturale ma di acqua “addolcita”.

---

12. *Docteur Nature*, éd. Fayard; *Aromathérapie*, éd. Vigot, 2001.

E così il professor Jean Vigne mette in guardia contro l'acqua addolcita usata per bere. Ecco una volta di più la differenza fondamentale tra un elemento naturale (che può non essere sempre benefico, beninteso) e un prodotto simile ottenuto artificialmente.

Dal canto suo, l'11.1.1977, di fronte all'Accademia di medicina, il professore Y. Raoul ha presentato un rapporto sull'addolcimento delle acque. Lo pubblichiamo, trascritto integralmente.

«*L'acqua potabile deve rispondere a numerose esigenze nutrizionali e igieniche, che impongono la scelta delle captazioni ed eventualmente determinati trattamenti. La composizione minerale, il limite del contenuto di materie organiche, l'analisi microbiologica, danno luogo a controlli regolari da parte delle compagnie di distribuzione, cui incombe la responsabilità della qualità dell'acqua potabile. Il trasporto dell'acqua fino al punto di utilizzo non è meno importante, poiché sarebbe inutile soddisfare correttamente le condizioni precedenti se, a livello di distribuzione, trattamenti inopportuni intervenissero alterando la composizione finale. La qualità dell'acqua così manipolata sfuggirebbe alla garanzia delle società di distribuzione che, per la loro competenza e attività, sono le sole ad assumersene la responsabilità.*

Orbene, una pratica frequente che avviene tra la consegna agli immobili e la distribuzione all'utente, consiste nel demineralizzare l'acqua potabile nelle apparecchiature dette "addolcitori" a base di resine scambiatrici di ioni. Una tale pratica può essere giustificata per l'acqua che circola nelle caldaie per il riscaldamento e la distribuzione d'acqua calda, ma non è ammissibile per l'acqua destinata all'alimentazione. In effetti, l'acqua potabile contiene ancora ioni utili e soprattutto calcio, in proporzioni controllate: l'ulteriore manipolazione dell'acqua modifica questa composizione. L'acqua così demineralizzata è "aggressiva" e attacca le canalizzazioni metalliche, che distrugge, caricandosi di ioni di metalli pesanti e soprattutto di piombo. L'acqua non può più essere garantita a livello dell'utente. La collettività, che generalmente abita gli immobili e ha deciso l'installazione di un addolcitore, non ha né la competenza né i mezzi per controllare la nuova composizione, che non presenta alcun vantaggio nella misura in cui

l'acqua era già potabile. Una garanzia di buon funzionamento degli addolcitori, quale può essere fornita da un "servizio post vendita" degli apparecchi, non può attenuare gli inconvenienti di una eccessiva demineralizzazione. In pratica, la situazione è ancor più sfavorevole, perché gli addolcitori sono talvolta sede di contaminazioni batteriche [13] *e la rigenerazione periodica delle resine può comportare degli scarichi diversi, organici o minerali, soprattutto sodici, più o meno nocivi, che alterano il sapore dell'acqua.*
In conclusione, le pratiche di addolcimento delle acque potabili ad opera delle collettività che non hanno la vocazione né la competenza per trattare l'acqua devono essere proibite. La soluzione che si può suggerire è che un allacciamento specifico porti sempre l'acqua potabile garantita dai responsabili della rete di distribuzione fino al punto che rifornisce l'acqua riservata all'alimentazione.
Questa proposta, se accettata dalla nostra compagnia, dovrà essere indirizzata al Ministro della Sanità, al Ministro dell'Agricoltura e al Presidente della sezione delle acque del Consiglio superiore dell'igiene pubblica di Francia.»

INDIRIZZI UTILI:
- Syndicat national des producteurs de plantes médicinales, 91490 Milly-la-Forêt.
- UNADIET (Union syndicale des détaillants spécialisés en produits diététiques), 163, rue Saint-Honoré, 75001 Parigi.
- Repressione delle frodi: per Parigi, 12-14, quai de Gesvres, 75004. Altri dipartimenti: prefetture.

---

13. Senza dubbio, non così marcate come nelle acque dei pozzi prese in considerazione sopra, ma... (nota personale dell'autore).

Conclusioni

Su circa 500.000 decessi l'anno, in Francia, più di 200.000 sono provocati dal cancro e 200.000 sono dovuti ad affezioni cardio-vascolari (infarti, arteriti, ipertensione, complicazioni cerebrali). Si è quindi potuto parlare – e non senza qualche giustificazione – dell'attuale fallimento della medicina.[14]

Ciò significa forse che i medici devono essere ritenuti responsabili di questo grave stato di cose? Abbiamo già visto che, comunque la pensino alcuni malati delusi, spesso non si può imputare loro alcuna colpa.

Al congresso di cardiologia che, nel dicembre 1966, riunì gran parte dei cardiologi francesi, gli oratori insistettero sulla realtà delle cifre, dei fatti precisi, prima di stigmatizzare "l'apatia generale" (ossia dei poteri pubblici e di una parte dell'opinione pubblica) di fronte a questi angosciosi problemi. Due milioni di Francesi colpiti da affezioni cardio-vascolari, che costituiscono il 40% della mortalità generale.

I medici pensano di poter contare sulle statistiche fornite per "costringere il potere pubblico e la popolazione a prendere coscienza della gravità della situazione". Tanto più che, per numerosi specialisti, i decessi dovuti a malattie cardiache o vascolari sono ancora più numerosi di quanto non risulti. Il fatto è che molti casi vengono erroneamente diagnosticati.

Ancora una volta (ma, ahimè, di fronte a certe ripetizioni esasperanti, in quanto non seguite da opportuni provvedimenti, il pubblico, nauseato, sembra disinteressarsi e diviene fatalista), il congresso denunciò i ridicoli contributi concessi alla ricerca medica in campo cardiologico come in molti altri: per l'anno in corso, un reparto d'avanguardia aveva ricevuto 71.000 franchi. Era stato il più favorito, perché un altro non aveva percepito che 13.000 franchi e un terzo solo 5.000 franchi. Così il cuore d'un

14. Da diversi anni, numerose voci autorevoli hanno dimostrato che l'insegnamento medico in Francia era di pessimo livello. Di conseguenza, si continuano a sfornare "matematici" invece di clinici e si "accoppano" letteralmente ancora troppi malati che, se meglio curati, avrebbero potuto sopravvivere in buone condizioni.

Francese costa 25 volte meno di quello di un Americano: 4 franchi contro 100![15]

Visto che ogni errore si paga, numerosi individui pagano con la loro vita un ritardo di qualche minuto nelle cure: non è forse risaputo che i già scarsi servizi di cardiologia del nostro paese mancano a volte di specialisti e di apparecchiature?

«*Siamo stanchi di assistere impotenti a drammi spaventosi.* – ha dichiarato il prof. Yves Bouvrain – *Non ne citerò che uno fra tanti. A 50 km da Parigi, una donna di 45 anni viene operata per correggere alcuni disturbi dell'udito. L'operazione è banale e praticamente di nessuna gravità. Mentre l'otorinolaringoiatra opera sotto microscopio, il cuore dell'ammalata si ferma bruscamente. Subito il chirurgo ricorre al massaggio cardiaco, alla respirazione artificiale. Il cuore riprende a pulsare, ma il suo ritmo è estremamente irregolare. Perché riprenda il battito normale, occorre un defibrillatore elettronico. L'ospedale non ne possiede. I motociclisti della polizia fanno strada all'ambulanza, la malata è trasportata a Parigi. Lungo tutto il tragitto, il chirurgo continua le sue cure di rianimazione. La malata arriva viva all'ospedale Lariboisière: il suo cuore batte, ma il suo cervello è già morto. Rimane in coma 3 settimane, poi muore. È una di quelle morti assurde che noi dovremmo potere impedire. Un defibrillatore non costa che 6.000 franchi.*»

A Grenoble (come ha riportato la stampa) esistono due centri di pronto soccorso per gravi crisi cardiache, ma il primo funziona solo di tanto in tanto e il secondo mai, «*questo per deficienza di personale, quando nella stessa città 1 miliardo di nuovi franchi sono stati spesi per i giochi olimpici invernali*».

Il prof. Jean Lenègre ha rivelato che in tutta la Francia, all'infuori di Parigi, i malati cardiovascolari possono contare su 2.000 letti, di cui 975 soltanto sono riservati ai cardiaci veri e propri.

Durante questo impressionante congresso cardiologico, su un pannello gigantesco, in un campo di cuori rossi illuminati su fondo bianco, un cuore si spegneva ogni 2 min per ricordare il ritmo

15. Cifre del 1966.

delle morti per malattie cardio-vascolari nel nostro paese.
«*I cardiologi hanno avuto il torto* – ha dichiarato il prof. Paul Millie – *di non parlare più spesso alla radio, di non fare dichiarazioni alla stampa... Se non hanno tutto ciò di cui avrebbero bisogno è perché non si sono fatti sentire abbastanza*».
Per il prof. Soulié, ciò che è spaventoso «*è che occorre una riunione come questa perché il potere pubblico e la popolazione siano informati della situazione*».
Se l'abilità degli operatori permette ai nostri giorni di realizzare incomparabili prodezze tecniche, «*non bisogna lasciarsi impressionare da qualche impresa particolare*», ha precisato il prof. Soulié. Infatti, fatta eccezione per le forme congenite che richiedono l'intervento chirurgico, in questo campo probabilmente ancora più che in altri vale più prevenire che guarire.
In una ragionata politica di prevenzione, la funzione di un'alimentazione biologicamente sana appare di fondamentale importanza. Senza le indispensabili riforme in parte elencate in questo libro, lo stato sanitario della popolazione non potrà migliorare.
Se – come dicono alcuni quando si credono al sicuro – di qualcosa bisogna pur morire, è forse normale che attualmente non si trovi più una sola famiglia che non annoveri tra i suoi membri almeno un malato cronico, a volte molto giovane, vittima di nevrosi o di paresi, di cancro o di forme cardio-vascolari?
In verità non sembra che lo stato della salute pubblica sia proporzionato agli innumerevoli progressi realizzati nel campo della tecnica. Come molti altri, io credo fermamente che l'avvenire del genere umano sia gravemente compromesso e che soltanto rigorose misure possano ormai evitare il peggio.
Tra queste misure, accanto a quelle che dovrebbero da tempo proibire l'impiego di qualunque antibiotico nell'alimentazione degli animali da macello e dei volatili, accanto a quelle che, da troppi anni, dovrebbero permettere ai cittadini di veder scorrere acqua pura dai loro rubinetti, accanto a tante altre ancora, dovrebbero figurare obbligatoriamente tutte quelle, invocate dalla maggioranza degli igienisti, che vietano la quasi totalità dei prodotti chimici nell'industria alimentare, che aboliscono l'uso di insetticidi e pesticidi pericolosi, che permettono infine di ritornare

a sistemi biologici di colture. Queste misure sembrano le sole capaci di assicurarci il ritorno a un'alimentazione sana, a cereali, ortaggi, frutta esenti da ogni tossicità e – insieme all'adozione di un regolamento sempre più rigido nel rilascio di nuovi prodotti farmaceutici – di ridurre, in un avvenire più o meno prossimo, le ecatombi attualmente registrate.
Nessuna disposizione legale su questi argomenti fondamentali potrebbe rivelarsi troppo severa, poiché «*se si potesse fare ogni 10 anni il bilancio del decadimento del nostro patrimonio genetico* – scriveva Jean Rostand – *forse accetteremmo, per evitare la rovina psicologica, misure di protezione di tale rigore che a loro confronto, quelle, per così dire, in vigore apparirebbero ridicole e persino scandalose*».

Queste conclusioni risalgono a più di 15 anni fa, ma io non ho ritenuto di doverle modificare, essenzialmente per due motivi.
In primo luogo, per consentire al lettore di misurare il cammino percorso da quel periodo, considerato che sono stati compiuti notevoli passi avanti a livello di contributi concessi alla ricerca, alla costruzione di nuovi e numerosi ospedali dotati delle più moderne apparecchiature... e anche perché sono state adottate molteplici misure a proposito di insetticidi, di coloranti o di "additivi alimentari", così come a livello di ormoni, per quanto non intendiamo dimenticare i ripetuti scandali legati ai vitelli agli ormoni: uno dei più clamorosi risale al 1980.
I consumatori hanno avuto ragione dei contraffattori, boicottando la carne di vitello, cosa che – ben inteso – ha fatto piangere lacrime amare agli allevatori e, per noi, implicherà sicuramente qualche imposta supplementare (è sufficiente leggere la stampa).
Ma i medici avevano torto nel proibire la carne di vitello ai loro malati, sapendo per certo che la legge non veniva rispettata?
E, del resto, è stata rispettata nel 1985, dal momento che un nuovo scandalo era scoppiato non più di un anno prima?
In secondo luogo, perché l'opinione pubblica è sempre più cosciente del fatto che la nostra salute dipende da noi e non da un indefinibile "medico-meccanico" provvisto di scarsi mezzi per riparare i guasti apparenti.

I poteri pubblici la assecondano, soprattutto nei periodi elettorali. E qualcosa di buono rimane sempre.
Speriamo che ne resti sempre di più, perché, malgrado i progressi compiuti e le misure adottate per ottenere una migliore qualità dei prodotti, i risultati non sembrano ancora molto evidenti, a voler credere a certi studiosi secondo i quali 1 decesso su 2 è dovuto a una malattia degenerativa del sistema cardio-vascolare direttamente legata all'alimentazione.

Glossario

Adenite: stato infiammatorio di una ghiandola (gen. linfatica) di origine irritativa o infettiva; è acuta o cronica, primitiva o secondaria ad altri processi infiammatori.

Aerofagia: deglutizione d'aria, volontaria o involontaria, tipica delle nevrosi; causa dilatazione di stomaco e intestino, vertigini, inappetenza, senso di oppressione.

Aflatossine: sostanze tossiche prodotte da funghi saprofiti che si sviluppano nelle derrate alimentari accumulate nei silos, o in alcuni alimenti invecchiati. È stato accertato che queste sostanze contribuiscono all'origine del cancro al fegato.

Albugine: tonaca di natura fibrosa e biancastra che avvolge il testicolo.

Albuminuria: presenza di albumina nelle urine, dovuta a sofferenza renale o presente nel corso di alcune malattie.

Alcaloidi: sostanze di origine vegetale la cui molecola contiene almeno un atomo di azoto. Gli alcaloidi si trovano, di norma, legati agli acidi organici. Possono essere catalogati sia secondo la derivazione vegetale (da monocotiledone, da dicotiledone, a seconda delle specie ecc.), sia secondo la loro struttura chimica. Molte di queste sostanze trovano impiego in medicina, e vengono allora classificati secondo la loro attività farmacologica. Tutti, presi in dosi diverse da quelle terapeutiche, hanno effetti fortemente tossici: stricnina, atropina ecc.

Alzheimer, morbo: demenza presenile dovuta a un processo degenerativo inarrestabile che colpisce i neuroni della corteccia cerebrale. Si pensa che sia conseguenza di una predisposizione genetica, associata a fattori ambientali e metabolici.

Amenorrea: assenza di flusso mestruale dovuto a cause fisiologiche o patologiche.

Aminoacidi o **acidi aminici**: molecole organiche essenziali alla vita contenenti un gruppo amminico (NH_2) e un gruppo acido (COOH). Si conoscono 21 diversi aminoacidi principali che costituiscono la materia vivente. Legati fra loro, costruiscono le proteine; singolarmente svolgono altre funzioni cellulari (sono importanti precursori di ormoni, alcaloidi, pigmenti, porfirine e moltissime altre biomolecole). Oltre a questi 21 aminoacidi, ne esistono altri rari (non codificati geneticamente) che intervengono saltuariamente nella costruzione di particolari strutture proteiche.

Anemia: diminuzione dell'emoglobina circolante, o del numero di eritrociti, o di entrambi i fattori, dovuta a diverse malattie del sangue. Si riconosce per il pallore, la facile affaticabilità, alcuni disturbi cardiocircolatori (come la mancanza di fiato sotto sforzo, la tachicardia e il mal di testa) e neurologici (vertigini, lipotimie).

Angina: stato infiammatorio del palato molle, dell'istmo delle fauci e delle tonsille, con arrossamento, deglutizione dolorosa, ulcere, chiazze giallastre/biancastre, placche.

Angina pectoris o **stenocardia**: complesso di sintomi – senso di costrizione al petto, intenso dolore che dal petto si estende al collo, alle spalle, alle braccia, sudorazione – legato ad alcuni problemi cardiaci e circolatori (ischemia, infarto del miocardio, aortiti, stenosi mitralica, coronopatie).

Antrace: zona nerastra di tessuto necrotico.

Ascite: liquido sieroso prodotto da malattie infiammatorie del peritoneo, da malattie agli organi addominali (fegato, cuore, rene) o da gravi deficit alimentari (insufficiente apporto proteico) che si raccoglie nella cavità addominale.

Astenia: scarsa o assente reazione agli stimoli caratterizzata da un indebolimento generale e da diminuzione delle forze, tipica dello stato di malattia.

Aterosclerosi o arteriosclerosi: patologia degenerativa delle pareti delle arterie, il cui strato interno si ispessisce a causa della formazione di placche formate prevalentemente da grassi provenienti dalla circolazione sanguigna. Provoca un restringimento del lume del vaso e un conseguente ridotto afflusso di sangue agli organi "a valle" che può causare isctus (se colpisce un'arteria cerebrale) e infarto del miocardio (se colpisce le coronarie). È correlata a un'alta percentuale di colesterolo e trigliceridi nel sangue, all'età, a fattori di rischio come il fumo, l'obesità, il diabete, l'ipertensione.

Atonia: diminuzione della funzionalità e della sensibilità di tessuti o organi, presente di solito negli stati di rilassamento neuromuscolare. Può essere permanente o transitoria, acquisita o costituzionale, colpire il sistema nervoso, quello muscolare, quello gastroenterico.

Azotemia: presenza nel sangue di sostanze azotate (come urea, creatinina, acido urico ecc.) derivate dal metabolismo delle proteine.

Beriberi: malattia caratterizzata da paralisi, soprattutto degli arti inferiori, e insufficienza cardiaca con formazione di edemi, dovuta a deficit alimentari, prevalentemente alla mancanza di vitamine del gruppo B. Lo spettro dei disordini legato alla carenza del gruppo B, tuttavia, è molto vasto, e può essere dovuto sia al largo impiego di riso raffinato e di alimenti contenenti antagonisti del gruppo B (*beriberi orientale*) sia all'uso di farine raffinate e all'abuso di zuccheri raffinati e alcol, o all'abitudine a una dieta disordinata (*beriberi occidentale*). Per questo, l'Organizzazione Mondiale della Sanità ha raccomandanto di abbandonare il termine "beriberi" (*International Nomenclature of Diseases*, vol. IV *Metabolic Nutritional and Endocrine Disorders*, p. 277, WHO, Geneva 1991) e di preferire l'uso di "deficenza di tiamina".

Blefarite: infiammazione del margine delle palpebre, può essere semplice (da affaticamento) o squamosa (diabete, anemie, disturbi gastrenterici).

Calcolosi o litiasi: formazione di calcoli (epatici, biliari), dovuta a disfunzioni degli organi coinvolti.

Caolino: qualità pregiata di argilla usata nella fabbricazione di porcellana, nell'industria della carta e dei refrattari.

Catalisi: processo per cui alcune reazioni chimiche vengono accelerate o ritardate dalla presenza di sostanze (catalizzatori) che al termine restano inalterati e possono tornare a influenzare la stessa reazione.
Lo stesso termine indica alcune molecole enzimatiche contenti un gruppo prostetico costituito da una metalloporfirina.

Chimopapaina: enzima proteolitico simile alla papaina estratta dal frutto della papaia e alla pepsina.

Clorosi: progressivo ingiallimento. In una pianta a seguito della distruzione o mancata formazione di clorofilla, nelle persone a seguito di cattiva ossigenazione sanguigna, dovuta a problemi del sangue o circolatori.

Colagogo: sostanza che agisce sulla cistifellea provocando un aumento della secrezione della bile.

Colibacillosi: infezione da colibacilli, cioè da bacilli di norma simbionti nell'intestino.

Colesterolo o colesterina: (da *cole* = bile e *sterolo*, un alcol policiclico caratterizzato dalla presenza di un nucleo pentano-fenantrenico) è una sostanza presente nella bile a partire dalla quale l'organismo sintetizza gli acidi biliari, la vitamina D e gli ormoni sessuali e corticosurrenali.Si trova in abbondanza in tutti i tessuti e specialmente nel midollo spinale e nel cervello. In condizioni patologiche, forma "placche" nella tunica intima delle arterie, irrigidendone la parete (*aterosclerosi*).

Colite: infiammazione acuta o cronica, parziale o generalizzata della parete del colon, spesso secondaria a un processo enteritico. Può essere causata da autointossicazioni, da avvelenamenti (da piombo, da fosforo ecc.), da fenomeni di origine allergica (anafilattici), da disturbi nervosi o peptici, ecc.

Corea: malattia nervosa caratterizzata da un susseguirsi di movimenti involontari rapidi e improvvisi. Può essere acuta (ballo di S. Vito), o cronica ed ereditaria (corea di Huntington).

Corizza: raffreddore.

Degenerativo, che induce o mostra una degenerazione, cioè un'alterazione rispetto alle condizioni iniziali naturali.

Dermatosi: termine generico per "malattia della pelle", specificamente non a carattere infiammatorio (ad es. eczema, orticaria ecc.).

Diabete: termine generico che indica alcuni stati patologici caratterizzati dalla perdita di una sostanza organica attraverso le urine (*diabete insipido*) e da un'alterata produzione di insulina da parte del pancreas, con escrezionedi zucchero nelle urine (*diabete mellito*).

Diastasi: → enzima.

Diatesi: predisposizione allo sviluppo di particolari malattie, simili fra loro nell'origine (ad es. diatesi allergica, diatesi artritica ecc.)

Difterite: malattia contagiosa ormai rara grazie alla vaccinazione, dovuta al batterio di Krebs-Loeffler; provoca uno stato infiammatorio delle prime vie aeree con formazione di pseudomembrane grigiastre, febbre alta e ingrossamento delle ghiandole sottomandibolari e del collo.

Dispepsia: cattiva digestione.

Dissenteria: stato intestinale patologico dovuto all'azione di germie caratterizzato da diarrea a volte sanguinolenta.

Ematuria: presenza di sangue nell'urina dovuta a problemi renali, della vescica o dell'uretra.

Emottisi o emoftoe: perdita di sangue dalla bocca, proveniente da bronchi o polmoni.

Eczema: malattia della pelle non infiammatoria, pruriginosa localizzata o tendente a estendersi, che ha varie caratteristiche (arrossamento della cute, sviluppo di vescicole, desquamazione cornea...). Viene di solito ritenuta una malattia di origine allergica. È episodica ma può alternare periodi di remissione e periodi di riacutizzazione.

Edema: aumento patologico della quantità di liquidi presenti in un tessuto (in particolare connettivo) e conseguente rigonfiamento.

Efelidi: lentiggini, macchie dovute a localizzati accumuli di pigmenti nella pelle esposta al Sole.

Emmenagogo: che promuove le mestruazioni.

Enterite: infiammazione dell'intestino tenue, può essere acuta o cronica.

Enzima o fermento o diastasi, proteina che svolge una funzione di catalizzatore. Ogni fermento viene designato con il nome della sua azione chimica seguito dal suffisso -asi, per esempio: ossidasi, enzima che catalizza l'ossidazione.

Epistassi: emorragia dalle cavità nasali.

Eretismo: stato di aumentata eccitabilità dell'organismo o di un organo.
Erisipele: infezione da streptococchi generalmente benigna caratterizzata da infiammazione cutanea (soprattutto nel viso).
Erpes: varietà di malattie prodotte da una classe di virus a DNA che possono vivere latenti nel corpo ospite, riattivandosi in forma clinicamente apparente al verificarsi di particoalri condizioni di stress e di diminuite difese (ad es. *Herpes simplex*, affezioni labiali; *Herpes zoster*, varicella, fuoco di S. Antonio; ma anche il citomegalovirus umano e il virus di Epstein-Barr).
Fibromialgia: dolore delle fibre muscolari.
Fitoterapia: trattamento curativo che sfrutta le proprietà medicinali di piante e loro derivati.
Flatulenza: formazione in eccesso di gas nel tubo digerente, e sua espulsione per via orale o anale.
Flebite: infiammazione della parete di una vena, di solito secondaria a infezioni, traumi, interventi chirurgici, gravidanza.
Glicemìa: tasso di glucosio nel sangue.
Glicosuria: presenza di zucchero nelle urine dovuto a un'alterazione del rene (diabete renale).
Gotta: disfuzioni del catabolismo delle purine che provoca l'accumulo di acido urico in sangue e tessuti.
Idropisia o idrope: presenza di liquido sieroso nelle cavità del corpo (pleure, peritoneo, pericardio), nella cistifellea o nel tessuto connettivo (edema).
Impetigine: piodermite superficiale da streptococchi o stafilococchi, contagiosa e frequente nell'infanzia, caratterizzata da pustole che si trasformano in croste e poi scompaiono di solito senza lasciare cicatrici.
Ipertensione: abnorme aumento della pressione del sangue. Si può avere a livello delle vene (*venosa*), delle arterie (*arteriosa*) o del sistema porta (*portale*).
Ipovitaminosi: stato di carenza di una o più vitamine.
Ittero: colore giallastro di cute, mucose, sclera e tessuti in genere per la presenza di un eccesso di bilirubina nel sangue.
Leucorrea o perdite bianche: aumento eccessivo di secrezione sieromucosa nelle vie genitali femminili.
Linfangite: infiammazione acuta di un fascio di vasi linfatici medio-gandi causata da un focolaio infiammatorio o infettivo nella corporea da essi drenata.
Linfatismo o diatesi linfatica: ipertrofia morbosa delle adenoidi e delle tonsille dovuta a ingrossamento dei vasi linfatici che di solito colpisce nell'infanzia. È caratterizzata da pallore e diminuita resistenza alle malattie da raqffreddamento.
Litiasi: → calcolosi.
Menorragia: flusso mestruale eccessivo, con carattere di emorragia.
Meteorismo: rigonfiamento addominale diffuso o localizzato, dovuto a un accumulo di gas nel tubo gastro-intestinale.
Metrite: infiammazione dell'uteo, acuta o cronica.
Metrorragia: emorragia uterina che si verifica indipendentemente dalle mestruazioni.
Miocardite: infiammazione acuta del tessuto muscolare cardiaco, di solito secondaria ad altre malattie.
Nefrite: infiammazione del rene, acuta o cronica, primitiva o secondaria ad altri processi infiammatori.
Nevi o nei: alterazione congenita e permanente della cute, generalemnte pigmentata.
Oftalmia: termine generico che indica una qualsiasi malattia dell'occhio.
Oliguria: riduzione della produzione di urina nell'arco della giornata al di sotto del limite convenzionale di 500 ml.
Omeopatia: metodo terapeutico basato sul principio che le malattie si devono curare con le stesse cause che le hanno determinate, somministrando sonstanze in dosi infinitesimali.
Osteomalacia: malattia causata da deficit di calcio e di vitamina D, è caratterizzata da progressiva decalcificazione e deformazione delle ossa.
Osteoporosi: sindrome degenerativa delle ossa dove il tessuto osseo si decalcifica e si atrofizza divenendo sempre più fragile. L'*osteoporosi involutiva primaria* non è correlata ad altre malattie, l'*osteoporosi secondaria* sì. La riduzione della massa ossea colpisce tutti dai 40 anni, ma se l'uomo ne perde lo 0,3-0,5% l'anno (*osteoporosi senile o di tipo II*) la donna in menopausa può perdere anche il 3-5% della massa ossea l'anno (*osteoporosi postmenopausale o di tipo I*). L'osteoporosi colpisce tutto lo scheletro, ma le zone più sottoposte a sforzi per la postura e l'ambulazione sono le più soggette a fratture anche spontanee. Una dieta povera di minerali (specie calcio e fosforo), il fumo, l'abuso di alcolici, il sovrappeso e la scarsa attività fisica all'aperto sono fattori che aggravano il quadro generale.
Otalgia: mal d'orecchio.
Papaina: enzima proteolitico simile alla pepsina, derivato dal frutto della papaia.
Papilloma: formazione iperplastica che si sviluppa in un tessuto di rivestimento (cute o mucosa).
Parkinson, morbo: paralisi agitante, malattia degenerativa della base del cervello con diminuzione del contenuto di dopamina, caratterizzata da movimenti involontari delle dita (come se si sbriciolasse del pane), tremori, irrigidimento muscolare, lentezza o perdita del riflesso muscolare, perdita della mimica facciale.
Patereccio: infiammazione acuta, circoscrit-

ta e purulenta di un dito.

Pellagra: malattia determinata da un deficit di vitamina PP caratterizzata da eritema a volto, mani e arti, desquamazione cutanea, crampi, diarrea, nausea, vomito, e compromissione del sistema nervoso centrale.

Pertosse: malatti a infettiva prodotta dal batterio *Bordetella pertussis*, caraqtterizzata da tosse spasmodica e inspirazioni stridenti.

Piorrea o periodontite espulsiva: infiammazione cronica suppurativa dell'articolazione odonto-alveolare che porta alla perdita del dente.

Piùria: presenza di pus nell'urina.

Pletora: aumento anormale della massa sanguigna.

Pleurite: infiammazione delle membrane che avvolgono i polmoni (*pleure*), può essere mono- o bilaterale, acuta o cronica, secca o essudativa, purulenta o emorragica.

Polinevrite: alterazione infiammatoria o degenerativa che colpisce più centri nervosi.

Polidipsia: sete eccessiva anormale.

Poliomielite o paralisi infantile: malattia a carattere epidemico, acuta, infettiva, causata da un agente vitale, che colpisce le corna anteriori del midollo spinale provocando anche gravi forme di paralisi. Oggi viene prevenuta con la vaccinazione.

Poliuria: aumento abnorme di produzione di urina oltre il limite convenzionale di 1500 ml.

Pott, morbo: tubercolosi del tratto dorsolombare della colonna vertebrale che si manifesta con lo sviluppo di ascessi, dolori e curvatura del tratto coinvolto.

Priapismo: erezione morbosa, prolungata e dolorosa senza eccitazione sessuale né eiaculazione.

Protidi o proteine: dal greco *protos* = primo, vasto gruppo di sostanze organiche a struttura chimica molto complessa, di fondamentale importanza biologica. Sono polimeri di aminoacidi che possono raggiungere un peso molecolare di alcuni milioni e che svolgono innumerevoli funzioni sia all'interno della cellula (strutturali, enzimatiche, funzionali ecc.) sia nella trasmissione di stimoli intercellulari (ad es. ormonali).

Provitamina: sostanza che può essere trasformata in vitamina.

Rachitismo: malattia dell'infanzia dovuta a deficit di vitamina D e caratterizzata da deformazioni ossee.

Ragadi: ulcera a forma di fessura che si forma soprattutto in corrispondenza di pieghe cutanee o mucose, molto dolorosa.

Salpingite: infiammazione delle tube uterine o di Falloppio, oppure delle tube uditive o di Eustachio; acuta o cronica.

Scabbia: malattia parassitaria cutanea prodotta dall'infestazione di un acaro che si annida nello strato corneo dell'epidermide e se ne nutre, producendo prurito intenso e strie cutanee grigiastre.

Scialorrea o ptialismo: abnorme produzione di saliva conseguente a infezioni della bocca, gravidanza ecc.

Sclerosi: progressivo indurimento patologico di un tessuto dovuto all'aumento del tessuto connettivo che tende a sostituire quello originario.

Scorbuto: malattia acuta o più spesso cronica prodotta da un deficit di vitamina C, e caratterizzata da anemia, emorragie diffuse, astenia, dolori ossei e muscolari, dimagrimento.

Scrofolosi: tubercolosi delle ghiandole ilnfatiche del collo, che possono fistolizzarsi lasciando cicatrici irregolari e retratte.

Sifilide o lue: malattia infettiva a trasmissione sessuale che può colpire il feto. Si cura con antibiotici, se non curata porta a gravi lesioni del sistema nervoso e alala morte.

Sinergìa: collaborazione fra più organi o fattori per svolgere una stessa funzione.

Stipsi o stitichezza: riduzione dell'attività intestinalecon ritardo nell'evacuazione.

Stomatite: infiammazione della mucosa orale e delle gengive.

Tannini: glucosidi dell'acido gallico e derivati, naturalmente diffusi in molte piante.

Tenia: nome comune di platelminti cestodi, che infestano l'intestino dell'uomo e di altri mammiferi (ad es. *Taenia solium* o verme solitario; *Taeina saginata* o tenia inerme parassita del manzo ecc.)

Tic: movimento involontario brusco e improvviso, spesso ripetitivo, dovuto alla contrazione spastica di alcuni muscoli, spesso sintomo di nevrosi.

Tifo: nome generico per 2 malattie infettive diverse, il tifo addominale dovuto a *Salmonella typhi* o *S. paratyphi*, trasmesso soprattuto per via alimentare e caratterizzato da gravi problemi gastro-intestinali, emorragie e perforazioni intestinali; e il tifo esantematico dovuto a *Rickettsia prowazeki*, trasmessa dai pidocchi, caratterizzato da febbre altissima, esantema petecchiale e compromissione nervosa.

Tigna: micosi del cuoio capelluto determinata da 3 varietà di funghi e caratterizzata da chiazze desquamate e alopeciche.

Tubercolosi: malattia infettiva contagiosa dovuta al *Mycobacterum tubercolosis*, che produce tipiche lesioni granulomatose.

Ulcera: perdita di sostanza cutanea o mucosa con scarsa tendenza alla cicatrizzazione.

Vitamina: importante composto organico presente in piccole concentrazioni essenziale per la salute e il normale sviluppo dell'organismo. Le vitamine svolgono un ruolo essenziale nel metabolismo, spesso agendo con funzioni di coenzimi in importanti sistemi enzimatici.

Xeroftalmìa, secchezza dell'occhio dovuta a carenza di vitamina A che porta all'opacizzazione della cornea.

INDICE ANALITICO

D

Q

R

Indice generale